GB/T 42061—2022/ISO 13485：2016

医疗器械质量管理体系
内审员培训教程

唐苏亚 ◎ 编著

U0305361

中国质量标准出版传媒有限公司
中国标准出版社
北京

图书在版编目(CIP)数据

GB/T 42061-2022/ISO 13485：2016 医疗器械质量管理体系内审员培训教程 / 唐苏亚编著 . —北京：中国质量标准出版传媒有限公司，2023.11

ISBN 978-7-5026-5232-6

Ⅰ.①G… Ⅱ.①唐… Ⅲ.①医疗器械-质量管理体系-标准-中国-技术培训-教材 Ⅳ.①R197.39-65

中国国家版本馆 CIP 数据核字（2023）第 202221 号

中国质量标准出版传媒有限公司
中 国 标 准 出 版 社 出版发行
北京市朝阳区和平里西街甲 2 号 （100029）
北京市西城区三里河北街 16 号 （100045）

网址：www.spc.net.cn
总编室：(010) 68533533 发行中心：(010) 51780238
读者服务部：(010) 68523946
中国标准出版社秦皇岛印刷厂印刷
各地新华书店经销

*

开本 787×1092 1/16 印张 27.75 字数 586 千字
2023 年 11 月第一版 2023 年 11 月第一次印刷

*

定价 88.00 元

前　　言

编著本书的目的

医疗器械产品质量与人的生命和健康息息相关，医疗器械产品质量不仅需要有产品的技术规范保障，还需要通过医疗器械生产企业有效的质量管理体系来实现。为此，世界各个国家和地区都将医疗器械行业列为重点监管对象。为了确保医疗器械的安全性和有效性，各个国家和地区都制定了严格的医疗器械市场准入制度和相关的法规体系，这些法规对促进医疗器械的健康发展奠定了坚实的基础。

ISO 13485 是医疗器械行业重要的标准。质量体系的保证已成为医疗器械产品上市前控制和上市后监管的主要手段。2016 年 3 月新版 ISO 13485 发布后，国家食品药品监督管理总局按等同采用的原则将其转化为行业标准 YY/T 0287—2017《医疗器械　质量管理体系　用于法规的要求》，自 2017 年 5 月 1 日起实施。为进一步拓展 ISO 13485 在产业链中的应用和提升其影响力，推动我国医疗器械监管及产业健康持续发展，全国医疗器械质量管理和通用要求标准化技术委员会（SAC/TC 221）于 2019 年初申请将 ISO 13485：2016《医疗器械　质量管理体系　用于法规的要求》转化为推荐性国家标准。2022 年 10 月 12 日，国家市场监督管理总局、国家标准化管理委员会批准发布了 GB/T 42061—2022/ISO 13485：2016《医疗器械　质量管理体系　用于法规的要求》，并于 2023 年 11 月 1 日开始实施。GB/T 42061—2022 是医疗器械组织建立和实施质量管理体系的认证标准，也是医疗器械组织资格审查的重要依据。

为满足组织和医疗器械管理人员的需求，帮助组织及时掌握、准确理解、有效贯彻 GB/T 42061—2022/ISO 13485：2016 以及医疗器械的法规要求，提高医疗器械质量管理体系内审员的审核能力，作者结合近些年来对医疗器械质量管理体系的研究和企业实践，特编著了本书，希望能为广大从事医疗器械质量管理体系建立和管理工作的同仁及其研究人员提供有益的参考和借鉴。

本书主要内容

本书分四部分，共十章。

第一部分为医疗器械法规要求。该部分内容包括第一章至第四章，分别介绍了美国、欧盟、日本以及中国在医疗器械方面的法规要求。

第二部分为 GB/T 42061—2022/ISO 13485：2016 标准概述与内容解读。该部分内容包括第五章至第七章：第五章为概述，主要介绍了 ISO 13485 的产生和发展、修订的主要思路，2016 年版标准制定背景、原则和过程以及主要内容变化；第六章对 GB/T 42061—2022/ISO 13485：2016 引言部分的内容进行了解读，以加深对标准的理解和更好地贯彻实施；第七章对 GB/T 42061—2022/ISO 13485：2016 标准条款进行了逐条逐项深入解读，列举了大量实施案例、链接了医疗器械法规要求，以满足不同读者对象的关注点。

第三部分为内部审核与管理评审。该部分内容包括第八章至第九章：第八章主要从质量管理体系的内部审核的策划、内部审核的准备、内部审核的实施几个方面详细介绍了质量管理体系内部审核的全过程，并对审核过程和方法进行了详细说明，同时辅以大量案例；第九章讲述管理评审，详细讲解了管理评审的实施过程，并用案例的方式演示了管理评审的全过程。

第四部分为体系文件的编制，该部分内容为本书的第十章，系统地介绍了医疗器械质量管理体系文件的编制要求，给出了体系文件的编制格式。

附录给出了质量手册文件范例。

本书特点

本书集法规、标准解读、手册、程序文件于一体，内容系统完整、解读清晰到位，案例精彩丰富、贴近企业实际，具有较好的实用性和可操作性。

读者对象

本书适用于企业从事医疗器械产品研发的科技人员、法务合规人员、器械注册人员、质量检验人员、生产制造人员、标准化管理人员，医疗器械监管人员以及从事体系中介机构的咨询人员和认证机构的认证人员阅读，同时可作为企业的内审员培训教材，也可以作为企业按照 GB/T 42061—2022/ISO 13485：2016 建立、实施与改进质量管理体系的参考用书。

致谢

本书在编著过程中，作者参考和借鉴了一些国内专家的著作、网络资源和部分企业的相关案例，主要参考资料列于书后，其余限于体例，未能一一列举、注明，在此谨向有关人士表示最衷心的感谢。

感谢 IRC 葛枫老师，容碧生物屈鹏老师对本书的撰写提供真挚的帮助和支持。

帮助和支持

由于作者水平有限，对标准的理解很可能不够透彻、全面，加之时间仓促，内容编写和文献参考中难免出现疏忽和错误，敬祈广大读者多提宝贵意见。您的宝贵意见，可随时发送至作者邮箱 tsy2004@yeah.net。非常感谢您对本书的帮助和支持。

后续关注

各个国家和地区相关法规、标准众多，而且这些法规和标准随着医疗器械产业的发展，也会不断发展更新，随着这种动态的、前瞻性的发展，不断推出新的法规和市场准入制度，希望读者随时关注并掌握其最新动态。

唐苏亚

2022 年 10 月于上海·浦东

目　　录

第二部分　GB/T 42061—2022/ISO 13485：2016 标准概述与内容解读

第三部分　内部审核与管理评审

第四部分　体系文件的编制

英文缩略语

A

AHWG　UDI 问题的特别工作组织

AIMDD　有源植入医疗器械指令

ANVISA　巴西国家卫生监督局

AWHP　华盛顿医疗保健计划协会

B

BOM　物料清单

C

CA　主管机构

CCS　中央循环系统

CD　委员会草案

CDRH　器械和放射产品健康中心

CE　符合欧盟指令（法规）的产品标志

CEN　欧洲标准化委员会

CENELEC　欧洲电工标准化委员会

CFDA　国家食品药品监督管理总局（2013 年设立）

CFR　美国联邦行政法典

CMDR　加拿大医疗器械法规

CS　通用规范

CT　电子计算机断层扫描

D

DHF　设计历史文件

DHR　器械历史记录

DIS　国际标准草案

DMR　器械主文档

E

EEA　欧洲经济区

EC　欧洲共同体（1994 年—2009 年的文件用名）

EEC　欧洲经济共同体（从建立—1993 年的文件用名）

EFTA　欧洲自由贸易联盟

EMC　电磁兼容

EMF　电磁场辐射

EN　欧洲标准

EO　环氧乙烷

ERP　企业资源计划

ETL　美国电子测试实验室

EU　欧盟（2010 年起的文件用名）

EUA　紧急使用授权

EUDAMED　欧洲医疗器械数据库

F

FDA　美国食品药品监督管理局

FDASIA　FDA 安全与创新法案

FD&C Act　联邦食品、药品和化妆品法案

FDIS　最终国际标准草案

FMEA　故障模式和失效分析

FSMA　食品安全现代化法案

G

GCP　良好临床试验规范管理

GHTF　全球协调工作组

GLP　良好实验室规范

GMP　良好操作规范

GQP　良好质量管理

GSPR　通用安全与性能要求

GVP　良好警戒规范

H

HC　加拿大卫生部

HSF　有害物质减免

I

ICS　国际标准分类法

IDE　器械临床研究豁免

IDT　等同采用

IEC　国际电工委员会

IMDRF　国际医疗器械监管者论坛

IQ　安装确认

ISO　国际标准化组织

IVD　体外诊断试剂

IVDD　体外诊断医疗器械指令

IVDR　体外诊断医疗器械法规

J

JAAME　日本医疗器械促进协会

JFMDA　日本医疗器械关系团体协议会

JIS　日本工业标准

JPAL　日本药事法

L

LVD　低电压

M

MAH　市场授权人（上市许可持有人）

MD　医疗器械

MDD　医疗器械指令

MDR　医疗器械法规

MDSAP　医疗器械单一审核程序

MDTCA　医疗器械技术矫正法案

MEDDEV　医疗器械警戒系统指南

MHLW　日本厚生劳动省

MO　部长条例

MTBF　平均无故障工作时间

N

NB　公告机构

NIOSH　国家职业安全卫生研究所

NMPA　国家药品监督管理局（2018 年设立）

O

OA　办公自动化

OEM　原始设备制造商

OJ　欧盟官方公报

OPEQ　产品评估与质量办公室

OPSR　药品安全性和研究机构

OQ　运行确认

P

PAL　药事法

PDP　产品发展协议

PMA　上市前批准

PMCF　上市后临床跟踪

PMDA　药品与医疗器械局

PMDEC　药品和医疗器械评审中心

PMN　510（K）申请

PMS　上市后监督

PMSR　上市后监督报告

PQ　性能确认

PRRC　合规负责人

Pre‐EUA　紧急使用预授权

PSUR　定期安全性更新报告

Q

QMS　质量管理体系

QMSR　质量管理体系法规

QSR　质量体系法规

R

RA　监管机构

RCB　注册认证机构

REACH　化学品注册、评估、授权和限制

RFID　电子标签

RoHS　关于在电子电气设备中限制某些有害物质的指令

S

SDA 国家药品监督管理局（1998 年设立）

SE 实质性等同

SFDA 国家食品药品监督管理局（2003 年设立）

SGS 通标标准技术服务有限公司

SMDA 安全医疗器械法案

SRN 唯一注册码

T

TD 技术文档

TGA 澳大利亚药品管理局

TR 技术报告

U

UDI 唯一器械标识

W

WD 工作组草案

WEEE 废弃电子电气设备指令

WG 工作组

第一部分
医疗器械法规要求

第一章 美国 FDA

1 美国食品药品监督管理局简介

美国食品药品监督管理局（Food and Drug Administration，FDA）大约有 9000 名雇员、1100 名调查员，地方办公地点遍及美国，拥有广泛的授权范围：兽药、药品、生物制剂、食品添加剂、辐射产品、食品、化妆品、烟草和医疗器械产品。

《联邦食品、药品和化妆品法案》（*Federal Food，Drug and Cosmetic Act*，FD&C Act）在 1938 年经美国国会批准，由美国宪法强制执行，该法规即法律。此外，FDA 还颁布了许多指导性文件，用来完善某条法规或法令的建议，但不必像法律一样强制执行。FDA 负责医疗器械的部门是器械和放射产品健康中心（Center of Device Radiation Healthcare，CDRH），CDRH 下属 7 个办公室[①]，分别为：

——中心主任办公室（Office of the Center Director）；

——交流与教育办公室（Office of Communication and Education）；

——管理办公室（Office of Management）；

——政策办公室（Office of Policy）；

——产品评估与质量办公室（Office of Product Evaluation and Quality）；

——科学与工程试验办公室（Office of Science and Engineering Laboratories）；

——战略伙伴关系与技术创新办公室（Office of Strategic Partnerships and Technology Innovation）。

其中，产品评估与质量办公室设有 2 个综合办公室和 7 个健康科技办公室[①]。

2 个综合办公室分别为：

——直属办公室（Immediate Office）；

——临床证据与分析办公室（Office of Clinical Evidence and Analysis）。

7 个健康科技办公室负责不同类别产品的审核，分别为：

——眼科、麻醉科、呼吸科、耳鼻喉科和齿科器械办公室（Ophthalmic，Anesthesia，Respiratory，ENT and Dental Devices）；

——心血管器械办公室（Cardiovascular Devices）；

---

① https：//www.fda.gov/about-fda/cdrh-offices/cdrh-management-directory-organization

——生殖、胃肠、泌尿、综合医院设备和人为因素办公室（Reproductive，Gastro‐Renal，Urological，General Hospital Device and Human Factors）；

——手术和感染控制器械办公室（Surgical and Infection Control Devices）；

——神经和理疗器械办公室（Neurological and Physical Medicine Devices）；

——骨科器械办公室（Orthopedic Devices）；

——体外诊断器械与放射健康办公室（In Vitro Diagnostics and Radiological Health‐OIR）。

CDRH 的主要职责包括：

——制定和执行相关监管法规来确保医疗器械的安全、有效和标签的有效性。

——审查和评价医疗器械上市前批准（PMA）的申请、产品发展协议（PDP）、研究用器械豁免的豁免请求和上市前通知。

——制定、发布和强制执行医疗器械标准和质量体系规范和制造规范（GMP）。

——参与有关促进美国与其他国家医疗器械贸易的法规协议的制定。

2 医疗器械定义和分类

2.1 医疗器械定义

FDA 是这样定义医疗器械的，生产者基于下列目的的设计用于人体的，不论是单独使用还是组合使用，包括使用所需软件在内的任何仪器、设备、器具、材料或者其他物品：

——疾病的诊断、预防、监护、治疗或缓解；

——伤残的诊断、预防、监护、治疗或代偿；

——人体结构或生理过程的研究、替代或修复。

其对于人体内或人体上的主要预期作用不是用药理学、免疫学或代谢的方式获得，但可能有这些方式参与并起一定辅助作用。

只有符合以上定义的产品才被看作医疗器械，在此定义下，除医院内各种仪器与工具之外，消费者在一般商店购买的眼镜框、眼镜片、牙刷和按摩器等健身器材都属于 FDA 的管理范围。它与国内对医疗器械的认定稍有不同。

2.2 医疗器械分类

在美国医疗器械管理法规中，医疗器械形成了基于医学专业（用途）和基于产品风险（Risk）的两种分类体系。

2.2.1 基于医学专业（用途）的分类

美国联邦法规 21CFR 862～892[①]，将 1 700 余种不同类型的医疗器械进行分类和

———————————

① 文中使用英文法规编号方式，方便读者查询原始法规。

描述，共分为 19 个医学专业和 16 个分类平台（见表 1-1）。对于 FDA 分类的每个医疗器械，CFR 均给出了一般性描述，包括预期用途、医疗器械所属的类型（即Ⅰ类、Ⅱ类或Ⅲ类），以及关于市场需求的信息。

表 1-1　医疗器械分类［按医学专业（用途）］

	医学专业（Medical Specialty）	法规代码（Regulation Citation）
73	麻醉学科（Anesthesiology）	第 868 部分
74	心血管学科（Cardiovascular）	第 870 部分
75	化学（Chemistry）	第 862 部分
76	牙科（Dental）	第 872 部分
77	耳鼻喉科（Ear, Nose, and Throat）	第 874 部分
78	肠胃和泌尿科（Gastroenterology and Urology）	第 876 部分
79	普外和整形外科（General and Plastic Surgery）	第 878 部分
80	普通医院（General Hospital）	第 880 部分
81	血液学（Hematology）	第 864 部分
82	免疫学（Immunology）	第 866 部分
83	微生物学（Microbiology）	第 866 部分
84	神经学（Neurology）	第 882 部分
85	妇产科（Obstetrical and Gynecological）	第 884 部分
86	眼科（Ophthalmic）	第 886 部分
87	整形外科（Orthopedic）	第 888 部分
88	病理学（Pathology）	第 864 部分
89	物理疗法（Physical Medicine）	第 890 部分
90	放射学（Radiology）	第 892 部分
91	毒物学（Toxicology）	第 862 部分

资料来源：https://www.fda.gov/MedicalDevices/DeviceRegulationandGuidance/Overview/ClassifyYourDevice/ucm051530.htm。

2.2.2　基于产品风险（Risk）的分类

《联邦食品、药品和化妆品法案》的 513 节（FD&C Act 513）中，根据医疗器械的使用风险和可能产生的风险程度，将其划分为三个管理类别，采取不同程度的控制措施。产品被列为不同的类别，意味着其制造商向 FDA 申请获准上市的程序和提交资料将有所区别。所有Ⅰ类和Ⅱ类医疗器械（豁免的除外）均需按照 FD&C Act 510（K）条款的要求执行上市前通告（Pre-Market Notification，PMN），向 FDA 申请产品上市许可，所有Ⅲ类医疗器械（除 1976 年 5 月 28 日《医疗器械修正案》通过前上市的器械及其等价器械外）必须按照 PMA 的要求申请上市许可。

（1）Ⅰ类医疗器械（一般控制）

这类医疗器械只需经过一般控制就可以确保其功效与安全性，如拐杖、眼镜片、胶布等。一般控制的内容包括：禁止粗制滥造及不当标示的产品销售，不良产品限制或禁止销售和使用的规定，有关通知消费者和修理、更换、补偿金等售后服务的规定、GMP 要求和制造商、进口商及分销商的企业注册与产品登记等。划入Ⅱ类、Ⅲ类的医疗器械同样要符合以上的要求。

（2）Ⅱ类医疗器械（一般控制＋特殊控制）

Ⅱ类医疗器械是指单独依靠一般控制不足以确保医疗器械的安全性和有效性，而采取一些例如强制执行性能标准等特殊管理措施以提供相应的保证。此类产品包括医用手套、电动轮椅、助听器、血压计、诊疗导管等。Ⅱ类医疗器械除了符合医疗器械的一般控制规定外，还须符合 FDA 所规定的特别要求或行业公认的标准等。FDA 的特别要求中，包括对特定产品的强制性性能标准、特殊标识要求以及上市后监督等。

（3）Ⅲ类医疗器械（一般控制＋上市前批准）

被列为Ⅲ类的产品多为维持、支持生命或植入体内的医疗器械，它们具有潜在危险，对病人可能引发伤害和疾病。这类产品包括心律调节器、子宫内器械及婴儿保温箱等。除一般控制的规定外，美国通过 PMA 制度设置了一系列审核程序，作为确保Ⅲ类医疗器械安全和有效的一种必要的市场准入措施。但是，并非所有的Ⅲ类医疗器械都需要通过 PMA 的方式获得市场准入许可。目前，仅有约 20％的Ⅲ类医疗器械必须通过 PMA 方能进入美国市场，其他Ⅲ类医疗器械可依据 CFR 通过 510（K）申请方式等获得上市许可。

3 上市前管理

根据美国医疗器械分类标准（见本章 2.2.2），医疗器械分类以"对产品的控制程度为基础"，为确保医疗器械产品的安全性和有效性，分为"一般控制"和"特殊控制"。医疗器械分为Ⅰ类、Ⅱ类、Ⅲ类，所有医疗器械的分类根据其预期用途刊登在联邦法规上，其中大概有 46％的Ⅰ类产品、47％的Ⅱ类产品和 7％的Ⅲ类产品。医疗器械进入美国市场的途径分为豁免，510（K），PMA。根据 FDA 的统计，目前，大约Ⅰ类产品的 7％、Ⅱ类产品的 92％、Ⅲ类产品的 80％需要 510（K）申请，而Ⅲ类产品的约 20％需要 PMA 申请。

510（K）指的是向 FDA 递交的请求准予某种医疗器械进入美国市场的申请文件，即上市前通告（PMN），因该文件相应于 FD&C Act 510 节而得名，旨在证明该产品与已经上市的产品实质性等同（Substantially Equivalent，SE）。实质性等同的含义：证明所申请上市的产品和已在美国市场上合法销售的产品在安全性和有效性方面是实质相等的。

在 510（K）申请时，申请方需要注意以下方面：

1）与已上市的产品预期用途相同。产品的新特性不会对安全性和有效性产生影响，或者对安全性和有效性产生影响的新特性有可接受的科学方法用于评估新技术的影响，以及有证据证明这些新技术不会降低安全性和有效性。

2）选择合适的产品进行比较是 510（K）申请中实质性等同的关键步骤。实质性等同代表要素见表 1-2。需要特别关注：510（K）申请时很少需要临床试验结果（Results from Human Clinical Studies），并且由申请方自行决定是否提交临床资料。

3）申请方必须提供充足的资料证明，所申请上市的医疗器械和被比较的医疗器械是实质性等同的，否则 510（K）申请不会通过。

表 1-2　510（K）和 PMA 代表要素

代表要素	510（K）	PMA
适应症（Indications for Use）	√	√
概要（Summary）	√	√
建议标签（Proposed Labeling）	√	√
器械描述（Description of the Device）	√	√
实验室和动物研究结果*（Results from Laboratory & Animal Studies）	√	√
临床试验结果*（Results from Human Clinical Studies）	很少	√
生物相容性研究结果*（Results from Biocompatibility Studies）	√	√
灭菌信息（Sterilization Information）	√	√
器械比较（Comparison to Predicate Device）	√	N/A
生产信息（Manufacturing Information）	N/A	
* 仅是概要，不是原始数据。		

PMA 旨在提供充足、有效的证据证明医疗器械按照设计和生产的预期用途，能够确保产品的安全、有效，PMA 申请无须与市场上任何产品做比较。FDA 在收到 PMA 申请后 45 天内通知厂家是否立案审查，并在 180 天内对其做出是否批准的决定。

需要指出的是，对于临床试验结果，510（K）申请时很少需要，并且企业自行决定是否提交临床资料，但 PMA 申请时则全部需要临床报告。

4　上市后监督

美国实行强制性的医疗器械上市后监测体系，FDA 是唯一的医疗器械管理机构。这些管理措施包括：

（1）质量体系检查

FDA 主要通过对企业进行质量体系检查来进行医疗器械上市后监督。对于Ⅱ类、Ⅲ类产品，企业每两年可能被抽查一次质量体系；对于Ⅰ类产品，企业每四年可能被抽查一次质量体系。若存在隐患或发现问题，FDA 随时可对企业进行检查以确保质量体系的有效运行。

（2）不良事件监测和再评价

根据 FDA 规定，对于由医疗器械引起，可能造成或促使的死亡、严重伤害事件，不论医疗器械用户、经销商或制造商，都必须尽快报告。报告的期限：医疗器械用户为 10 个工作日，医疗器械经销商和制造商为 30 个工作日。

（3）对违规行为实施行政处罚

FDA 发现制造商有违法活动时，将对其实施行政处罚，其手段包括：发警告信、对伪劣或假冒产品进行行政扣押、对违纪公司提起诉讼、召回产品等。召回产品可由 FDA 律师向法院申请强制执行。

5 质量体系法规

FDA 认为医疗器械管理其实质是风险管理，控制风险管理最有效的办法是通过质量体系管理。FDA 不认为产品的质量是靠检验出来的，而是依赖于医疗器械的质量体系。如满足无菌要求的产品不是无菌检验，而是通过灭菌过程的确认，使产品达到无菌。FDA 在 1987 年颁布了医疗器械生产良好操作规范（Good Manufacturing Practices，GMP），随后多次对其进行了修改和完善。1997 年，新的 GMP 规范颁布，并更名为医疗器械质量体系法规（Quality System Regulation，QSR），以后不定期微调，最近一次微调是 2017 年 4 月 1 日，部分内容微调后生效时间和合规时间根据相应的限定法规和法案要求有所不同。该规范与国际标准化组织制定的 ISO 9000 系列标准更加接近。该规范要求所有医疗器械厂商建立并保持一个完整有效的质量管理体系。一个有效的质量体系需建立下列过程：

——识别和限定医疗器械及其部件的要求（规格）；

——选择和验证试验方法确保医疗器械性能得到准确测量；

——检验和验证医疗器械的设计符合性能要求；

——评估和降低与设计、生产和用户错误使用有关的风险和危险（源）；

——评估和审查与设计和生产有关的供应商（如原材料、配件供应商）；

——收集、审查和评估投诉，识别必要的纠正和预防措施；

——评估和验证对现有医疗器械设计、标签和生产方面的改变。

关于质量体系和上市申请，制造商应保存所有与设计和生产有关的信息，以便 FDA 审查。实际上，在上市申请时只有测试总结报告需要提交 FDA 审查，详细资料和原始数据由制造商自己保存。FDA 有权在任何时候检查与设计、生产和配送医疗器械有关的工厂，检查时，若发现制造商具有无效的质量体系或者进行违法活动时，会采取各种手段来确保质量体系的强制执行，包括：签发警告信，没收冒牌产品或次品，关闭工厂，刑事责任制定或罚款等。

虽然 QSR 为建立和维护质量管理体系提供了充分有效的制度保障，但自 20 多年前实施该法规以来，公众对质量管理体系的监管期望已经发生了变化。FDA 寻求当前国际公认的监管要求，并明确 FDA 管辖下的医疗器械的质量管理体系（QMS）要求。2022 年 2 月 23 日，FDA 发布了一项文件，拟修订质量体系法规（QSR）中的器械现行良好制造规范（current Good Manufacturing Practices，cGMP）要求，以便更紧密地与全球其他地区监管机构使用的医疗器械质量管理体系的国际标准保持一致。通过此次修订，ISO 13485：2016《医疗器械 质量管理体系 用于法规的要求》的内容将被纳入 FDA 21CFR 820QSR① 的法规中。2022 年 3 月 2 日，FDA 召开此次修订工作的公开咨询会议，进一步讨论此次修订的要求和潜在影响。修订后的 QSR 将被修改为质量管理体系法规（Quality Management System Regulation，QMSR）。QMSR 的要求将与 ISO 13485：2016 更加接近，但是依然会保留 FDA 的部分要求。

6　美国临床试验申请

当医疗器械厂商想要通过临床评估一个具有显著风险的器械时，必须申请并获得 FDA 或多个审查委员会的同意。该申请称为器械临床研究豁免（Investigational Device Exemption，IDE）。IDE 是指免除法律的某些条款（如禁止销售未经批准的产品）以便进行医疗器械的临床试验。IDE 是 FDA 对医疗器械 PMA 和 510（K）审查过程中的一个重要环节，它涵盖了医疗器械临床研究（clinical investigation 或 clinical trial）的规定。IDE 要求通过实施临床研究获得产品的安全性和有效性资料。

IDE 申请的内容需要提供给 FDA 足够的信息来决定是否有充足的判别标准以及支持进行临床试验。IDE 申请的内容包括：

——发起者和生产厂的信息；

——器械信息；

——先期研究报告；

——研究计划；

——生产信息；

——研究人员信息（例如与研究者的协议）；

---

① FDA 21CFR 820QSR 译成中文为"美国 FDA 医疗器械质量体系规范"。前缀 FDA 是因为联邦法规 21CFR 规定了很多行业要求，只有部分章节为 FDA 需要遵守和执法时适用的行业法规（药物、食品、医疗器械等）。这个法规位于 CFR 第 21 卷的第 820 部分，内容为"质量体系规范"。相关表述还有：21CFR 820，21CFR Part820，FDA 21CFR 820，FDA GMP：21CFR 820QSR，FDA GMP（21CFR 820QSR）等，不同表述都是一个意思，详略程度不同，并无标准格式，使用时结合具体章节和语境。

——审查委员会信息；

——销售信息；

——标签；

——受试者信息；

——环境影响评估等。

7 医疗器械 FDA 产品注册流程

7.1 医疗器械的产品注册

根据风险等级的不同，FDA 将医疗器械分为三类（Ⅰ类、Ⅱ类、Ⅲ类），Ⅲ类风险等级最高。FDA 将每一种医疗器械都明确规定其产品分类和管理要求，目前，FDA 医疗器械产品目录中共有 1 700 多种。任何一种医疗器械想要进入美国市场，必须首先弄清申请上市产品的分类和管理要求。

FDA 针对医疗器械行业颁布了许多法案，并根据科技发展和管制需求不断保持更新。这些法案主要包括：核心法案《联邦食品、药品和化妆品法案》和相关的《公众健康服务法案》（*Public Health Service Act*），《公正包装和标识法案》（*Fair Packaging and Labeling Act*），《健康和安全辐射控制法案》（*Radiation Control for Health and Safety Act*），《安全医疗器械法案》［*Safe Medical Devices Act*（SMDA）］，《现代化法案》（*Modernization Act*），《医疗器械技术矫正法案》［*Medical Devices Technical Corrections Act*（MDTCA）］等。对这些法案，FDA 给予了非常详细的说明，并提供了具体执法和操作指南。企业在计划将医疗器械投放美国市场前，需仔细评估适用于该医疗器械产品的相关 FDA 法规，指南，标准（包括 FDA 认可的美国和国际通用标准和产品标准等）。

在明确了以上信息后，企业就可以着手准备有关的申报资料，并按一定程序向 FDA 申报以获取批准认可。对于任何产品，企业都需进行企业注册（Registration）和产品列名（Listing）。对Ⅰ类产品（占 46% 左右），实行的是一般控制（General Control），对于绝大部分产品，企业只需进行企业注册、产品列名和实施 GMP，产品即可进入美国市场（其中，极少数产品连 GMP 也豁免，极少数保留产品则需向 FDA 递交 510（K）申请）；对Ⅱ类产品（占 47% 左右），实行的是特殊控制（Special Control），企业在进行企业注册和产品列名后，还需实施 GMP 和递交 510（K）申请［极少数产品是 510（K）豁免］；对Ⅲ类产品（占 7% 左右），实施的是上市前许可，企业在进行企业注册和产品列名后，须实施 GMP 并向 FDA 递交 PMA 申请［部分Ⅲ类产品还是 510（K）申请］。

对Ⅰ类产品，企业向 FDA 递交相关资料后，FDA 只进行公告，并无相关证件发给企业；对Ⅱ类、Ⅲ类产品，企业须递交 510（K）申请或 PMA，FDA 在公告的同时，会给企业以正式的市场准入批准函件（Clearance），即允许企业以自己的名义在美国医疗器械市场上直接销售其产品。至于申请过程中 FDA 是否到企业进行现场 GMP 考核，则由 FDA 根据产品风险等级、管理要求和市场反馈等综合因素决定。

综合以上内容可知，对于绝大部分产品，企业在进行企业注册、产品列名和实施 GMP，或再递交 510（K）申请后，即可获得 FDA 批准上市。

7.2 510（K）申报内容

510（K）并不是产品认证，而是产品注册。其申报产品注册内容大致有以下 16 个方面：

1）申请函；

2）目录；

3）真实性保证声明；

4）器材名称；

5）注册号码；

6）分类；

7）性能标准；

8）产品标识，包括企业包装标识、使用说明书、包装附件、产品标示等；

9）实质性等同（SE）；

10）510（K）摘要或声明；

11）产品描述，包括产品的预期用途、工作原理、动力来源、零组件、照片、工艺图、装配图、结构示意图等；

12）产品的安全性和有效性，包括各种设计、测试资料；

13）生物相容性；

14）色素添加剂（如适用）；

15）软件验证（如适用）；

16）灭菌，包括灭菌方法的描述、灭菌验证、产品包装和标识等。

向 FDA 递交的所有资料纸张大小应采用 Letter Size（21.5cm×29.7cm）；所有递交 FDA 的资料企业需留有备份，因为 FDA 在收到申请资料后即电子扫描登录，同时销毁申请资料，并不归还企业。

7.3 510（K）审查程序

1）FDA 在收到企业递交的 510（K）资料后，首先检查资料是否齐全，如资料齐全，则受理并给企业发出确认信，同时给出申请受理编号（K YYXXXX），此编号也将作为正式批准后的号码；如不齐全，则要求企业在规定时间内补充齐全，否则视为企业放弃处理。

2）FDA 在受理申请后即进入实质性审核阶段（SE），审核中可能还会要求企业补充一些资料。

3）在 510（K）申请通过审核后，FDA 立即发出批准函件，无需对企业进行现场 GMP 考核，只有针对Ⅲ类产品的 PMA 申请，FDA 批准前会进行工厂 GMP 考核，通过后才能获批 PMA。

4）如无须现场考核 GMP，则 510（K）申请通过后立即发给正式批准函件。

7.4 紧急使用授权

紧急使用授权（Emergency Use Authorization，EUA）是 FDA 根据美国《联邦食品、药品和化妆品法案》（FD&C section Act）564 节的规定，FDA 可以在符合法定标准，且有科学证据支持使用的前提下，通过 EUA 进入市场：

——使用未经批准的医疗产品（例如药品、疫苗或医疗器械），或

——扩大已批准产品在尚未获批准的适用症或适用范围的使用，在紧急情况下用于由化学、生物、放射和核威胁引起的严重或危及生命的疾病或状况的诊断、治疗和预防。

通常情况下，FDA 产品的审核批准要经过高度复杂的系列测试程序，耗时半年到一年。而 EUA 的产品审核分为 Pre - EUA 和 EUA 两个阶段，如果报送文件和 FDA 答辩可以一次审核通过，那么每个阶段的耗时只需 7～14 个工作日，这意味着 EUA 是医疗产品通向市场的快速通道。目前，有以下产品被列入 EUA 目录中：医疗手套和口罩，未经美国国家职业安全卫生研究所（National Institute for Occupational Safety and Health，NIOSH）批准的一次性过滤面罩呼吸器，NIOSH 认可的空气净化呼吸器、检验试剂、额温枪、呼吸机等设备。

7.5 革新性医疗器械审批 De Novo

2018 年 12 月 5 日，FDA 发布了一项提案，为 De Novo 制定法规。De Novo 流程于 1997 年根据 FDA 的《食品安全现代化法案》（*Food Safety Modernization Act，FSMA*）被引入法规，并已修改进美国《FDA 安全与创新法案》（*Food and Drug Administration Safety and Innovation Act，FDASIA*）和《21 世纪治愈法案》（*21st Century Cures Act*）。

De Novo（产品风险等级的重新分类）是一种基于风险的分类过程。对于没有合法上市对比产品的新型医疗器械，即使是中低风险，仍无法通过 510（K）申请建立实质等同（SE）从而获得上市许可。针对这类产品，FDA 建立了 De Novo 申请途径，对产品进行普通控制或特殊控制，避免按照最高类别Ⅲ类申报，给企业降低负担，以便患者能够及时获得安全有效的器械。

De Novo 使得更多符合现代性能的新型器械上市，并可以作为 510（K）申请路径实质等同评价的对比产品。同时，FDA 也会采取新方法，促进在 510（K）申请路径的实质等同对比过程中使用更加现代的对比产品，从而又促进更多的医疗器械采用 De Novo 申请途径。

8　FDA 医疗器械制造商强制年度认证费制度

为了配合美国反恐法案，并经美国国会批准，从 2007 年 10 月 1 日起，根据 FDA 最新颁布的医疗器械注册和年度更新法规及电子注册系统的启用，所有已经获得美国 FDA 注册的医疗器械制造商/拥有人和即将申请 FDA 注册的制造商/拥有人都需要在每年 10 月 1 日至 12 月 30 日期限内进行强制年度认证，并必须向 FDA 支付医疗器械制造商年度认证费（即延续企业已经获得的注册在新的一个年度的有效性，所有注册信息都将出现在 FDA 网站上）。在 2007 年 10 月 1 日前，该注册和年度更新 FDA 并不收取相关费用。这个新制度对全球医疗器械出口商和制造商必将产生重大影响。

9　关于 GMP

根据 FDA 医疗器械法规，少部分 I 类产品、大部分 II 类产品和 III 类产品，医疗器械企业都需要在质量体系中实施美国医疗器械 FDA GMP CFR 820QSR 质量体系法规要求，FDA 也会在 2～3 年内对制造商进行抽检，一旦发现严重违规现象，企业将可能被开立警告信，导致其产品立即在美国海关被扣押，严重的还会被强制采取召回措施。所以，医疗器械企业应实施 GMP 要求，以规避可能发生的不符合。

对于 EUA 产品来讲，原则上应按照 GMP 生产，但 FD&C Act 的 564（e）（3）规定，在紧急状态下或有替代条件下，可视具体情况增加生产限制条件或豁免 GMP。

第二章　欧盟医疗器械法规

1　欧盟简介

　　欧洲联盟（European Union，EU），简称欧盟，总部设在比利时首都布鲁塞尔，是由欧洲共同体（European Communities）发展而来的，创始成员国分别为德国、法国、意大利、荷兰、比利时和卢森堡6国。欧盟是一个集政治实体和经济实体于一身、在世界上具有重要影响的区域一体化组织。1991年12月，欧洲共同体召开的马斯特里赫特首脑会议通过《欧洲联盟条约》，通称《马斯特里赫特条约》。1993年11月1日，《马斯特里赫特条约》正式生效，欧盟正式诞生。2012年，欧盟获得诺贝尔和平奖。2016年6月24日，英国公布了"脱欧"公投的最终结果，退出欧洲联盟。2017年3月29日，英国正式启动"脱欧"程序。2020年1月31日，英国正式"脱欧"。目前欧盟有27个成员国，正式官方语言有24种。

　　欧盟的主要组织机构有：

　　欧洲理事会（European Council），即首脑会议，由欧盟成员国国家元首或政府首脑及欧盟委员会主席组成，是欧盟的最高权力机构，为欧盟内部建设和对外关系制定大政方针。

　　欧盟委员会（Commission of European Union），是欧盟的常设执行机构，负责实施欧盟条约和欧盟理事会做出的决定，向欧洲理事会和欧洲议会提出报告和建议，处理欧盟日常事务，代表欧盟对外联系和进行贸易等方面的谈判。

　　欧洲议会（European Parliament），是欧洲联盟的监督、咨询机构。欧洲议会有部分预算决定权，并可以2/3多数弹劾欧盟委员会，迫其集体辞职。

　　欧洲法院（The Court of Justice），是欧盟的仲裁机构，负责审理和裁决在执行欧共体条约和有关规定中发生的各种争执。

2　欧盟医疗器械的相关法规文件

2.1　医疗器械指令

医疗器械指令是欧盟医疗器械的法规性文件。欧盟原有的医疗器械指令有三个，包括：

（1）《有源植入医疗器械指令》（AIMDD，90/385/EEC）

该指令适用于任何可以通过内、外科方式，全部或部分植入人体，或者用医疗手段插入人体孔道，并旨在经此过程后留在人体内的有源医疗器械，例如心脏起搏器、可植入的胰岛素泵、除颤器等。该指令于 1993 年 1 月 1 日起生效，1995 年 1 月 1 日强制实施。该指令要求有源植入医疗器械自 1990 年 6 月 20 日开始进行 CE 认证，1994 年 12 月 31 日以后没有 CE 标志的有源植入医疗器械不得在欧盟市场上销售。

（2）《医疗器械指令》（MDD，93/42/EEC）

除有源植入医疗器械和体外诊断器械外，几乎所有的医疗器械都属于该指令管理范围，如无源医疗器械（敷料、一次性使用产品、接触镜、血袋、导管等），以及有源医疗器械（核磁共振仪、超声诊断和治疗仪、输液泵等），该指令于 1995 年 1 月 1 日起生效，1998 年 6 月 14 日强制实施。该指令要求医疗器械自 1993 年开始进行 CE 认证，1998 年 6 月 13 日以后没有 CE 标志的医疗器械产品不得在欧盟市场上销售。2007 年 9 月该指令的修订案颁布，即 2007/47/EC 指令。

（3）《体外诊断医疗器械指令》（IVDD，98/79/EC）

该指令适用于血细胞计数器、妊娠检测装置等体外诊断医疗器械及附件。该指令于 1998 年 12 月 7 日生效，2003 年 12 月 7 日强制实施。该指令要求体外诊断试剂及仪器自 1998 年开始进行 CE 认证。

上述指令是欧盟范围内统一执行的医疗器械管理法规。三个医疗器械指令虽然颁布的时间不同，但相互关联。《医疗器械指令》（MDD，93/42/EEC）是在《有源植入医疗器械指令》（AIMDD，90/385/EEC）的基础上制定的，二者又同为《体外诊断医疗器械指令》（IVDD，98/79/EC）的编写基础。三个指令的格式、内容、基本要求大致相同，并针对医疗器械的不同特点而规定了特殊条款。当新颁布的指令对已有指令的基本要求进行修改时，已有指令同时进行相应修订。

2.2 《医疗器械法规》（MDR）

《医疗器械法规》（MDR，EU 2017/745）已取代原有的《医疗器械指令》（MDD，93/42/EEC）和《有源植入医疗器械指令》（AIMDD，90/385/EEC），针对医疗器械与有源植入性医疗器械，MDR 与原有的欧盟医疗器械指令有了显著的变化，主要有：

——产品范围扩大，包括可能不具医疗器械预期用途的器械，如美瞳和整形植入器械材料；

——制造商需要指定合规负责人，承担的责任包括：上市后监督、事故报告、确保产品出厂前按照质量管理体系要求进行适当的检查、确保技术文档及符合性声明的及时更新；

——对产品安全和性能评估相关文件的审核将更加严格，包括临床评价和上市后的临床跟踪；

——要求使用医疗器械唯一性标识（UDI）系统识别和追踪器械；

——强化对技术文件的审查。

2.3 《体外诊断医疗器械法规》（IVDR）

《体外诊断医疗器械法规》（IVDR，EU 2017/746）将取代《体外诊断医疗器械指令》（IVDD，98/79/EC）。IVDR 是由欧盟委员会提议并经欧洲议会和理事会认可的法律，将从根本上改变 CE 认证的机制和欧盟监管体外诊断医疗器械的方式。

IVDR 被定义为制造商预期通过体外检查从人体提取样本时（包括捐献的血液及组织），单独使用或组合使用的试剂、试剂产品、校准物品、控制材料、成套工具、仪器、器具、设备、软件或系统，其唯一目的或主要目的是提供以下信息：

——有关生理学或病理学状态；

——有关先天性异常；

——有关健康状况或疾病的易感性；

——确定安全性，以及与可能接受者的相容性；

——预测治疗效果或反应；

——明确或监控治疗措施。

2.4 MDR 及 IVDR 实施时间表

2016 年 12 月 14 日，欧洲医疗器械数据库（European databank for medical devices，EUDAMED）筹划指导委员会就欧盟各国对于医疗器械最新法规 MDR 及 IVDR 的执行进行了讨论，与会人员对于这两个法规的细节内容进行了讨论并达成了一致意见。在此基础上，会议建立了 MDR 及 IVDR 实施时间表，见表 2-1。

2017 年 5 月 5 日，欧盟通过其官方渠道 OJ 正式发布 MDR（EU 2017/745）和 IVDR（EU 2017/746）法规，并在同年 5 月 25 日正式生效。MDR 已取代 MDD（93/42/EEC）和 AIMDD（90/385/EEC），IVDR 已取代 IVDD（98/79/EC）。

MDR 实施过渡期为 3 年，2020 年 5 月 26 日起强制执行（见表 2-1 注）。

IVDR 实施过渡期为 5 年，2022 年 5 月 26 日起强制执行。

表 2-1 MDR 及 IVDR 实施时间表

主要事项	时间
英文版 MDR 及英文版 IVDR 定稿	2017 年 1 月底
英文版 MDR 及 IVDR 在成员国发布，欧盟其他语言版本 MDR 及 IVDR 在成员国发布	2017 年 2 月中
欧盟委员会正式通过 MDR 及 IVDR	2017 年 3 月初
欧洲议会正式通过 MDR 及 IVDR	2017 年 4 月初
MDR 及 IVDR 正式公开发布	2017 年 4 月底

表 2-1（续）

主要事项	时间
MDR 及 IVDR 正式执行	2017 年 5 月底
MDR 强制执行	2020 年 5 月底
IVDR 强制执行	2022 年 5 月底
注：因受新冠疫情影响，2020 年 4 月 3 日，欧盟通过议案，MDR 推迟 1 年强制执行。	

2023 年 1 月 6 日，欧盟委员会发布了 2023/0005（COD）提案，关于修订法规 EU 2017/745 和 EU 2017/746 的过渡期规定。2023 年 2 月 16 日，欧洲议会对欧盟委员会提出的过渡期提案正式投票通过。此提案的总体目标是确保向新法规框架过渡的同时，降低医疗器械短缺的严重风险。过渡期延长将给予制造商和公告机构更加充分的准备时间。

提案中主要变更内容：

——对于第Ⅲ类定制植入器械：过渡期延长至 2026 年 5 月 26 日。

——对于高风险器械：过渡期延长至 2027 年 12 月 31 日，包括Ⅲ类器械和Ⅱb 类植入器械，但不包括缝合线、牙套、补牙、牙套、牙冠、螺钉、楔子、板、线、针、夹子和连接器。

——对于中低风险器械：过渡期延长至 2028 年 12 月 31 日，包括其他Ⅱb 类器械、Ⅱa 器械以及Ⅰ类灭菌或带测量功能的器械。

以上延期需要满足下述条件：

——器械不得对患者的健康和安全造成任何不可接受的风险。

——器械的设计和预期用途不能发生重大变化。

——制造商应修改 QMS 以满足 MDR 要求。

——制造商要和 NB 签订 MDR 书面合同，且该合同必须在 MDD 证书失效前签订。

3　欧盟医疗器械法规中部分定义

3.1　医疗器械

由制造商单独使用或组合用于人体的以下一种或多种特定医疗目的的任何仪器、设备、器具、软件、植入物、试剂、材料和其他物品：

——对疾病的诊断、预防、监护、预测、预后、治疗或缓解；

——对损伤或残疾的诊断、监护、治疗、缓解或补偿；

——解剖、生理或病理过程或状态的研究、替代或调节；

——通过对来自人体的样本（包括器官、血液、捐献的组织）进行体外检测来提供信息；

——其效用主要通过物理等方式获得，不是通过药理学、免疫学或者代谢的方式获得，或者虽然有这些方式参与但只起辅助作用。

以下产品也应视为医疗器械：

——具有控制或支持用途的器械；

——专门用于器械的清洁、消毒或灭菌。

3.2 体外诊断医疗器械

任何医疗器械包括试剂、试剂产品、校准品、质控品、试剂盒、仪器、器具、成套设备、软件或系统，无论是单独使用还是组合使用，其制造目的是用于体外检测来自人体的血液和组织样本，仅用于或主要用于提供以下一类或几类信息：

——关于生理或病理过程或状态；

——关于先天性身体或精神损伤；

——关于医学病症或疾病的倾向；

——确定与潜在接受者的安全性和相容性；

——预测治疗效果或反应；

——定义或监测治疗措施。

样本容器应归为体外诊断医疗器械。

3.3 样本容器

制造商旨在专门用于收集和保存来自人体的样本以用于体外诊断，无论是否为真空型。

3.4 体外医疗器械附件

虽然不是体外诊断医疗器械，但制造商旨在将其与一个或多个特定的体外诊断医疗器械一起使用以使其实现预期用途或根据其预期用途专门和直接地辅助体外医疗器械实现其医疗功能。

3.5 医疗器械附件

制造商计划将其与一个或几个特定医疗器械一起使用，使该医疗器械可按照其预期用途进行使用，或特定或直接辅助医疗器械来实现其预期用途的功能，但其不是医疗器械的物件。

3.6 定制器械

根据国家法律授权的任何人员的书面处方，利用该人员的专业资格而专门制造的器械，具有特有的设计特性，计划用于特定患者，并专门满足个人条件和需要。

但需要通过调整以满足任何专业使用者特殊要求的大规模生产的器械，且根据经授权人员的书面处方通过工业生产过程大规模生产的器械不得视为定制器械。

3.7 有源器械

任何器械，其操作依靠除了人体或通过重力产生能量源外的能量来源，并且其通过改变该能量的密度或转换该能量而发挥作用。用于在有源器械和患者间传输能量、物质或其他元素而无任何显著变化的器械不得视为有源器械。

软件应被视为有源器械。

3.8 可植入器械

任何器械，包括部分或完全被吸收的器械，其通过临床干预用于：

——完全植入人体，或

——取代上表皮或眼睛表面，并且在手术后保持原样。任何用于通过临床干预部分引入人体并且在手术后保持原样至 30 天的器械也应视为可植入器械。

3.9 侵入式器械

通过人体自然通道或人体表面穿入人体的任何器械。

3.10 通用器械组

具有相同或类似预期用途或相同技术的一组器械，允许以不反映特定属性的通用方式对其进行分类。

3.11 一次性使用器械

在单次使用且仅用于一个人的器械。

3.12 伪造器械（虚假器械）

标识和/或来源和/或 CE 标识证书或与 CE 标识程序相关文件为虚假伪造的器械。此定义不包含无意的不合规，并且不影响知识产权的侵犯。

3.13 试剂盒

包装在一起并且旨在用于或部分用于进行特定的体外诊断试剂。

3.14 器械包

包装在一起并投放市场用于特定医疗目的的产品的组合。

3.15 系统

包在一起或未包在一起的，用于相互连通或组合以实现特定医疗目的的产品组合。

3.16 预期用途

根据制造商提供的数据在产品标签、使用说明书、市场推广或销售材料或声明中写明的用途，并且是制造商通过临床评价或性能评估确定的。

3.17 标签

出现在器械本身，或在各装置包装上或多个器械包装上的印刷文字或图形类信息。

3.18 说明书

由制造商提供，用以告知器械使用者该产品的预期用途、正确使用方法以及注意事项的信息。

3.19 唯一器械标识（UDI）

通过国际认可的器械标识和编码标准创建的一系列数字或字母数字字符，并允许明确识别市场上的特定器械。

3.20 市场投放

在欧盟市场上首次提供除研究器械以外的器械。

3.21 投入使用

器械（用于研究的器械除外）可供最终使用者以准备在欧盟市场上首次用于其预期使用目的的阶段。

3.22 制造商

制造或全面翻新器械或具有设计、制造或全面翻新的器械并以其名称或商标销售该器械的自然人或法人。

3.23 全面翻新

基于制造商的定义，是指以投放市场或投入使用的器械全面翻新，或者利用已使用的器械制造新器械，以使其符合欧盟医疗器械法规，并赋予翻新的器械新的寿命。

3.24 授权代表

在欧盟境内确定任何自然人或法人，其收到并接受位于欧盟以外的制造商的书面授权，代表该制造商按照欧盟医疗器械法规对制造商所规定的义务要求所进行的一切行动。

3.25 进口商

在欧盟内确定的任何自然人或法人，其来自器械投放于欧盟市场的第三国。

3.26 使用者

使用器械的任何医护专业人员或非专业人员。

3.27 符合性评估

证明欧盟医疗器械法规中与器械相关的要求是否得到满足的过程。

3.28 符合性评估机构

执行第三方符合性评估活动的机构，活动包括评估、检查、认证和审核。

3.29 公告机构

根据欧盟医疗器械法规指定的符合性评估机构。

3.30 CE 合格标识（CE 标志）

制造商为表明其器械符合欧盟医疗器械法规和其他适用的欧盟协调立法对其标识规定的适用要求而使用的标识。

3.31 临床评价

连续地产生、收集、分析和评估与器械有关的临床数据的一个系统化的流程，目的是验证按照制造商所规定的预期用途使用器械时的安全性及产品性能，包括临床收益。

3.32 临床研究

对一个或多个受试者进行的任何系统性研究，以评估器械的安全性及产品性能。

3.33 研究器械

在临床研究中评估的任何器械。

3.34 临床数据

与器械使用产生以及源于以下内容的安全或性能有关的信息：

——有关器械的临床研究；

——器械（指可证明其与待考核器械具有等效性的器械）的临床研究或科学文献报告的其他研究；

——在同行评审的科学文献中发表的关于所讨论器械或可以证明与该器械等效的另一种器械的其他临床经验报告；

——来自上市后监管体系的其他临床数据，特别是上市后跟踪。

3.35 受试者

参与临床研究的个体。

3.36 临床证据

关于足够数量和高质量的器械的临床数据和临床评价结果，以允许在制造商按预期使用时，对器械是否安全并达到预期临床受益进行符合性评估。

3.37 临床性能

器械因技术或功能特性包括诊断特性产生的任何直接或间接医学效应，以在使用器械时实现其制造商要求的预期用途从而使临床患者受益的能力。

3.38 不良事件

在临床研究的背景中，无论是否与研究器械有关，在受试者、使用者或其他人中的任何不良医学事件，非预期的疾病或损伤或任何不利的临床征兆，包括异常的实验室发现。

3.39 严重不良事件

导致以下任一状况的任何不良事件：
1）死亡；
2）严重损害受试者健康，导致以下情况：
——危及生命的疾病或损伤；
——造成身体结构或身体机能的永久损伤；
——住院或延长患者的住院时间；
——通过医疗或手术干预来防止危及生命的疾病或损伤或身体结构或身体机能的永久损伤；
——慢性疾病；
——胎儿窘迫、胎儿死亡或先天性身体或精神损伤或先天缺陷。

3.40 器械缺陷

器械的标识、质量、耐久性、可靠性、安全性或性能的任何缺陷，包括制造商提供的信息中的故障、使用错误或缺陷。

3.41 上市后管理

制造商与其他经济运营商合作开展的所有活动，旨在建立并保持最新的系统化程序，以主动收集和总结从已投放市场、市场上可获得或投入使用的器械获得的经验，以确定是否需要立即采取任何必要的纠正或预防措施。

3.42 市场监管

主管当局执行的活动和采取的措施，旨在检查和确保器械符合相关欧盟协调立法中规定的要求，并且不危害健康、安全或公共利益保护的任何其他方面。

3.43　召回

旨在收回已提供给最终使用者器械所采取的任何措施。

3.44　撤回

旨在防止供应链中的器械进一步在市场上供应的任何措施。

3.45　事件

在市场上可获得的器械特性或性能的任何故障或劣化事件，包括由于人机工程学特征、制造商提供的信息中的任何不足以及任何不期望的副作用而造成的使用错误。

3.46　严重事件

直接或间接导致、有可能或可能会导致以下任一状况的任何事件：
——患者、使用者或其他人员死亡；
——患者、使用者或其他人员健康状态的暂时性或永久性严重恶化；
——严重公共健康威胁。

3.47　严重公共健康威胁

可能导致死亡风险、健康状态的严重恶化或导致需要对其立即采取补救措施，可能会导致人类较高发病率或死亡率或在特定地点和时间出现不寻常或意外情况的严重疾病的任何事件。

3.48　纠正措施

为消除潜在或实际不符合法规要求项目或其他不良情况而采取的措施。

3.49　协调标准

欧盟第 1025/2012 号法规第 2 条（1）（c）规定的欧盟标准。

3.50　通用规范（CS）

一套技术或临床要求，而非对器械的生产或体系提供符合法律要求的标准。

4　欧盟医疗器械法规的通用规范及协调标准

4.1　欧盟医疗器械法规的通用规范

医疗器械的通用规范是法规中的核心部分，在 MDR 和 IVDR 的附件 I 中均列出了该法规所适用的医疗器械的通用安全与性能要求（GSPR），这些要求项目涵盖了产品的各个方面，包括一般要求、设计和生产相关要求以及有关器械随附信息的要求。

例如，在MDR的附件Ⅰ中，共有通用安全与性能要求23条，其中一般要求9条，适用于所有器械；设计和生产相关要求13条，可能部分适用；有关器械随附信息的要求1条。

第Ⅰ章一般要求包括：

1）器械应具备制造商预期的性能，并确保其设计和结构在正常使用条件下适用于其预期用途。器械应安全有效，且不得对患者的临床症状或安全或使用者或其他人员（如适用）的安全和健康造成损害，在最大限度保护健康和安全的同时，器械使用的可接受风险与其对患者的益处相比，应在可接受范围内，并应考虑到符合现有认知水平。

2）尽可能降低风险的要求，即尽可能降低风险的同时不会对收益风险比产生不利影响。

3）制造商应建立、实施、记录和维护风险管理体系。

4）制造商就器械的设计和制造所采取的风险控制措施应符合安全原则，并考虑到现有的技术水平。

5）在消除或减少使用不当相关风险时，制造商应降低因器械人体工程学特点及其预期使用环境所造成的风险（针对患者安全而设计），熟知针对技术知识、经验、教育、培训和使用环境，以及预期使用者医疗及身体条件（如适用）的注意事项（针对非专业、专业、残疾或其他使用者而设计）。

6）如器械在正常使用环境中使用并根据制造商的指示进行适当维护保养，在制造商声称的使用期限内器械的特性和性能不得对患者、使用者或其他人员（如适用）的健康和安全造成损害。

7）器械的设计、制造和包装应确保在根据制造商提供的说明和信息进行运输和储存期间（如温度和湿度的波动），不会对器械在预期使用期间的特性和性能造成不利影响。

8）与正常使用条件下器械预期性能对患者和/或使用者产生的潜在益处相比，所有已知和可预见的风险及任何不良影响应最小化并控制在可接受范围内。

9）对于制造商未声称用于医疗目的的器械，应充分了解上述所规定的通用安全要求，即在预期条件下出于预期目的而使用器械时，器械不得出现任何风险，或出现不超过与产品使用相关的最大可接受风险，这符合高水平保障人员安全和健康原则。

第Ⅱ章设计和生产相关要求包括：

10）化学、物理和生物学特性。

11）感染及微生物污染。

12）包含被认为是医药产品物质的器械，以及由人体吸收或局部喷洒在人体上的物质或物质组合构成的器械。

13）包含生物来源材料的器械。

14）器械构造及其与环境之间的相互作用。

15）具有诊断或测定功能的器械。

16）辐射防护。

17）可编程电子系统——包含可编程电子系统的器械与本身就是器械的软件。

18）有源器械和与其连接的器械。

19）有源可植入器械的特殊要求。

20）机械和热风险防护。

21）通过器械供应能量或物质防止对患者或使用者造成危险。

22）防止制造商预期用于非专业人员使用的医疗器械所造成的危险。

第Ⅲ章有关器械随附信息的要求包括：

23）标签和使用说明书：

——制造商需提供的信息的一般要求；

——标签上的信息；

——关于保持器械无菌条件的包装信息（无菌包装）；

——使用说明书中的信息。

通用规范包括附件Ⅰ的通用安全与性能要求、附件Ⅱ和附件Ⅲ的技术文件、附件 XIV 的临床评价及上市后的临床跟踪、附件 XV 的有关临床研究的要求。符合上面所述的通用规范的器械应视为符合欧盟医疗器械法规中的相关通用规范要求（全部或部分）。

4.2　欧盟医疗器械协调标准

为了便于产品符合法规基本要求的规定，MDR 和 IVDR 的第 8 条规定，符合相关协调标准或相关部分标准的器械，只要符合欧盟官方公报，且已被转化为欧盟标准的协调标准，即可判定该产品符合医疗器械法规的全部和部分要求。因此，证明产品符合协调标准要求是表明产品已满足医疗器械法规基本要求的便捷途径。协调标准是欧洲标准化委员会（CEN）和欧洲电工标准化委员会（CENELEC）制定的欧洲标准，也可以是 CEN 和 CENELEC 采纳 ISO 与 IEC 发布的国际标准，具体指欧盟第 1025/2012 号法规第 2 条（1）（c）规定的欧盟标准，其中医疗器械较为重要的协调标准包括：

——EN ISO 13485　质量体系；

——EN ISO 10993　系列　生物学评价；

——EN ISO 14971　风险管理；

——EN ISO 14155　系列　临床调查；

——EN 556　系列　灭菌；

——EN ISO 11607　系列　灭菌包装；

——EN ISO 15223　标签符号；

——EN 1041　医疗器械　术语、符号和信息；

——EN 1174 系列　微生物测试；

——EN 60601 系列　医用电气安全。

5 合规负责人（PRRC）

MDR 和 IVDR 的 15（1）都提到合规负责人的要求。制造商的组织内应至少有一名在医疗器械领域具有必要专业知识的人员负责法规符合性。必要的专业知识应表现为以下任何一种资格：

1）在完成有关成员国确认为同等学历的法律、医学、药学、工程或其他相关学科大学学历或学习课程后颁发的文凭、证书或其他正式资格证书，以及在医疗器械相关法规事务或质量管理体系方面具有至少一年专业经验。

2）在医疗器械相关的法规事务或质量管理体系方面有至少四年的专业经验。

在不影响关于国家专业资格的规定的情况下，定制器械的制造商的法规符合人员具有至少两年的经验。

MDR 和 IVDR 的 15（2）对满足 2003/361/EC 委员会建议范围内的微型和小型企业不要求组织内有法规符合人员，但是应有永久的和持续的任用人员。"永久的和持续的任用人员"的意义在于：微型或小型企业可以将法规符合人员的责任转包给第三方，只要符合资质要求，制造商可以证明和记录他们是如何履行其法律义务的。例如，PRRC 属于一个外部组织，制造商与该组织建立了一个合同，规定了条款，以确保该方的永久和持续可用性。合同应提及符合 15（1）a 和 b 相关人员的资质的要求。

6 欧盟符合性声明

符合性声明应当包含 MDR 附件Ⅳ中列出的以下所有信息：

1）制造商的名称、注册商品名或注册商标和 SRN（如签发）及其授权代表（如适用）和注册营业地点的联系地址。

2）由制造商自行负责发出的欧盟符合性声明。

3）基本的 UDI‐DI。

注：基本的 UDI‐DI 是器械模型的主要标识符。基本的 UDI‐DI 是在器械使用单位的层面上分配的 DI。基本的 UDI‐DI 是在 UDI 数据库中记录的主键，也应在相关的证书和合格声明中引用。

4）产品和商品名称、产品代码、目录编号或其他明确的参考号，包括欧盟符合性声明所涵盖的器械的识别和可追溯性，如适当照片及其预期目的。除产品或商品名称外，还包括基本 UDI‐DI 提供允许识别和可追溯性信息。

5）按照医疗器械分类规则，确定器械风险等级。

6）如适用，当前声明所涵盖的器械符合欧盟医疗器械法规和其他相关的欧盟立法以及联盟立法（规定发布欧盟符合性声明的要求）。

7）关于合格声明所用的任何通用规范的参考文献。

8）如适用，公告机构的名称和标识号，所执行的符合性评估程序的说明和所签发的证书的标识。

9）如适用，额外的信息。

10）签字人的声明、签字地址和日期、签字人姓名和职务，以及代签人签名。

7 CE 标志

7.1 CE 标志概述

CE 是欧洲统一的英文对应词（Conformite Europeenne）的缩写。CE 标志被视为制造商打开并进入欧洲市场的护照。凡是贴有"CE"标志的产品就可在欧盟各成员国内销售，无须符合每个成员国的要求，从而实现了产品在欧盟成员国范围内的自由流通。使用 CE 标志是欧盟成员国对销售产品的强制性要求。

加贴 CE 标志的意义在于：产品符合有关欧盟医疗器械法规的主要要求（Essential Requirements），并用以证实该产品已通过了相应的合格评定程序和/或制造商的合格声明，真正成为产品被允许进入欧盟市场销售的通行证。根据欧盟医疗器械法规要求，医疗器械上市前需加贴 CE 标志，除非是定制器械和临床试用的器械。已加贴 CE 标志进入市场的产品，发现不符合安全要求的，要责令从市场收回，连续违反欧盟医疗器械法规的，将被限制或禁止进入欧盟市场或被迫退出市场。

7.2 CE 标志样式

根据欧盟医疗器械法规，欧盟对 CE 标志的大小及样式有详细的规定。CE 标志样式如图 2-1 所示，并应根据需要同比放大或缩小，其中 CE 的高度至少要 5mm。

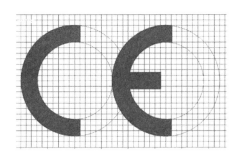

图 2-1　CE 标志

7.3 CE 标志使用要求

根据欧盟关于 CE 标志使用的规定，制造商在产品及产品包装上应按以下规定加贴 CE 标志：

1）除了定制或研究用器械外，在垂直方向上，CE 标志的各个部分应具有基本相同的尺寸，且不小于 5mm。此最小尺寸不针对小型器械。

2）CE 标志应符合 765/2008/EC 法规第 30 条要求的一般原则。

注：2008 年，欧盟出台了 765/2008/EC 和 768/2008/EC 两项旨在严格 CE 认证规定的法规，以确保产品安全。这两项法规的突出重点是加强 CE 标志的市场监督，具体措施包括：

——强化欧盟各港口海关检查进口商品的合格性的责任；

——规定加贴 CE 标志产品的合格评定活动由指定评估机构完成，授权评估机构通知欧盟各成员国的程序，规定每个成员国只设一个评估机构，其评估通知对整个欧洲均有效；

——规定生产商、分销商、进口商的责任，细化合格评定程序的不同模块。

除此之外，这两项法规还对 CE 标志的大小做了严格规定，要求 CE 标志的各组成部分必须有相同的垂直尺寸，不得小于 5mm，无论 CE 标志被缩小或放大，和原比例规定有细微差别都将被视为误用，将受到成员国法律的严厉制止。

3）标志应明显、清晰和不可磨灭地粘贴在器械或其无菌包装上。考虑到器械性质，无法或不适合将标志粘贴到器械上时，应将 CE 标志粘贴在包装上。CE 标志也应加贴在有使用说明和任何销售包装中。

4）应在器械上市前加贴 CE 标志。其可能紧跟在任一个表示特殊危险或用途的象形图或任何其他标记后面。

5）如适用，CE 标志应紧跟在负责符合性评估流程的公告机构（Notified Body，NB）标志的后面。且应在任何宣传材料（其中所述器械满足 CE 标志的要求）中说明标志号。

6）若器械需符合欧盟立法机构要求粘贴 CE 标志的其他规定，则 CE 标志还应表明该器械符合其他立法机构要求。

7.4 CE 标志认识上的误区

1）认为 CE 标志只是安全标志，只重视产品的安全要求，其实 CE 标志并非安全要求一项。CE 标志加贴的商品表示其符合安全、卫生、环保和消费者保护等一系列欧盟指令/法规所要表达的要求。2013 年 1 月 3 日起欧盟执行新 CE 指令，电器产品需满足 CE/EMC＋CE/LVD＋CE/ErP＋CE/RoHS 四个指令要求，才可以使用 CE 标志在欧洲市场合法销售。

2）应该加贴 CE 标志的产品未加贴 CE 标志，导致货物到达欧盟口岸后被扣留甚至销毁。

3）错误加贴 CE 标志，包括加贴的 CE 标志不符合要求和不应该加贴 CE 标志的产品加贴 CE 标志，将受到欧盟处罚。

4）产品加贴了 CE 标志，但未经过合格评定程序，导致产品进入欧盟市场后，由于不符合协调标准的要求而被欧盟官方通报。合格评定活动必须由指定评估机构完成。

8 唯一器械标识（UDI）

UDI 系统是 Eudamed 电子数据库的一部分，旨在为医疗器械的识别提供一个全球统一的框架。UDI 包括 UDI 器械标识符（UDI-DI）和 UDI 生产标识符（UDI-PI），其中，器械标识符（DI）属于静态信息，它是医疗器械产品在供应链中的身份标识，可作为进入数据库查询该产品追溯基本信息的"关键字"。生产标识符（PI）属于动态信息，它包括医疗器械产品的序列号、批号、软件标识、生产日期和有效期等，是医疗器械产品的动态附加信息，它与器械标识符（DI）联合使用，才能指向特定的医疗器械产品。UDI 标识为单个医疗器械在全生命周期内的追溯提供了唯一编码，此举提高了医疗器械的透明度和可追溯性。

MDR（EU 2017/745）及 IVDR（EU 2017/746）规定只有带有 UDI 标识的医疗器械产品，才可以合法进入包含 27 个成员国的欧盟市场并自由流通。

1）根据《医疗器械法规》MDR（EU 2017/745）：对于可植入器械和Ⅲ类器械，自 2021 年 5 月 26 日起适用；对于Ⅱa 和Ⅱb 类器械，应自 2023 年 5 月 26 日起适用；对于Ⅰ类器械，应自 2025 年 5 月 26 日起适用。

2）根据《体外诊断医疗器械法规》IVDR（EU 2017/746）：对于 D 类器械，自 2023 年 5 月 26 日起适用；对于 B 类和 C 类器械，应自 2025 年 5 月 26 日起适用；对于 A 类器械，应自 2027 年 5 月 26 日起适用。

UDI 系统应适用于除定制器械以外的投放于市场的所有器械。

9 欧盟医疗器械的分类

9.1 MDR 法规适用的医疗器械的分类

欧盟将《医疗器械法规》（MDR）中适用的医疗器械产品按其性质、功能及预期目的不同（而非特定技术特征）进行分类。该法规第 51 条和附件Ⅷ分类规则中第Ⅲ章规定了医疗器械管理类别分类的 22 条规则，见表 2-2。低风险性医疗器械属于Ⅰ类，中度风险性医疗器械属于Ⅱa 类和Ⅱb 类，高度风险性医疗器械属于Ⅲ类。制造商须以此分类规则为指导确定器械类别，并根据器械使用中的不同潜在风险标准选择正确的风险分类方式。

附件Ⅷ分类规则中第Ⅰ章给出了分类规则的具体定义：

（1）使用持续时间

——"短暂"是指预期正常连续使用不超过 60min。

——"短期"是指预期正常连续使用 60min～30d。

——"长期"是指预期正常连续使用超过 30d。

（2）侵入性器械和有源器械

——"身体孔口"是指身体的任何天然开口，以及眼球的外表面，或者任何永久性人工开口，如造口。

——"外科侵入性器械"是指：a）侵入性器械从身体表面穿透进身体，包括外科手术时通过身体孔口的黏膜穿透；b）一种不通过身体孔口穿透的器械。

——"可重复使用的外科器械"是指通过切割、钻、锯、刮、削、夹、收缩、剪切或类似方式用于外科使用的器械，不连接到任何有源医疗器械，制造商预期可通过适当的处理之后再次使用，如实施清洁、消毒和灭菌。

——"有源治疗器械"是指任何有源器械，无论是单独使用或与其他器械联合使用，以支持、更改、替换或恢复生物学功能或结构，以期疾病、损伤或残障得到治疗或缓解。

——"用于诊断和监测的有源器械"是指任何有源器械，无论是单独使用或与其他器械组合使用，用于检测、诊断、监测或治疗生理病症、健康状况、疾病或先天畸形。

——"中央循环系统"是指以下血管：肺动脉、升主动脉、弓主动脉、动脉分岔的降主动脉、冠状动脉、颈总动脉、颈外动脉、颈内动脉、脑动脉、头臂干动脉、心静脉、肺静脉、上腔静脉、下腔静脉。

——"中枢神经系统"是指脑、脑膜和脊髓。

——"损伤的皮肤或黏膜"是指皮肤或黏膜呈现病理变化或带来疾病或伤口变化的区域。

表 2－2　欧盟医疗器械分类规则

序号	器械组	产品类别
规则 1		所有非侵入性器械归类为Ⅰ类，除非下文列出的某条规则适用
规则 2	非侵入性器械	用于引导或储存血液、体液、细胞或组织、液体或气体，以便最终输注、施用或引入体内的所有非侵入器械归类为Ⅱa类、Ⅱb类或Ⅲ类有源器械： ——若其可连接至Ⅱa类或更高类别的有源医疗器械； ——若其用于输送或储存血液或其他体液或用于储存器官、器官的某个部分或身体细胞和组织，则归类为Ⅱb类（血袋除外）。 在所有其他情形下，此类器械均归类为Ⅰ类
规则 3		所有用于更改人体组织或细胞、血液、其他体液或其他植入或注入体内的液体的生物或化学成分的非侵入性器械均归类为Ⅱb类，除非该治疗包含过滤、离心或气体交换、加热，此类情形归类为Ⅱa类。 对于所有含某种物质或混合物质的非侵入性器械，若其用于体外直接接触从人体或人类胚胎取下体外使用的人体细胞、组织或器官，之后再植入或注入体内，则归类为Ⅲ类
规则 4		对于所有接触受伤皮肤或黏膜的非侵入性器械按以下归类： ——若其作为机械屏障使用，或用于压缩或渗液吸收，则归类为Ⅰ类； ——若其主要用于伤及真皮且需要二期愈合治愈的皮肤或黏膜伤口，则归类为Ⅱb类； ——在其他所有情形下，均归类为Ⅱa类，包括主要用于管理受伤皮肤或黏膜微环境的器械； ——在其他所有情形下，均归类为Ⅱa类。 本规则亦适用于接触受伤黏膜的侵入性器械

表2-2（续）

序号	器械组	产品类别
规则5		除外科侵入性器械以外，所有不用于连接有源医疗器械或用于连接Ⅰ类有源医疗器械且与身体孔口相关的侵入性器械： ——若其为短暂使用，则归类为Ⅰ类； ——若其为短期使用，则归类为Ⅱa类，但用于咽部以上的口腔、耳鼓以外的耳道或鼻腔时除外，在此情形下，应归类为Ⅰ类； ——若其为长期使用，则归类为Ⅱb类，但用于咽部以上的口腔、耳鼓以外的耳道或鼻腔且不易通过黏膜吸收时除外，在此情形下，应归类为Ⅱa类。 除外科侵入性器械以外，所有用于连接Ⅱa类、Ⅱb类或Ⅲ类的有源器械，且与身体孔口相关的侵入性器械均归类为Ⅱa类
规则6	侵入性器械	所有短暂使用的外科侵入性器械均归类为Ⅱa类，除非其： ——专门用于通过直接接触身体的某个部位，以控制、诊断、监测或纠正心脏或中央循环系统的缺陷，在此情形下，应归类为Ⅲ类； ——可重复使用的外科器械，在此情形下，应归类为Ⅰ类； ——专门用于直接接触心脏或中央循环系统或中央神经系统，在此情形下，应归类为Ⅲ类； ——用于以电离辐射形式供应能量，在此情形下，应归类为Ⅱb类； ——具有生物效应或能够被完全吸收或大部分被吸收，在此情形下，应归类为Ⅱb类； ——用于通过传输系统的方法来施用医药产品，并且若考虑到应用方法，施用此类医药产品的执行方式存在潜在危险，在此情形下，应归类为Ⅱb类
规则7		所有短期使用的外科侵入性器械均归类为于Ⅱa类，除非其： ——专门用于通过直接接触身体的某个部位，以控制、诊断、监测或纠正心脏或中央循环系统的缺陷，在此情形下，应归类为Ⅲ类； ——专门用于直接接触心脏或中央循环系统或中枢神经系统，在此情形下，应归类为Ⅲ类； ——用于以电离辐射形式供应能量，在此情形下，应归类为Ⅱb类； ——具有生物效应或能够被完全吸收或大部分被吸收，在此情形下，应归类为Ⅲ类； ——用于在体内产生化学变化，但该器械放置在牙齿上除外，在此情形下，应归类为Ⅱb类； ——用于施用药物时，在此情形下应归类为Ⅱb类

表 2-2（续）

序号	器械组	产品类别
规则 8		所有植入式器械和长期外科侵入性器械均归类为Ⅱb类，除非其： ——放置在牙齿上，在此情形下，应归类为Ⅱa类； ——用于直接接触心脏或中央循环系统或中枢神经系统，在此情形下，应归类为Ⅲ类； ——具有生物效应或能够被完全吸收或大部分被吸收，在此情形下，应归类为Ⅲ类； ——用于在体内产生化学变化，但该器械放置在牙齿上除外，在此情形下，应归类为Ⅲ类； ——用于施用医疗产品时，在此情形下，应归类为Ⅲ类； ——为有源植入式器械或其相关附件，在此情形下，应归类为Ⅲ类； ——为乳房植入物或心脏修补网状织物，在此情形下，应归类为Ⅲ类； ——为完整或部分关节置换物，在此情形下，应归类为Ⅲ类，但辅助部件除外，如螺钉、楔、板和仪表； ——为直接与脊柱接触的椎间盘置换植入物或为植入器械，在此情形下，应归类为Ⅲ类，但辅助部件除外，如螺钉、楔、板和仪表
规则 9		用于注入或交换能量的所有有源治疗器械均归类为Ⅱa类，除非它们向/从人体注入/吸收能量或与人体交换能量的同时可能会造成危害，并考虑到能量应用的密度和部位，此类器械应归类为Ⅱb类。 所有用于控制或监测有源治疗Ⅱb类器械性能或用于直接影响此类器械性能的有源器械均归类为Ⅱb类。 所有针对治疗目的释放电离辐射的有源器械均归类为Ⅱb类，其中包括控制或监测此类器械或直接影响其性能的器械。 所有用于控制、监测或直接影响有源植入式器械性能的有源器械均归类为Ⅲ类
规则 10	有源器械	用于诊断和监测的有源器械均归类为Ⅱa类： ——若其用于提供可被人体吸收的能量，但用于通过可见光谱照亮患者身体的器械除外，在此情形下，应归类为Ⅰ类； ——若其用于生成放射性药物的体内分布图像； ——若其用于直接诊断或监测重要生理过程，除非其专门用于监测重要生理参数，且这些参数变化性质可导致患者面临紧急危险，包括在患者面临紧急危险的临床情况下心脏功能、呼吸、中枢神经系统活动或诊断的变化，在此情形下，应归类为Ⅱb类。 用于释放电离辐射和预期用于诊断或治疗放射的有源器械，包括介入放射器械以及控制或监测此类器械或直接影响其性能的器械，均归类为Ⅱb类

表 2-2（续）

序号	器械组	产品类别
规则 11		用于提供诊断或治疗目的决策信息的软件均归类为Ⅱa类，除非此类决策会导致以下影响： ——死亡或人员健康状况的不可逆恶化，在此情形下，应归类为Ⅲ类； ——人员健康状况严重恶化或需要外科干预，在此情形下，应归类为Ⅱb类。 用于监测生理过程的软件均归类为Ⅱa类，除非其专门用于监测重要生理参数，且这些参数变化的性质可导致患者面临紧急危险，在此情形下，应归类为Ⅱb类。 所有其他软件均归类为Ⅰ类
规则 12		所有向身体施用和/或从身体去除医疗产品、体液或其他物质的有源器械均归类为Ⅱa类，除非考虑到所涉及的物质性质、所涉及的身体任何部位以及应用方法，其执行方式具有潜在的风险，在此情形下，应归类为Ⅱb类
规则 13		所有其他有源器械均归类为Ⅰ类
规则 14	特殊器械	所有包括某种作为其构成整体所必需的部分的物质的器械，而这种物质根据第 2001/83/EC 号指令第 1 条第 2 点所规定，在单独使用时，可被视为一种医疗产品，包括该指令第 1 条第 10 点所定义的衍生自人体血液或血浆的医疗产品，且对该器械具有辅助作用，此类器械均归类为Ⅲ类
规则 15		所有用于避孕或预防性病传播的器械均归类为Ⅱb类，除非其为植入式或长期侵入性器械，在此情形下，应归类为Ⅲ类
规则 16		所有专门用于隐形眼镜的消毒、清洗、漂洗或水合（如适用）的器械均归类为Ⅱb类。 所有用于医疗器械消毒或灭菌的器械均归类为Ⅱa类，除非其作为处理终点，是专门用于侵入性器械消毒的消毒溶液或清洗消毒器，在此情形下，应归类为Ⅱb类。 本规则并不适用于仅通过物理方法清洗，除隐形眼镜以外的器械
规则 17		专门用于记录 X 射线辐射生成的诊断图像的器械均归类为Ⅱa类
规则 18		所有利用非活性或处理为非活性的人体或动物源组织或细胞或其他衍生物制成的器械均归类为Ⅲ类，除非此类器械仅用于直接接触无损皮肤
规则 19		所有纳入或包含纳米材料的器械： ——若其潜在内照射高或中等，则归类为Ⅲ类； ——若其潜在内照射低，则归类为Ⅱb类； ——若可忽略其潜在内照射，则归类为Ⅱa类
规则 20		除外科侵入性器械外，所有预期通过吸入方式施用的，且与身体孔口相关的侵入性器械，归类为Ⅱa类，除非其作用方式对所施用的医疗产品的有效性和安全性具有显著影响以及那些预期用于治疗危及生命的情形的产品，在此情形下，应归类为Ⅱb类

表2-2（续）

序号	器械组	产品类别
规则21		由某种物质或混合物组成并通过身体孔口被引入人体或施加到皮肤上且可由人体吸收或局部喷洒在人体上的器械： ——若其或其代谢物由人体系统性地吸收以实现预期用途，则归类为Ⅲ类； ——若其于胃或下消化道实现其预期用途或者其代谢物由人体系统性地吸收，则归类为Ⅲ类； ——若其施用于皮肤或应用于鼻腔或咽部以上的口腔并于此类腔体内实现其预期用途，应归类为Ⅱa类； ——在其他所有情形下，均归类为Ⅱb类
规则22		具有集成或合并诊断功能，此功能是患者采用此器械治疗的主要因素的有源治疗器械，如闭环系统或自动体外除颤器，应归类为Ⅲ类

Ⅰ类为不会透过人体表面又无能量释放（无源）的器械。这类产品约占全部医疗器械品种的23％。Ⅱa类包括诊断设备、体液储存、输入器械以及短暂使用（持续时间不超过60min）并有侵害性的外科器械。Ⅱb类为短期使用（持续时间60min～30d）并有侵害性的外科用器械、避孕用具和放射性器械。Ⅱa类和Ⅱb类产品约占全部医疗器械品种的64％。Ⅲ类器械为与中枢神经系统、心脏接触的器械、在体内降解的器械、植入体内的器械和药物释放器械，以及长期使用（持续时间大于30d）并有侵害性的外科器械，这类产品约占全部医疗器械品种的13％。欧盟医疗器械产品分类举例见表2-3。

表2-3　欧盟医疗器械产品分类举例

类别	产品举例
Ⅰ类医疗器械	普通医用检查手套、病床、绷带
特殊Ⅰ类医疗器械	灭菌检查用手套、创口贴、血压计
Ⅱa类医疗器械	手术用手套、B超、输液器
Ⅱb类医疗器械	缝合线、接骨螺钉
Ⅲ类医疗器械	冠状动脉支架

9.2　体外诊断医疗器械的分类

在IVDD中，体外诊断试剂和器械主要分为四大类：A类、B类、自我检测器械和其他类，其中自我检测器械指的是给非专业人士使用的自我检测试剂，但测血糖的产品除外，血糖仪及其试纸属于B类。另外，其他类一般指A类、B类和自我检测器械外的器械。分类为A类、B类和自我检测器械的产品需要公告机构审核，而分类为其他类的产品，不需要经公告机构审核，厂商做自我声明即可。

IVDR按照风险等级将IVD产品分为四类：A类（风险最低）、B类、C类和D类

（风险最高）。其中，仅有 A 类非灭菌的产品是厂商自我申明即可，B 类、C 类和 D 类都需要经公告机构审核。IVDR 的附件 8 共设置了 7 条分类规则，如表 2-4 所示。

基于 IVDR 分类规则，现阶段几乎所有的 IVD 产品都可以找到相应分类。如果把 IVDD 和 IVDR 分类规则的产品类别占比作比较，在 IVDD 分类规则下，自我申明和经公告机构审核的 IVD 产品比例大概是 8∶2，但在 IVDR 分类规则下，这个比例变成了 2∶8。

表 2-4　欧盟体外诊断医疗器械分类

序号	器械归类	产品类别
规则 1	D	用于以下用途的器械归类为 D 类： ——检测血液、血液成分、细胞、组织或器官，或其任何衍生物是否存在或显露传染性因子，以评估它们是否适用于输血、器官移植或细胞给药。 ——检测是否存在或显露传染性因子，其会导致危及生命的疾病，并且具有高的或可疑的传播风险。一旦确定危及生命的疾病的病原体载量，其监控对于患者管理的过程十分关键
规则 2	C	器械预期用于血型分型或组织分型，以确保用于输血或移植或细胞给药的血液、血液成分、细胞、组织或器官具有免疫相容性，此类器械归类为 C 类，但用于确定以下任何标记物的器械除外： ——ABO 系统； ——恒河猴（Rhesus）系统； ——KELL 系统； ——KIDD 系统； ——DUFFY 系统。 在这种情况下，它们被归类为 D 类
规则 3	C	器械被归类为 C 类，若其目的是： 1）用于检测是否存在或显露性传播病原体的； 2）用于检测是否存在脑脊或血液中存在某种高的或可疑的高传播风险的病原体； 3）用于检测病原体的存在，若其报告结果错误可带来引起个人、胎儿、胚胎或个体的后代死亡或严重残疾的重大风险； 4）用于女性的产前筛查，确定其对感染原的免疫状况； 5）用于确定感染性疾病的状态或免疫状态，若其报告结果错误将会影响患者治疗决定，导致产生危及患者后代生命的风险； 6）用作伴随诊断； 7）用于疾病分期，若其报告结果错误将会影响患者治疗决定，导致产生危及患者或患者后代生命的风险； 8）用于癌症的筛查、诊断或分期； 9）人类基因检测； 10）用于检测药用产品、物质或生物组分的水平，若其报告结果错误将会影响患者治疗决定，导致产生危及患者后代生命的风险； 11）对危及生命的疾病或病症患者，进行患者管理； 12）用于筛查胚胎或胎儿的先天疾病； 13）用于新生儿的先天性疾病筛查，未能检测和治疗这些疾病可能导致危及生命的情况或严重残疾

表2-4（续）

序号	器械归类	产品类别
规则4		1）自测器械归类为C类，但用于妊娠、生育力测试、确定胆固醇浓度以及检测葡萄糖、红细胞、白细胞和尿样本中细菌的器械除外，这些器械归类为B类； 2）床旁检测器械根据其本身特性进行分类
规则5	A	以下器械归类为A类： 1）一般实验室使用的产品、没有危险特征的附件、缓冲液、洗涤液、一般培养基和组织学液，制造商使其适用于相关某一特定检查的体外诊断流程； 2）制造商专门用于体外诊断流程的器械； 3）样品容器
规则6	B	上述分类规则未涵盖的器械归类为B类
规则7		不具有定量或定性赋值的质控品的器械归类为B类

10　上市前管理（符合性评估）

在欧盟，生产Ⅱa类、Ⅱb类和Ⅲ类医疗器械，以及无菌、可重复使用和带测量功能的Ⅰ类医疗器械在投放市场之前，必须通过符合性评估。符合性评估流程可参见MDR的附件Ⅸ、Ⅹ和Ⅺ，当然，欧盟医疗器械法规中也有很多对这些文件的引用。

——Ⅲ类器械（非客户定制器械或研究器械）应依据附件Ⅸ中符合性评估的规定进行符合性评估，也可选择附件Ⅹ规定的符合性评估联合附件Ⅺ规定的符合性评估进行评估；

——Ⅱb类器械（非客户定制器械或研究器械）应依据附件Ⅸ第Ⅰ章和第Ⅲ章规定的符合性评估（包括附件第4节中规定的对各同类器械组中至少一个代表性器械的技术文件评估）进行符合性评估，也可选择按照附件Ⅹ规定的形式审核联合附件Ⅺ规定的基于产品符合性验证的符合性评估进行评估；

——Ⅱa类器械（非客户定制器械或研究器械）应依据附件Ⅸ第Ⅰ章和第Ⅲ章规定的质量管理体系接受符合性评估，并应对各器械类别中至少一个代表性器械依据附件Ⅸ第4节所述文件进行评估，也可选择根据附件Ⅱ和附件Ⅲ及基于附件Ⅺ第10节或第18节产品符合性验证的符合性评估起草技术文件，技术文件评估至少适用各器械类别中一个代表性器械；

——Ⅰ类器械（非客户定制器械或研究器械）在制定附件Ⅱ和附件Ⅲ规定的技术文件后，应发布法规第19条规定的EU符合性声明，以表明产品的符合性。若这些器械在无菌状态下投放市场，具有测定功能或为可重复使用手术器械，制造商应采用附件Ⅸ第Ⅰ章和第Ⅲ章或附件Ⅺ第 A 部分所述程序。

——客户定制器械应遵循附件ⅩⅢ所述程序并按照该附件第 1 节规定起草声明后再将该器械投放市场。Ⅲ类客户定制植入式器械应遵循附件Ⅸ第Ⅰ章规定的符合性评估流程，也可根据附件Ⅺ第 A 部分规定，可选择应用符合性评估。

注：附件Ⅱ为技术文件；附件Ⅲ为上市后监管的技术文件；附件Ⅸ为基于质量管理体系的符合性评估和技术文件评估；附件Ⅹ为基于型式检验的符合性评估；附件Ⅺ为基于产品合规性验证的符合性评估。

公告机构（NB）是执行第三方合规性评估活动的独立机构。制造商必须编制相关技术文件，并提交给 NB，以使在整个产品生命周期内获得并维持证书。此外。NB 必须对制造商进行无预先通知检查，必要时，该无预先通知检查还应包括其供应商和分包商。

IVDR 按照风险等级将 IVD 产品分为四类：A 类（风险最低）、B 类、C 类和 D 类（风险最高）。其中，仅有 A 类非灭菌的产品是厂商自我申明即可，B 类、C 类和 D 类都需要经公告机构审核。

表 2－5 给出了欧盟医疗器械产品上市审核流程说明，供参考。

表 2－5　欧盟医疗器械产品上市审核流程说明

步骤	流程说明	备注
1	根据欧盟对医疗器械的定义，分析器械及特点，判定所申请的医疗器械产品是否属于医疗器械的范畴	参考 MDR（EU 2017/745）
2	产品认证前需要授权欧盟代表，负责处理产品在欧盟当地注册、产品在欧盟市场出现的不良事件等事情；产品认证前需完成覆盖该产品的 ISO 13485 体系认证	参考 MDR（EU 2017/745）
3	对产品按Ⅰ、Ⅱa、Ⅱb、Ⅲ类进行分类	参考 MDR（EU 2017/745）附件Ⅷ分类规则中第Ⅲ章
4	制造商应向公告机构提出申请，评估自己的质量管理体系	参考 MDR（EU 2017/745）附件Ⅸ第Ⅰ章 2.1
5	编写 CE 技术文件	参考 MDR（EU 2017/745）附件Ⅱ
6	为质量管理体系的评估而提交文件	参考 MDR（EU 2017/745）附件Ⅸ第Ⅰ章 2.2
7	公告机构审核质量管理体系	参考 MDR（EU 2017/745）附件Ⅸ第Ⅰ章 2.3
8	公告机构审核通过后，颁发认证证书和 CE 标志	标志使用要求参考 MDR（EU 2017/745）第 20 条以及附件Ⅴ规定

表 2 - 5（续）

步骤	流程说明	备注
9	审核结束后的后续工作	公告机构应定期，至少每隔 12 月开展一次适当的审核和评估，以确保相关制造商采用批准的质量管理体系和上市后监管计划。公告机构至少应每隔 5 年随机对制造商进行一次现场突击审核
10	复评换证、监督审核	体系证书有效期 3 年，CE 证书有效期 5 年

11　质量体系

　　EN 46000 系列标准是欧共体制定的医疗器械行业质量管理体系标准，它是在 ISO 9001 基础上增加了医疗器械行业的特殊要求，对产品标识、过程控制等方面提出了更加严格的控制要求，以保障医疗器械的安全、有效，这与 ISO 13485《医疗器械　质量管理体系　用于法规的要求》是基本一致的。公告机构（第三方认证机构，如 ITS、TÜV 南德、TÜV 莱茵、SGS 等）按 EN 46000 系列标准（2004 年 3 月以后由 ISO 13485 取代）对生产厂家生产体系进行审查。公告机构在对企业进行质量认证的同时，还要对高风险的产品在其实验室中进行检测，通过质量体系认证的，表明生产指标符合指令的要求，产品上可加贴 CE 标志，产品才可以在欧盟范围内进行销售。

　　制造商在确定了产品的分类及符合性评价的途径后，就要根据 MDR 的要求，建立质量管理体系，以符合 MDR 的要求。目前，我国的医疗器械生产厂家，一般都按照我国相关法规的要求，建立了 GMP 的质量管理体系，但 GMP 不是欧盟医疗器械的协调标准，欧盟医疗器械对质量管理体系的协调标准是 ISO 13485/8：1996 或 ISO 13485：2003，2012 年 8 月 30 日更新为 EN ISO 13485：2012；2016 年 1 月 30 日由 CEN 批准更新为 EN ISO 13485：2016，作为 MDD、AIMOD、IVDD（现已被 MDR、IVDR 取代）的协调标准。EN ISO 13485：2016 协调标准的发布，进一步推动了标准与 MDR 和 IVDR 的融合，使得制造商能够将符合标准作为满足相关法规要求的证据。因此，企业应按照 ISO 13485 的要求建立质量管理体系，在 GMP 质量管理体系上再增加 MDR、IVDR 的一些特殊要求，如警戒系统、自我符合性声明等。

　　对于已经建立了 GMP 质量管理体系的厂家来说，在 GMP 或 ISO 13485 文件体系结构的基础上把 MDR、IVDR 的要求有机地结合进去，从而建立一个 GMP/ISO 13485/MDR（IVDR）统一的质量管理体系，以备不同机构审核的需要。

12 上市后监管、警戒和市场监管

12.1 医疗器械（MD）

12.1.1 上市后监管

根据 MDR，医疗器械制造商将被要求收集医疗器械上市后的临床数据，作为持续风险评估的一部分。因此，企业需要评审其每个器械/器械系列，并提供与产品风险、寿命和可获临床数据相称的上市后监管计划（PMS 计划），从而确保该程序中规定了提供这些额外数据和相关支持的责任。

Ⅰ类器械制造商应编制一份上市后监管报告，总结根据上市后监管计划收集的上市后监管数据的分析结果和结论，以及采取任何预防和纠正措施的理由和说明。必要时，Ⅰ类器械制造商应更新报告，并按照主管机构的要求提供。

Ⅱa、Ⅱb 和Ⅲ类器械制造商应针对各器械或类别或器械组编制定期安全性更新报告（PSUR），总结根据上市后监管计划收集的上市后监管数据的分析结果和结论，并对采取的任何预防和纠正措施提供理由和说明。在该器械的整个生命周期内，PSUR 应列出：

——收益风险测定的结论；

——PMCF 的主要问题；

——器械的销售数量、使用涉及器械的群体大小和其他特征评估，以及实际可行时器械的使用频率。

Ⅱb 和Ⅲ类器械的制造商应至少每年更新一次 PSUR。除非是定制器械，否则 PSUR 应作为法规附件Ⅱ和附件Ⅲ规定的技术文件的一部分。Ⅱa 类器械制造商应至少每两年更新一次 PSUR。除非是定制器械，否则 PSUR 应作为法规附件Ⅱ和附件Ⅲ规定的技术文件的一部分。对于定制器械，PSUR 应作为法规附件Ⅻ第 2 节所述文件的一部分。

12.1.2 警戒

制造商应向主管机构报告严重事件和现场安全纠正措施，主管机构根据事件的严重性规定了报告期限，具体期限如表 2-6 所示。同时，报告将事件信息上传到 MDR 规定的电子系统——EUDAMED，对警戒数据进行分析。主管机构应记录其在国家层面集中从健康护理人员、使用者和患者中收到的报告。

表 2-6 医疗器械严重性报告期限

事件类型	期限
严重的公共卫生事件	立即报告，不迟于制造商察觉此威胁后的 2 天
人员死亡或健康状况意外严重恶化	立即提供报告，不迟于制造商察觉到该严重事件之日后的 10 天
严重事件	立即提供报告，不迟于制造商察觉到严重事件后的 15 天

12.1.3 市场监管

主管机构应对器械的符合性和性能进行适当检查，包括审查文件以及基于适当样品的物理或实验室检查。主管机构应特别考虑到有关风险评估和风险管理、警戒数据和投诉的既定原则。主管机构应制定年度监管活动计划，并配备足够的人力和物质资源以执行这些活动。当主管机构保护必要的公共卫生利益时，可没收、销毁器械或以其他方式使得具有不可接受风险或伪造器械停用。

通过警戒或市场监管活动获得的数据或其他信息，主管机构有理由相信器械：

1）对患者、使用者或其他人的健康或安全，或公共卫生保护的其他方面存在不可接受的风险；或

2）不符合欧盟医疗器械法规规定的要求。

主管机构应对涉及不可接受风险或其他不合规的器械进行评估，相关经济运营商（如制造商、授权代表、进口商、经销商）应与主管机构合作。

12.2 体外诊断医疗器械（IVD）

作为制造商质量管理体系的组成部分，制造商应采用与风险等级相称并且使用与该器械类型相适应的方式来计划、建立、记录、实施、维护和更新上市后的监管体系。不同分类产品的上市后监管报告要求不同，A类和B类器械的制造商应编制一份上市后监管报告，总结根据上市后监管计划收集的上市后监管数据的分析结果和结论，以及采取任何预防和整改措施的理由和描述。必要时，制造商应更新报告，并按照公告机构和主管机构的要求提供。

C类和D类器械的制造商应编制定期安全性更新报告（PSUR），总结根据上市后监管计划收集的上市后监管数据的分析结果和结论，并对采取的任何预防和整改措施提供理由和说明。C类和D类器械的制造商应至少每年更新一次PSUR。PSUR应作为法规规定技术文件中的一部分。

D类器械的制造商应通过电子系统的方式向参与符合性评估的公告机构提交PSUR。公告机构应审查该报告，并将其评估添加到该电子系统中，评估中应包括采取任何措施的细节。PSUR和公告机构的评估应通过电子系统提供给主管机构。

C类器械制造商应向参与符合性评估的公告机构提交PSUR，并按照主管机构的要求向其提供报告。

制造商应向主管机构报告严重事件和现场安全整改措施。并对警戒数据进行分析。主管机构应主动参与相关流程，协调评估。

主管机构负有市场监督责任，应对器械的符合性和性能进行适当检查，包括审查文件以及基于适当样品的物理或实验室检查。必要时，主管机构可在欧盟层面评估国家措施是否合理。IVDR从各个层面对体外诊断医疗器械的监管提出了要求，内容翔实，如第Ⅵ章技术要求，对临床证据、性能评估和性能研究的规定，政策层面如对欧盟成员国之间的协调与合作，公告机构的管理，电子系统，器械唯一标识系统（UDI

系统）等方面提出了要求，最为详细具体。法规整体趋于更为严格的管理模式，如对制造商的要求、对主管机构职责的明确、对公告机构的管理以及对产品基于风险分类的上市前和上市后管理等。具体 IVDR 评审要求的变化将取决于欧盟委员会的指导文件，这些具体的指导文件尚待发布。

12.3 上市后临床跟踪（PMCF）

PMCF 是对临床评价进行更新的持续过程，PMCF 应在制造商的 PMS 计划中阐述。在进行 PMCF 时，制造商须主动地收集与产品安全性以及临床性能有关的临床数据，并评价其方法和程序，PMCF 计划是上市后监督（PMS）计划的一部分。从 PM-CF 活动中收集的数据将输入到 PMS 程序中，该程序将在临床评价过程中使用。PMCF 应按照 PMCF 计划中规定的方法执行。该计划的目标是：

——确认在器械整个预期使用期限内的安全性和有效性；

——识别以前未知的副作用，并监测已识别的副作用和禁忌症；

——根据实际证据确定和分析出现的风险。

13 技术文档（TD）

MDR 在正文及附件中有 100 余处提到技术文档。按照技术文档可以对医疗器械是否符合 MDR 的要求进行评估，技术文档是制造商提供符合性声明的证明材料，可以证明医疗器械在其使用寿命期内将安全运行，并达到预期临床使用目的和所声称的性能；可以证明医疗器械符合 MDR 通用安全与性能要求；还可以证明医疗器械符合下列各方要求：

——向客户和用户提供医疗器械符合性证明；

——向公告机构（NB）提供医疗器械符合性证明；

——向欧盟各成员国相应主管机构（CA）提供医疗器械符合性证明。

在 2021 年 5 月 26 日之后，医疗器械制造商申请 CE 认证需按照 MDR 提交技术文档，且需定期更新技术文档。MDR 要求，CE 注册提交的技术文档应以清晰、有条理、易于检索和表达明确的方式呈现；并应包括附件Ⅱ中列出的要素。MDR 的附录Ⅱ确定了有关主文件技术文档内容的 6 项主题，包括器械描述和规范，制造商提供的信息，设计和制造信息，通用安全与性能要求，受益-风险分析和风险管理，产品验证和确认部分。MDR 要求，除定制器械外，附件Ⅲ上市后监督计划应作为附件Ⅱ规定的技术文档的一部分。表 2-7 给出了 MDR 技术文档清单。

表 2-7　MDR 技术文档清单

序号	主题	具体内容	具体内容要求
1	器械描述和规范（包括型号及附件）	1.1 器械描述和规范	1) 产品名称或商品名、基本描述、预期用途、预期使用者； 2) 制造商给申请器械分配的基本 UDI-UI 信息； 3) 预期病人群体、诊断治疗或监测医疗情况，适应症、禁忌症、警示信息情况； 4) 器械原理、配件清单、型号规格清单； 5) 器械的风险分类等级、根据 MDR 附件Ⅷ适用的分类规则； 6) 作为医疗器械的理由； 7) 器械新颖性说明（创新）； 8) 预期与器械配套使用的附件、其他器械或非医疗器械产品描述； 9) 关键功能要素的通用描述，如部件/组件（如适用，包括软件）、配方、成分、功能性，以及定性和定量成分；适当时，应包括标示的图示（如图表、照片和图纸），明确指出关键部件/组件，包括了解图纸和图表的说明； 10) 关键功能要素的原材料描述，以及与人体直接或间接接触的原材料，如体外循环的体液； 11) 技术规范，如器械的特征、尺寸和性能属性，任何型号/配置和附件，这些通常会出现在使用者使用的产品规范中，如手册、目录和类似出版物
		1.2 参考以前的和类似的器械	1) 制造商生产的上一代或多代器械的概述； 2) 已识别到的，在欧盟及国际市场上的类似器械的概述
2	制造商提供的信息	—	1) 最小包装、销售包装、运输包装标签； 2) 产品说明书
3	设计和制造信息	—	1) 器械设计阶段的信息； 2) 完整的信息和规范，包括制造过程和过程确认，连续监测和最终产品测试应全面纳入技术文档； 3) 识别所有会对器械有重大影响的制造场所和/或关键分包商
4	通用安全与性能要求	通用安全与性能要求检查表	附件Ⅰ中产品适用的通用安全与性能要求的符合性信息，并包括用于符合这些要求的措施的判断、确认和验证： 1) 适用于器械的通用安全和性能要求，以及不适用条款的理由； 2) 用于证实与每一安全和性能条款符合的方法； 3) 协调标准、通用规范或其他适用的解决方案； 4) 文件的精确识别以提供符合性证据

表 2 - 7（续）

序号	主题	具体内容	具体内容要求
5	受益-风险分析和风险管理	—	1）附件Ⅰ第Ⅰ章第1节和第8节中所述的风险利益分析； 2）附件Ⅰ第Ⅰ章第3节中涉及的风险措施和风险管理结果
6	产品验证和确认	6.1临床前研究报告和临床数据	1）测试结果，如工程、实验室、模拟实验和动物实验，以及医疗器械或实质相似医疗器械适用的文献的评价。 2）各类证明产品符合通用性能和安全要求的测试方案、数据、报告和结论，特别是： •生物相容性，包括与病人或使用者直接或间接接触的所有材料的识别； •物理/化学/微生物特征； •电气安全和电磁兼容性； •软件验证和确认； •稳定性，包括货架寿命；或 •性能和安全性。 3）临床评估计划和报告、上市后临床跟踪计划及报告（或不进行上市后临床跟踪的理由）； 4）适用时，实验室符合GLP的证明。如果某些测试未进行，需要有合理的理由
		6.2特定器械的特殊描述	1）含药物成分的器械，应提供药物成分来源、质量、安全性方面信息； 2）含人源和动物源成分的器械，应提供报告证明符合附件Ⅰ第Ⅱ章13.1、13.2的要求； 3）由预期摄入人体并在人体内吸收或局部弥散的物质或物质组合组成的器械，应提供人体吸收、分布、代谢、排泄、毒性研究资料； 4）含有致癌、致突变、有毒物质或内分泌干扰物质的器械，应提供必需使用这些物质的理由； 5）无菌医疗器械，应提供包装、灭菌、灭菌屏障相关确认报告，应报告微生物测试、热源测试、灭菌剂残留测试等信息； 6）有测量功能的器械，应说明如何确保产品的准确度； 7）预期与其他器械连接的设备，应描述如何确保连接其他器械的产品安全、性能符合要求
7	上市后监督（PMS）	7.1上市后监督计划	第一次CE认证审核要有上市后监督计划PMCF，取得CE证书后监督审核就要求有"定期安全更新报告"（PSUR，Ⅱa/Ⅱb/Ⅲ类器械）
		7.2上市后监督评价报告	1）Ⅰ类器械制造商应编写上市后监督（PMS）报告； 2）Ⅱa/Ⅱb/Ⅲ类医疗器械，应编写定期安全更新报告（PSUR）

14 临床评价

所有医疗器械都需要进行临床评价。根据 MDR 第Ⅵ章的要求，制造商应规定临床证据的等级，并证明医疗器械足以符合通用安全与性能相关的基本要求。该临床证据等级应适合器械及其预期用途的特性。

（1）制造商应根据 MDR 及附件 ⅩⅣ 第 A 部分计划、实施并文件化临床评价

1）建立并更新临床评价计划，该计划应包括：

——识别需要来自相关临床数据支持的通用安全和性能要求；

——器械预期用途的说明；

——详细说明预期目标人群组，以及明确的适应症和禁忌症；

——详细说明预期的患者临床益处，以及相关和具体的临床预后参数；

——检验临床安全性的定性和定量方面的方法说明，并明确说明对剩余风险和副作用的确定方法；

——用于定性和定量检测临床安全性的方法的描述，以及清楚地引用到剩余风险和副作用的确定；

——基于医药方面的最新技术水平，对各种适应症和预期用途，确定受益-风险比率的参数列表的规格；

——指明如何解决特定方面（如药物、非活性动物或人体组织的使用）相关的受益-风险比率问题；

——临床开发计划的进展，从探索性临床试验的进展（如首次在人体的临床研究、可靠性研究、先导研究），到验证性的研究（如关键性的临床试验），以及 PMCF，并表明它们的重大进展和可能的接受准则。

2）确定器械相关的可用临床资料及其预期用途，以及通过系统的科学文献检索找到临床证据的缺口。

3）通过评估临床数据在构建器械安全性和性能方面的适用性，对全部相关临床数据做出评价。

4）根据临床研发计划，通过合理设计的临床试验，生成解决现存问题所需的任何新的或额外的临床数据。

5）分析所有相关临床数据，以便得出器械的安全和临床性能（包括临床益处）方面的结论。

（2）临床评价应深入且客观，并同时兼顾有利和不利数据

临床评价的深度和程度应与所述器械的性质、分类、预期用途、制造商有关该器械的声明和风险相称。

（3）临床评价只能基于可证明与所述器械同等的相关器械的临床数据

在证明同等性的过程中应考虑以下技术、生物和临床特点：

——技术特点：具有类似设计的器械；在类似条件下使用；具有类似规格和特性，包括物理化学特性，如能源强度、拉伸强度、黏度、表面特征、波长、软件算法等；使用类似部署方法（如相关）；具有类似工作原理和关键性能要求。

——生物特点：对于类似类型、类似接触时间和类似的物质释放特征，包括降解产物和可溶出物，该器械使用相同的材料或物质接触相同的人体组织或体液。

——临床特点：该器械用于同一临床情况或目的，包括类似疾病的严重程度和阶段，针对身体的同一部位，用于类似人群，包括年龄、解剖学和生理学；具有相同类型的使用者，具有根据预期临床效果得出的类似的针对某一特定预期用途的相关关键性能。

（4）临床评价的结果和其所基于的临床证据应记录在临床评价报告中

临床评价报告应作为器械符合性评估的证明。临床证据和由非临床检测方法得到的非临床数据以及其他相关文件一起，应满足制造商证明所述器械满足通用安全与性能要求，并应加入所述器械技术文件中。临床评价中参考的有利和不利数据也应全部包含在技术文件中。

15 非医疗用途器械

MDR（EU 2017/745）将医美器械或其他非医疗用途的器械纳入 MDR 监管〔见 MDR Article 1（1）〕，MDR 附件 XVI 中给出了所列产品组清单。

1）预期置于眼内或眼睛表面的隐形眼镜或其他物品；

2）通过外科侵入的方式，改变人体解剖结构或固定身体部位，整体或部分放入人体内的器械，但纹身产品和穿孔产品除外；

3）预期通过皮下、黏膜下或皮内注射的方式或其他进入方式用于面部或其他皮肤或黏膜填充的物质、物质组合或器械，但不包括纹身用工具；

4）预期用于减少、去除或破坏脂肪组织的器械，如吸脂术、脂肪分解或抽脂所用的器械；

5）发射高强度电磁辐射（例如红外线、可见光和紫外线）用于在人体上进行磨皮、纹身或脱毛或其他皮肤治疗的器械，包括相干和非相干光源、单色光谱和广谱，如激光和强脉冲光器械；

6）预期使用电流或磁场或电磁场穿透颅骨来改变大脑中的神经元活动，以刺激脑部的器械。

为了使制造商能够证明这些产品的一致性，MDR 规定应至少在风险管理方面采用通用规范（CS），并在必要时对安全性进行临床评估。这种通用规范应专门针对没有预期医疗目的的产品组开发，不适用于具有医疗目的的类似器械的符合性评估。具有医疗和非医疗目的的某一器械，应同时满足适用于具有预期医疗目的的器械和不具有预期医疗器械目的的器械的要求。根据 MDR Article 1（2）的规定：

1）CS 发布后 6 个月内生效；

2）对于 MDD 证书下的此类产品，可继续有效，但 CS 生效后应立即符合 MDR 要求。

目前，CS 尚未正式发布，请读者随时关注欧盟官方网站的相关信息。

第三章 日本医疗器械监管体系

1 日本医疗器械监管机构

在日本，医疗器械监督管理部门是日本厚生劳动省（Ministry of Health, Labour and Welfare，MHLW），其下设机构药品与食品安全局内设：医疗器械课负责医疗器械行政管理，监督指导课负责医疗器械质量体系检查；国立卫生试验所下设治疗品部，对医疗器械监管提供技术支持。

MHLW 药品与食品安全局负责制定药品与医疗器械的管理政策。MHLW 下属的药品和医疗器械评审中心（Pharmaceuticals and Medical Devices Evaluation Center，PMDEC）、日本医疗器械促进协会（Japan Association for Advancement of Medical Equipment，JAAME）负责医疗器械的安全性和有效性评价等。药品和医疗器械评审中心（PMDEC）成立于 1997 年 7 月，隶属于国家健康科学研究所，负责审查药品、准药品、化妆品及医疗器械的制造及进口审批。PMDEC 第 4 部分负责评估所有新医疗器械产品及改进的医疗器械产品的批准申请及临床试验申请。日本医疗器械促进协会（JAAME）作为一个指定机构，负责所有未注册或仿造医疗器械产品申请中的等效性审查。2004 年 4 月，PMDEC、JAAME 与药品安全性和研究机构（Organization for Pharmaceutical Safety and Research，OPSR）合并成立了药品与医疗器械审批机构（Pharmaceuticals and Medical Devices Agency，PMDA），统一管理药品、生物制品及医疗器械，负责收集并分析关于有缺陷医疗器械产品的相关报告、制定审查医疗器械产品标准，以及为药品、生物制品、医疗器械产品公司在设计临床方案方面提供咨询服务。

根据医疗器械的分类，由经日本政府认可的第三方组织（如 SGS）对受控医疗器械进行评审。依据国际指导原则与标准，MHLW 建立了第三方的资格标准，并定期审核所有第三方组织。而所有高度受控医疗器械产品的上市前批准申请则由 PMDA 负责审查，旨在保障医疗器械产品的安全性、有效性和质量。

日本通产省下设有医疗用具技术研究开发调整室，其职责是执行国家的宏观经济政策，促使本国的医疗器械工业发展，并对国内外贸易进行指导。日本医疗器械关系团体协议会（The Japan Federation of Medical Devices Associations，JFMDA）包括有关的各个工业协会，负责在产业经济政策、监督管理等方面与政府有关部门联系，协调各自企业间的关系，以及生产企业之间的技术标准协调和标准研制。

2　日本医疗器械监管法规框架

日本的《药事法》（*Pharmaceutical Affairs Law*，PAL）颁布于1943年，主要是对医疗器械在人体的诊断治疗及治疗中的质量、有效性和安全性进行规范，1948年与化妆品等法规进行合并。1960年8月10日，《药事法》进行了修订（法律第145号），一直使用到2005年。其间，《药事法》进行了多次修改，1994年进行过一次大幅度的修改。2002年7月，日本政府宣布全面修订《药事法》。修订后的《药事法》于2005年4月1日（在此之前称为旧版，在此之后称为新版）开始实施，新的法律号为第102号。同时生效的相关配套法律法规主要有《药事法实施令》（政令第232号）及《药事法实施规则》（厚令第101号）。在医疗器械监管方面，日本竭力确保医疗器械产品的质量、安全性和有效性。新版《药事法》对医疗器械的上市管理和上市后监管方面做出了重大调整，增加新型生物产品管理条例、对低危医疗器械的第三方认证体系，以及MHLW评审高危医疗器械的优先权等。在施行新版《药事法》之前，MHLW的组织结构有所变动。这些变动是在评审体系中引进新方法和新程序，以提高评审工作的质量和效率，并使之与国际上的做法更趋一致。

目前，日本已颁布实施的医疗器械法规主要包括：
——《药事法施行令》（*Enforcement Ordinance for PAL*）；
——《药事法施行规则》（*Enforcement Regulations for PAL*）；
——《良好质量管理省令》（*GQP Ministerial Ordinance*）；
——《质量管理体系省令》（*QMS Ministerial Ordinance*）；
——《良好实验室规范省令》（*GLP Ministerial Ordinance*）；
——《良好临床试验规范管理省令》（*GCP Ministerial Ordinance*）；
——《良好警戒规范省令》（*GVP Ministerial Ordinance*）。

3　日本医疗器械的定义及分类

3.1　医疗器械定义

关于医疗器械的定义，日本和美国是一致的，即医疗器械是指用于诊断、治疗或预防人类或动物的各类疾病，或指用于影响人体或动物体的结构或功能的一种器具或仪器。

3.2　医疗器械分类

基于危险程度，旧版《药事法》按照医疗器械对人体的危害程度，将医疗器械分为四类。一类为对人体健康有轻微影响的体外诊断器械；二类为直接对人体的生命造成危险或重要机能产生障碍的可能性很小的器械；三类是会对人体造成重大影响的器械；四类是会对患者造成重大侵害作用的器械，当患者身体不舒服时可能会对其生命直接造成威胁。

新版《药事法》也将医疗器械分为四类，但这种分类是按照全球协调工作组（GHTF）的分类法而定的，一类医疗器械称为一般医疗器械，二类医疗器械称为控制类医疗器械，三类和四类医疗器械称为严格控制类医疗器械。三类和四类医疗器械将受到严格的管理，并须获得 MHLW 的入市销售批准。

新版《药事法》与旧版《药事法》的分类对比参见表 3-1。

表 3-1　新版《药事法》与旧版《药事法》的分类对比

旧版《药事法》			新版《药事法》		
国际分类	分类	管理	分类	危险程度	管理
A	一	不需生产批准	一般医疗器械	极低	不需要入市批准
B	二		控制类医疗器械	低	要求第三方认证
C	三	需售前批准	严格控制类医疗器械	中	要求入市批准
D	四			高	

4　日本医疗器械的市场准入（上市前管理）

按照日本旧版的《药事法》，生产厂家的每一种产品，都必须取得 MHLW 的生产或上市前批准。此外，生产厂家还须取得地方政府的生产或上市许可证。按新版的《药事法》规定，不但产品的生产要经 MHLW 批准，而且产品的上市也要经 MHLW 批准。对任何一种产品，都要求公司必须获得生产批准和上市许可。

新版的《药事法》规定一类和某些二类医疗器械的生产不需要预批准，对它们的上市也无管理规定。但大多数二类和所有的三类及四类医疗器械产品，则要求需经 MHLW 批准。其中，一类医疗器械称为一般医疗器械，须获得地方政府的上市销售许可，这类器械不需要申报，只需要完成自我保证声明一类的通知文件即可完成上市前的准备。二类医疗器械即控制类医疗器械，须由经日本政府认可的第三方机构进行认证。三类和四类医疗器械即严格控制类医疗器械，这两类医疗器械上市前批准申请则由 PFDA 负责审查。除了对医疗器械产品批准申请进行评估外，MHLW 还进行 GLP（Good Laboratorp Practice）和 GCP（Good Clinical Practice）的现场检查。当医疗器械产品得到批准时，MHLW 必须确认制造商符合生产管理规范（Good Manufacturing Practice，GMP）要求以及质量控制标准。

5 质量管理体系

根据《药事法》的规定，二类及以上类别的医疗器械的上市须满足质量体系的要求（其中二类的，须经第三方机构认证），而日本医疗器械质量管理体系（QMS）的要求是由厚生劳动省省令规定的（在日本，药品/医疗器械管理法律法规主要分为三类：由日本议会批准通过的称法律；由日本政府内阁批准通过的称政令或法令；由厚生劳动省大臣批准通过的称告示或省令）。2004 年 12 月 17 日，MHLW 发布了《关于医疗器械及其体外诊断用医药品的制造及质量管理的标准省令》（厚生劳动省令第 169 号），于 2005 年 4 月 1 日起实施。该省令的内容与 ISO 13485 的主体内容大体相似。2014 年 7 月 30 日，MHLW 发布了最终修订后的《关于医疗器械及其体外诊断用医药品的制造及质量管理的标准省令（QMS 省令）》（厚生劳动省令第 87 号），并于 2014 年 11 月 25 日起实施。该标准是依据日本《药事法》第 4 章第 14 条第 2 项有关规定制定的，即日本医疗器械的 JGMP。

《关于医疗器械及其体外诊断用医药品的制造及质量管理的标准省令（QMS 省令）》共六章八十四条，分别是：

第一章　总则（第 1～3 条）

第二章　有关医疗器械等的制造及质量管理基本要求事项

第 1 节　通则（第 4 条）

第 2 节　质量管理体系（第 5～9 条）

第 3 节　管理者职责（第 10～20 条）

第 4 节　资源管理监督（第 21～25 条）

第 5 节　产品实现（第 26～53 条）

第 6 节　测量分析和改进（第 54～64 条）

第三章　有关医疗器械等的制造及质量管理追加的要求事项（第 65～72 条之 3）

第四章　生物源性医疗器械等的制造及质量管理（第 73～79 条）

第五章　放射性体外诊断用医药品的生产及质量管理（第 80～81 条）

第六章　对医疗器械等制造业者的准用（第 82～84 条）

另外还有两个附则，分别描述了厚生劳动省令第 169 号和厚生劳动省令第 87 号这两个省令的实施日期及修订过程。

JGMP 的内容与 ISO 13485 的主体内容相似，也与 FDA 21CFR 820QSR 的内容接近，但均有较大的差别。如：JGMP 对过程控制及确认的要求，比 ISO 13485 和 FDA 21CFR 820QSR 更加详细；另外 JGMP 还规定了产品标准代码的要求，质量工程经理的要求；同时，JGMP 除了规定质量体系的一般要求之外，还专门规定了对特别指定产品的要求，对标记等类产品制造商、生物源性产品制造商、体外诊断试剂制造商，也分别规定了专门的要求。JGMP 对质量管理体系文件保存期限的规定：特殊医疗器械为 15 年或使用寿命＋1 年（指使用寿命长于 15 年的）；其他医疗器械为 5 年或使用寿命＋1 年（指使用寿命长于 5 年的）。JGMP 对记录保存期限的规定与文件保存期限一样：特殊医疗器械为 15 年或使用寿命＋1 年（指使用寿命长于 15 年的）；其他医疗器械为 5 年或使用寿命＋1 年（指使用寿命长于 5 年的）。JGMP 规定的这些保存期限比 ISO 13485 规定的放行医疗器械保存期限不少于 2 年要严格得多。

在日本，制造商和上市许可持有人（MAH）的质量体系必须符合 QMS 省令的要求。某些二类器械被纳入控制类医疗器械，由注册的认证机构（RCB）来审核而非 PMDA，这些器械有适用的 JIS 标准或已公开发布的接收规范，共有 22 种产品类别被纳入控制类医疗器械，这些器械，在颁发证书或产品注册前，RCB 要审查其技术文件和进行 QMS 审核，SGS 是被完全授权的 RCB，可审核所有产品类别。

有关医疗器械的认证规定如下：

——一类产品被视为自我认证，需要向 PMDA 提交意见书；

——符合认证标准的二类产品由 RCB 通过审核颁发相关证书；

——二类（不符合认证标准的产品）、三类和四类产品需经 PMDA 评估后，提交至 MHLW 以供审批。

有关体外诊断试剂（IVD）的认证规定如下：

——一类试剂被视为自我认证，需要向 PMDA 提交意见书；

——符合认证标准的二类产品由 RCB 通过审核颁发相关证书；

——二类（不符合认证标准的产品）、三类和四类试剂需经 PMDA 评估后，提交至 MHLW 以供审批。

6 日本医疗器械上市后管理

在上市后管理方面，日本要求获得生产批准和上市许可的公司须具有质量控制体系和售后安全控制体系。日本的上市许可有效期为 5 年，每 5 年更新一次。根据新版《药事法》，对初次获得批准的医疗器械，经一定时期后，要进行重新审查。新设计的、结构新颖的或采用新原理的医疗器械，在获得初次批准后第四年接受再审查。具有新效力、新用途或新性能的医疗器械，则在获得初次批准后第三年接受再审查。这是因为在初次批准时，是基于当时所认知的各项科学技术水平来评价所申报的医疗器械的有效性和安全性的。但由于医学、药物学、生物学和电子学不断的发展，对已批准的医疗器械就应该根据这些进展进行重新评定。新版《药事法》更加重视上市后跟踪，在监控日本境内的不良事件的同时，还收集全球范围内的不良事件信息。为保障医疗器械产品质量、安全性和有效性，日本专门制定了相关的医疗器械质量保证体系法规（GQP 和 GMP），强调履行上市后职责和制造职责的组织和体系。

2015 年 10 月，日本医疗器械审查部门实行新体制，由原来的两个审查部调整为三个，各部分工见表 3-2。

表 3 - 2　日本医疗器械审查各部分工

审查部门	领域	品种
一部	机器人、信息和通信技术（Information and Communication Technology，ICT）及其他领域	机器人技术、先进的 ICT 技术等创新医疗器械、多学科器械等
	矫形、整形领域	人工关节、接骨用品、创伤包裹材料等
二部	精神、神经、呼吸、脑、血管领域	血管支架、人工呼吸系统等
	消化、生殖系统领域	消化系统支架、胶囊内窥镜、透析设备、泌尿系统医疗器械、妇产科设备等
	口腔科领域	牙科用植入体、龋齿治疗、补牙材料等
三部	眼科、耳鼻科领域	人工晶状体、人工耳蜗等
	心肺循环系统领域	辅助人工心脏、冠状动脉支架

同时设有八个跨部门的小组，包括：

1）临床评价小组；

2）生物学安全小组；

3）电气安全小组（含激光）；

4）软件小组（含网络安全应对）；

5）后发小组（包括合作计划：实质等同的明确化）；

6）国际应对小组，含国际医疗器械监管者论坛（International Medical Device Regulators Forum，IMDRF）；

7）监管科学小组（监管科学案例策划、与监管科学推进部的协调，以及对非其他小组管辖的监管科学案件的应对）；

8）再生医疗制品审查部、生物源器械办公室（生物源制品的安全性评价）。

7　临床试验

MHLW 要求从 1993 年开始实施《医疗器械临床研究规范》（*Good Clinical Practice*，GCP），其要点如下：

1）进行临床试验的场所必须是医疗法认可的医疗机构。这些医疗机构必须能够进行充分的临床观察、试验和检查，并且在紧急时能采取必要的补救措施。

2）临床研究不是医师的个人行为，临床研究委托者必须要和医疗机构签订书面合同。临床研究委托者须向医疗机构提交资料和样品，包括临床研究样品说明书以及安全性资料临床研究计划书；征得受试者同意的说明资料；临床研究所需的样品；其他医疗机构所需的资料等。在临床研究审查委员会对临床研究项目审查通过后，临床研究委托者和医疗机构签订书面合同。

3）医疗机构应设有临床研究审查委员会。临床研究审查委员会应由医学、药学、工学等各专业技术人员组成，审查委员会组成人员由医疗机构决定，但医疗机构负责人不得兼任审查委员会负责人。当审查委员会成员担当临床研究医师时，在审查委员会开会时要执行回避制度。当有小规模的医疗机构参加时，也可组成联合临床研究审查委员会。

4）临床研究委托者，应按新版《药事法》第80条要求，以书面形式进行申请，并按第14条要求，按规定提交所需的资料。临床研究委托者必须对委托的临床研究内容及论证等进行预先研究，对临床前有效性和安全性资料进行研究，以判断是否可进入临床研究；并对临床研究的内容及伦理学进行科学性和正确性探讨。

5）临床研究计划书。为了临床研究科学和安全地进行，必须按临床研究项目的各阶段，拟定临床研究计划书。

6）临床研究报告书。在临床试验结束后，根据临床研究医师的报告，负责医师应完成临床研究报告书，报告书必须要有临床研究负责医师的署名盖章。

第四章　中国医疗器械法规要求

1　我国医疗器械监督管理部门

1998 年，我国为了加强对药品监督管理工作的领导，组建了国家药品监督管理局（SDA），直属国务院领导。2003 年 3 月，在国家药品监督管理局的基础上，组建了直属国务院的国家食品药品监督管理局（SFDA）；2008 年 3 月，在第十一届全国人大一次会议第四次全体会议上，将直属国务院领导的国家食品药品监督管理局改由卫生部管理。根据《国务院关于部委管理的国家局设置的通知》（国发〔2008〕12 号），国家食品药品监督管理局为卫生部管理的国家局，负责药品、医疗器械、化妆品和消费环节食品安全的监督管理。2013 年，根据第十二届全国人民代表大会第一次会议批准的《国务院机构改革和职能转变方案》和《国务院关于机构设置的通知》（国发〔2013〕14 号），成立了国家食品药品监督管理总局（CFDA），为国务院直属机构。2018 年 3 月，中共中央印发了《深化党和国家机构改革方案》，将国家工商行政管理总局的职责，国家质量监督检验检疫总局的职责，国家食品药品监督管理总局的职责，国家发展和改革委员会的价格监督检查与反垄断执法职责，商务部的经营者集中反垄断执法以及国务院反垄断委员会办公室等职责整合，组建国家市场监督管理总局，作为国务院直属机构。同时，考虑到药品监管的特殊性，组建国家药品监督管理局（National Medical Products Administration，NMPA），由国家市场监督管理总局管理。

NMPA 内设 11 个机构，其中，与医疗器械监管密切相关的内设机构主要是医疗器械监督管理司、医疗器械注册管理司。医疗器械监督管理司主要负责医疗器械的监督管理工作；医疗器械注册管理司主要负责医疗器械的注册工作、临床试验审批工作，详细信息可访问 NMPA 官方网站（https：//www. nmpa. gov. cn/jggk/jgzhn/nshjg/qxjdsi/index. html）。

2　我国医疗器械的定义和分类体系

2.1　医疗器械定义

我国 2021 年新修订的《医疗器械监督管理条例》第一百零三条是这样定义医疗器

械的：

医疗器械，是指直接或者间接用于人体的仪器、设备、器具、体外诊断试剂及校准物、材料以及其他类似或者相关的物品，包括所需要的计算机软件；其效用主要通过物理等方式获得，不是通过药理学、免疫学或者代谢的方式获得，或者虽然有这些方式参与但是只起辅助作用；其目的是：

1）疾病的诊断、预防、监护、治疗或者缓解；

2）损伤的诊断、监护、治疗、缓解或者功能补偿；

3）生理结构或生理过程的检验、替代、调节或者支持；

4）生命的支持或者维持；

5）妊娠控制；

6）通过对来自人体的样本进行检查，为医疗或者诊断目的提供信息。

2.2 医疗器械的分类

根据 2021 年新颁布的《医疗器械监督管理条例》第六条规定，我国对医疗器械按风险程度实行分类管理，见表 4-1。

我国医疗器械分类实行分类规则指导下的分类目录制，分类规则和分类目录并存，以分类目录优先的医疗器械分类制度。2000 年，国家药品监督管理局发布了《医疗器械分类规则》，在指导《医疗器械分类目录》的制定和确定新的产品注册类别方面发挥了积极作用。为进一步满足医疗器械分类工作实践的需要，配合 2014 年修订的《医疗器械监督管理条例》的实施，原国家食品药品监督管理总局结合医疗器械分类工作积累的经验，经过深入调研和广泛征求意见，对部分条款和分类判定表进行了细化完善。2015 年修订的《医疗器械分类规则》共有正文 10 条和《医疗器械分类判定表》1 个附件。

表 4-1　我国医疗器械分类

类别	特征
第一类	风险程度低，实行常规管理可以保证其安全、有效的医疗器械
第二类	具有中度风险，需要严格控制管理以保证其安全、有效的医疗器械
第三类	具有较高风险，需要采取特别措施严格控制管理以保证其安全、有效的医疗器械

评价医疗器械风险程度，应当考虑医疗器械的预期目的、结构特征、使用方法等因素。

2.3 医疗器械分类判定的依据

医疗器械分类应根据医疗器械的结构特征、医疗器械使用形式和医疗器械使用状况三方面的情况进行综合判定。医疗器械分类的具体判定可以依据《医疗器械分类判定表》进行。

1）根据结构特征的不同，分为无源医疗器械和有源医疗器械。

2）根据是否接触人体，分为接触人体器械和非接触人体器械。

3）根据不同的结构特征和是否接触人体，医疗器械的使用形式包括：

——无源接触人体器械：液体输送器械、改变血液体液器械、医用敷料、侵入器械、重复使用手术器械、植入器械、避孕和计划生育器械、其他无源接触人体器械。

——无源非接触人体器械：护理器械、医疗器械清洗消毒器械、其他无源非接触人体器械。

——有源接触人体器械：能量治疗器械、诊断监护器械、液体输送器械、电离辐射器械、植入器械、其他有源接触人体器械。

——有源非接触人体器械：临床检验仪器设备、独立软件、医疗器械消毒灭菌设备、其他有源非接触人体器械。

4）根据不同的结构特征、是否接触人体以及使用形式，医疗器械的使用状态或者其产生的影响包括以下情形：

——无源接触人体器械：根据使用时限分为暂时使用、短期使用、长期使用，接触人体的部位分为皮肤或腔道（口）、创伤或组织、血液循环系统或中枢神经系统。

——无源非接触人体器械：根据对医疗效果的影响程度分为基本不影响、轻微影响、重要影响。

——有源接触人体器械：根据失控后可能造成的损伤程度分为轻微损伤、中度损伤、严重损伤。

——有源非接触人体器械：根据对医疗效果的影响程度分为基本不影响、轻微影响、重要影响。

2.4 实施医疗器械分类的判定原则

《医疗器械分类规则》中对医疗器械分类判定原则作出了明确解释：

1）如果同一医疗器械适用两个或者两个以上的分类，应当采取其中风险程度最高的分类；由多个医疗器械组成的医疗器械包，其分类应当与包内风险程度最高的医疗器械一致。

2）可作为附件的医疗器械，其分类应当综合考虑该附件对配套主体医疗器械安全性、有效性的影响；如果附件对配套主体医疗器械有重要影响，附件的分类应不低于配套主体医疗器械的分类。

3）监控或者影响医疗器械主要功能的医疗器械，其分类应当与被监控、影响的医疗器械的分类一致。

4）以医疗器械作用为主的药械组合产品，按照第三类医疗器械管理。

5）可被人体吸收的医疗器械，按照第三类医疗器械管理。

6）对医疗效果有重要影响的有源接触人体器械，按照第三类医疗器械管理。

7）医用敷料如果有以下情形，按照第三类医疗器械管理，包括：预期具有防组织或器官粘连功能，作为人工皮肤，接触真皮深层或其以下组织受损的创面，用于慢性创面，或者可被人体全部或部分吸收的。

8）以无菌形式提供的医疗器械，其分类应不低于第二类。

9）通过牵拉、撑开、扭转、压握、弯曲等作用方式，主动施加持续作用力于人体、可动态调整肢体固定位置的矫形器械（不包括仅具有固定、支撑作用的医疗器械，也不包括配合外科手术中进行临时矫形的医疗器械或者外科手术后或其他治疗中进行四肢矫形的医疗器械），其分类应不低于第二类。

10）具有计量测试功能的医疗器械，其分类应不低于第二类。

11）如果医疗器械的预期目的是明确用于某种疾病的治疗，其分类应不低于第二类。

12）用于在内窥镜下完成夹取、切割组织或者取石等手术操作的无源重复使用手术器械，按照第二类医疗器械管理。

《医疗器械分类判定表》作为医疗器械分类规则的附件，用于具体产品的分类，见表4-2。表4-2中，"Ⅰ""Ⅱ""Ⅲ"分别代表第一类、第二类、第三类医疗器械，"—"代表不存在这种情形。

表4-2　医疗器械分类判定表

接触人体器械											
		使用状态									
		暂时使用			短期使用			长期使用			
	使用形式	皮肤/腔道（口）	创伤/组织	血循环/中枢	皮肤/腔道（口）	创伤/组织	血循环/中枢	皮肤/腔道（口）	创伤/组织	血循环/中枢
无源医疗器械	1	液体输送器械	Ⅱ	Ⅱ	Ⅲ	Ⅱ	Ⅱ	Ⅲ	Ⅱ	Ⅲ	Ⅲ
	2	改变血液体液器械	—	—	Ⅲ	—	—	Ⅲ	—	—	Ⅲ
	3	医用敷料	Ⅰ	Ⅱ	Ⅱ	Ⅰ	Ⅱ	Ⅱ	—	Ⅲ	Ⅲ
	4	侵入器械	Ⅰ	Ⅱ	Ⅲ	Ⅱ	Ⅱ	Ⅲ	—	Ⅲ	Ⅲ
	5	重复使用手术器械	Ⅰ	Ⅰ	Ⅱ	—	—	—	—	—	—
	6	植入器械	—	—	—	—	—	—	Ⅲ	Ⅲ	Ⅲ
	7	避孕和计划生育器械（不包括重复使用手术器械）	Ⅱ	Ⅱ	Ⅲ	Ⅱ	Ⅲ	Ⅲ	Ⅲ	Ⅲ	Ⅲ
	8	其他无源器械	Ⅰ	Ⅱ	Ⅲ	Ⅱ	Ⅱ	Ⅲ	Ⅱ	Ⅲ	Ⅲ

表 4-2（续）

	使用形式		使用状态		
			轻微损伤	中度损伤	严重损伤
有源医疗器械	1	能量治疗器械	Ⅱ	Ⅱ	Ⅲ
	2	诊断监护器械	Ⅱ	Ⅱ	Ⅲ
	3	液体输送器械	Ⅱ	Ⅱ	Ⅲ
	4	电离辐射器械	Ⅱ	Ⅱ	Ⅲ
	5	植入器械	Ⅲ	Ⅲ	Ⅲ
	6	其他有源器械	Ⅱ	Ⅱ	Ⅲ
非接触人体器械					
	使用形式		使用状态		
			基本不影响	轻微影响	重要影响
无源医疗器械	1	护理器械	Ⅰ	Ⅱ	—
	2	医疗器械清洗消毒器械	—	Ⅱ	Ⅲ
	3	其他无源器械	Ⅰ	Ⅱ	Ⅲ
	使用形式		使用状态		
			基本不影响	轻微影响	重要影响
有源医疗器械	1	临床检验仪器设备	Ⅰ	Ⅱ	Ⅲ
	2	独立软件	—	Ⅱ	Ⅲ
	3	医疗器械消毒灭菌设备	—	Ⅱ	Ⅲ
	4	其他有源器械	Ⅰ	Ⅱ	Ⅲ

资料来源：《医疗器械分类规则》（国家食品药品监督管理总局令第 15 号）。

3 上市前管理

3.1 医疗器械产品研制

2021 年新颁布的《医疗器械监督管理条例》将医疗器械创新纳入发展重点，对创新医疗器械予以优先审评审批，支持创新医疗器械临床推广和使用，规定医疗器械注册人、备案人应当加强医疗器械全生命周期质量管理，对研制、生产、经营、使用全过程中医疗器械的安全性、有效性依法承担责任。医疗器械产品所含有的风险，最初都来源于研发设计。因此，对于医疗器械的安全性，《医疗器械监督管理条例》要求医疗器械的质量管理必须从研发设计这一源头抓起，强调医疗器械的可控可受。对于医疗器械的有效性，在确保其安全基础上《医疗器械监督管理条例》进一步强调了研制的医疗器械应该具备有效的性能，使其在使用时能够实现研制时、设计时预期效用的目的。

2014年2月7日，CFDA发布了《创新医疗器械特别审批程序（试行）》（食药监械管〔2014〕13号），该程序对创新医疗器械的申请、受理、检验、临床试验、审批等内容作了规定，是指导创新医疗器械注册审批工作的规范性文件。2021年9月29日，NMPA发布了2021年第121号《关于公布医疗器械注册申报资料要求和批准证明文件格式的公告》，就医疗器械所需要申报的资料内容和要求作了详细规定。2020年3月10日，NMPA发布了2020年第19号《关于发布医疗器械注册质量管理体系核查指南的通告》，后于2022年9月29日，NMPA发布了2022年第50号通告，公布了修订后的《医疗器械注册质量管理体系核查指南》，该指南适用于医疗器械监管部门对第二类、第三类医疗器械注册质量管理体系现场核查。这些规定，可作为医疗器械企业在进行产品研发策划时参考。

3.2 医疗器械产品备案和注册

3.2.1 产品备案和注册的资料要求

国家对第一类医疗器械实行产品备案管理，对第二类、第三类医疗器械实行产品注册管理。

第一类医疗器械产品备案和申请第二类、第三类医疗器械产品注册，应当提交下列资料：

1）产品风险分析资料；

2）产品技术要求；

3）产品检验报告；

4）临床评价资料；

5）产品说明书及标签样稿；

6）与产品研制、生产有关的质量管理体系文件；

7）证明产品安全、有效所需的其他资料。

产品检验报告应当符合国务院药品监督管理部门的要求，可以是医疗器械注册申请人、备案人的自检报告，也可以是委托有资质的医疗器械检验机构出具的检验报告。但符合下列情形的，可以免于进行临床评价：

——工作机理明确，设计定型，生产工艺成熟，已上市的同品种医疗器械临床应用多年且无严重不良事件记录，不改变常规用途的；

——其他通过非临床评价能够证明该医疗器械安全有效的。

医疗器械的申请人、备案人应当确保对所提交的资料合法、真实、准确、完整和可追溯。

3.2.2 产品备案和申请注册的程序

（1）产品备案

第一类医疗器械产品备案，由备案人向所在地设区的市级人民政府负责药品监督管理的部门提交备案资料。

（2）注册申请

申请第二类医疗器械产品注册，注册申请人应当向所在地省、自治区、直辖市人民政府药品监督管理部门提交注册申请资料。申请第三类医疗器械产品注册，注册申请人应当向国务院药品监督管理部门提交注册申请资料。表4-3给出了医疗器械备案和注册管理机构一览表。

表4-3 医疗器械备案和注册管理机构一览表

医疗器械类别	管理方式	备案及注册审查发证机构
境内第一类医疗器械	备案管理	所在地设区的市级人民政府负责药品监督管理的部门
境内第二类医疗器械	注册管理	所在地省、自治区、直辖市药品监督管理部门
境内第三类医疗器械	注册管理	国务院药品监督管理部门
向境内出口第一类医疗器械	备案管理	国务院药品监督管理部门
向境内出口第二类、第三类医疗器械	注册管理	国务院药品监督管理部门

（3）形式审查

申请医疗器械注册，申请人应当按照相关要求向药品监督管理部门报送申请资料。药品监督管理部门收到申请后，按《医疗器械注册与备案管理办法》有关要求进行形式审查，申请资料齐全、符合形式审查要求的，予以受理；申请资料存在可以当场更正的错误的，应当允许申请人当场更正；申请资料不齐全或者不符合法定形式的，应当当场或者在5日内一次告知申请人需要补正的全部内容，逾期不告知的，自收到申请资料之日起即为受理。

（4）注册申请技术评审

受理注册申请的药品监督管理部门应当自受理注册申请之日起3个工作日内将注册申请资料转交技术审评机构。技术审评机构应当在完成技术审评后，将审评意见提交受理注册申请的药品监督管理部门作为审批的依据。受理注册申请的药品监督管理部门在组织对医疗器械的技术审评时认为有必要对质量管理体系进行核查的，应当组织开展质量管理体系核查。

（5）注册申请的决定

受理注册申请的药品监督管理部门应当自收到审评意见之日起20个工作日内作出决定。对符合条件的，准予注册并发给医疗器械注册证；对不符合条件的，不予注册并书面说明理由。受理注册申请的药品监督管理部门应当自医疗器械准予注册之日起5个工作日内，通过国务院药品监督管理部门在线政务服务平台向社会公布注册有关信息。

（6）附条件审批制度

对用于治疗罕见疾病、严重危及生命且尚无有效治疗手段的疾病和应对公共卫生事件等急需的医疗器械，受理注册申请的药品监督管理部门可以作出附条件批准决定，并在医疗器械注册证中载明相关事项。出现特别重大突发公共卫生事件或者其他严重威胁公众健康的紧急事件，国务院卫生主管部门根据预防、控制事件的需要提出紧急使用医疗器械的建议，经国务院药品监督管理部门组织论证同意后可以在一定范围和期限内紧急使用。

4 医疗器械生产质量管理规范

4.1 我国医疗器械生产质量管理体系法规的进展

医疗器械生产质量管理体系法规是实现对医疗器械生产全过程控制，保障医疗器械安全有效的重要手段，也是世界各国普遍采用的管理方式和国际上评价医疗器械质量的基本内容。发达国家不仅把质量管理体系作为产品市场准入的一个重要前提，而且对医疗器械的监管重点已从产品上市前审查逐步向产品生产过程监管转移。

我国在医疗器械质量管理体系法规建设方面的进程，是与整个医疗器械监管发展进程相一致的。自 2000 年国务院颁布实施《医疗器械监督管理条例》以来，国家药品监督管理局（SDA）、国家食品药品管理局（SFDA）和国家食品药品监督管理总局（CFDA）借鉴国际标准和其他国家经验，并充分考虑我国行业发展经验，先后制定颁布了一系列质量体系方面的法规。

2000 年 5 月，SDA 制定发布了《医疗器械生产企业质量体系考核办法》，用于对申请第二类、第三类医疗器械准产注册企业的审查及对企业的定期审查。2001 年 6 月，SDA 发布了《一次性使用无菌医疗器械产品（注、输器具）生产实施细则》（2001 年修订），用于部分一次性使用无菌医疗器械生产企业申请生产企业许可证和产品注册证及换证复查、监督检查、年检对企业生产条件的检查评定。2002 年 12 月，SDA 又发布了《外科植入物生产实施细则》和《一次性使用麻醉穿刺包生产实施细则》。这些"生产实施细则"的发布实施，对于加强相关产品的质量体系控制，提高产品质量，限制部分小规模企业低水平重复和恶性竞争，推动企业扩大规模、提高管理水平，规范市场秩序，发挥了重要作用。

随着我国体外诊断试剂管理模式的调整和《体外诊断试剂注册管理办法（试行）》等规范性文件的出台，2007 年 4 月，SFDA 发布了《体外诊断试剂质量管理体系考核实施规定（试行）》《体外诊断试剂生产实施细则（试行）》和《体外诊断试剂生产企业质量管理体系考核评定标准（试行）》，要求体外诊断试剂生产企业必须按照"实施细则"的要求建立质量管理体系并保持有效运行，药品监督管理部门依法对其进行监督检查。对于境外生产的进口医疗器械，则根据医疗器械注册管理的规定，按照《境外医疗器械生产企业质量体系审查实施规定》进行质量体系考核。

在总结现有医疗器械质量体系要求及实施经验的基础上，SFDA于2004年3月启动了"医疗器械生产企业质量管理体系规范"（QSR/GMP）的起草工作，这是全面实施我国医疗器械监督管理体系，提高我国医疗器械质量管理水平的一项长远性全局性措施。在总结多家试点企业实施经验和广泛征求意见的基础上，SFDA于2011年1月1日正式实施了《医疗器械生产质量管理规范（试行）》，规范无菌、植入性医疗器械生产质量管理体系及其监督检查工作，同时施行的还有《医疗器械生产质量管理规范无菌医疗器械检查评定标准（试行）》《医疗器械生产质量管理规范植入性医疗器械检查评定标准（试行）》《医疗器械生产质量管理规范无菌医疗器械实施细则（试行）》《医疗器械生产质量管理规范植入性医疗器械实施细则（试行）》。

2014年，随着修订的《医疗器械监督管理条例》的颁布实施，CFDA决定对2009年发布的《医疗器械生产质量管理规范（试行）》进行修订。在广泛征求意见的基础上，于2014年12月29日以2014年第64号公告，发布了《医疗器械生产质量管理规范》，在该规范中，已经没有"试行"的表述，成为正式的规范性文件。

为了推进《医疗器械生产质量管理规范》的实施工作，CFDA还发布了《关于医疗器械生产质量管理规范执行有关事宜的通告》（2014年第15号）。该通告规定：

1）无菌和植入性医疗器械生产企业应当继续按照医疗器械生产质量管理规范的要求，建立健全与所生产医疗器械相适应的质量管理体系并保证其有效运行。

2）自2014年10月1日起，凡新开办医疗器械生产企业、现有医疗器械生产企业增加生产第三类医疗器械、迁移或者增加生产场地的，应当符合医疗器械生产质量管理规范的要求。

3）自2016年1月1日起，所有第三类医疗器械生产企业应当符合医疗器械生产质量管理规范的要求。

4）自2018年1月1日起，所有医疗器械生产企业应当符合医疗器械生产质量管理规范的要求。

5）医疗器械生产企业应当积极按照医疗器械生产质量管理规范及相关要求进行对照整改，不断完善质量管理体系，全面提升质量管理保障能力，在规定时限内达到医疗器械生产质量管理规范的要求。在规定时限前仍按现有规定执行。

6）各级食品药品监督管理部门应当切实加强对实施医疗器械生产质量管理规范的宣贯和指导，对在规定时限内未达到医疗器械生产质量管理规范要求的生产企业，应当按照《医疗器械监督管理条例》有关规定处理。

为了解决《医疗器械生产质量管理规范》与无菌医疗器械、植入性医疗器械、体外诊断试剂这些特殊产品的关系，CFDA组织制定了规范附录。在广泛征求意见的基础上，CFDA于2015年7月10日分别发布了《医疗器械生产质量管理规范附录　无菌医疗器械》《医疗器械生产质量管理规范附录　植入性医疗器械》和《医疗器械生产质

量管理规范附录　体外诊断试剂》，从而形成了医疗器械生产质量管理规范的基本架构，即1＋X的架构。1就是《医疗器械生产质量管理规范》，X就是3个附录（这些简称医疗器械GMP）。

2019年7月，为加强医疗器械全生命周期管理，提升医疗器械监管和卫生管理效能，进一步保障公众用械安全，NMPA会同国家卫生健康委员会开展医疗器械唯一标识系统试点工作，印发了《医疗器械唯一标识系统试点工作方案》，探索建立医疗器械唯一标识系统框架。

2021年2月9日，国务院发布了新修订的《医疗器械监督管理条例》（中华人民共和国国务院令第739号），规定注册人、备案人应当建立并有效运行质量管理体系，加强产品上市后管理，建立并执行产品追溯和召回制度，对医疗器械研制、生产、经营、使用全过程的安全性、有效性依法承担责任。

4.2　《医疗器械生产质量管理规范》的主要内容

4.2.1　适用范围

《医疗器械生产质量管理规范》是医疗器械生产质量管理体系的基本准则，适用于医疗器械的设计、开发、销售和服务的全过程。其中，《医疗器械生产质量管理规范附录　无菌医疗器械》适用于无菌医疗器械（包括通过最终灭菌的方法或通过无菌加工技术使产品无任何存活微生物的医疗器械）的设计、开发、销售和服务的全过程；《医疗器械生产质量管理规范附录　植入性医疗器械》适用于有源植入性和无源植入性医疗器械（包括无菌和非无菌状态）的设计、开发、销售和服务的全过程，但不适用于组织工程植入物中生物技术组织部分和除齿科种植体外的其他齿科植入物；《医疗器械生产质量管理规范附录　体外诊断试剂）》适用于按照医疗器械管理的体外诊断试剂设计、开发、销售和服务的全过程。

4.2.2　主要内容

《医疗器械生产质量管理规范》共十三章八十四条：第一章总则；第二章机构与人员；第三章厂房与设施；第四章设备；第五章文件管理；第六章设计开发；第七章采购；第八章生产管理；第九章质量控制；第十章销售和售后服务；第十一章不合格品控制；第十二章不良事件监测、分析和改进；第十三章附则。

医疗器械生产企业应当根据产品的特点，按照规范及实施细则的要求，建立质量管理体系，并保持有效运行。《医疗器械生产质量管理规范》强调的是对产品实现全过程的风险管理。因此，作为质量管理体系的一个组成部分，生产企业应当在产品实现全过程中实施风险管理。

4.3　医疗器械生产质量管理规范与ISO 13485质量管理体系标准的关系

医疗器械生产质量管理规范是以法规形式发布的强制性要求，属于政府行为，也是市场准入的最低门槛；而 ISO 13485 已被我国等同采用为 YY/T 0287 推荐性行业标准（现升级为推荐性国家标准 GB/T 42061），由企业自愿采用，不是必须达到的要求，两者不能相互替代。在内容方面，质量管理规范虽然以 ISO 13485 为基本参考，但采用了法规所习惯的语言和体例格式，并突出了我国有关法规的具体要求，特别是在"附则"中又根据各类产品制定了更加详细的具体规定。在 ISO 13485 中的一些条款，例如"顾客财产""让步放行"等内容，因为与政府监管目标没有直接联系或不符合我国法规要求，在质量管理规范中没有体现。事实上，近年来一些医疗器械生产企业向第三方论证机构自愿申请根据 ISO 13485 等标准进行的质量管理体系认证，不仅提高和改善了企业的管理水平，规避了法律风险，增加了企业的知名度，而且有利于消除贸易壁垒，为企业产品进入国际市场取得了通行证，同时也为我国医疗器械监管部门依法实施监督管理提供了重要参考。

5　上市后管理

2021 年新颁布的《医疗器械监督管理条例》强调要加强监管队伍建设，建立职业化专业检查员队伍，丰富监管手段，进一步明确部门职责分工，加强对医疗器械使用行为的监督检查。同时，根据我国医疗器械监管实际，借鉴国际上医疗器械监管的先进经验，《医疗器械监督管理条例》大幅度增加了医疗器械上市后监管的相关要求，突出高风险产品建立可追溯制度，明确提出建立医疗器械不良事件监测、再评价、召回等上市后监管制度，构建了比较全面的、与国际医疗器械监管接轨的产品上市后监管制度，形成了产品上市前、上市后联动，有许可（备案）有退出的医疗器械监管机制，为实现医疗器械全生命周期监管，奠定了坚实的法律基础。

一是实行医疗器械不良事件监测制度，有利于预警和防范产品风险。通过收集、评价不良事件报告，提取风险信号，发现和及时控制上市后医疗器械产品的风险，消除隐患。二是开展医疗器械再评价，有利于控制医疗器械产品上市后风险。对较高风险产品上市后开展再评价，实际上就是对这类产品的安全性、有效性进行重新评价的过程。三是建立医疗器械召回制度，有利于保障公众用械安全。对问题医疗器械实行召回是控制医疗器械上市后风险的最主要管理手段，建立召回制度有利于落实企业的主体责任，切实保障公众的身体健康和生命安全。四是加强医疗器械生产经营分级监管工作，对纳入生产经营重点监管品种目录的医疗器械，落实分级监管职责，依法保障医疗器械安全有效。

为了确保医疗器械使用的安全有效，我国出台了相应的规章和规范性文件用于医疗器械上市后的监督管理，这些规定包括《医疗器械说明书和标签管理规定》《医疗器械广告审查发布标准》《医疗器械广告审查办法》《医疗器械召回管理办法》《药品医疗器械飞行检查办法》《医疗器械不良事件监测和再评价管理办法》《医疗器械唯一标识系统规则》《医疗器械生产监督管理办法》《医疗器械经营监督管理办法》等。

医疗器械的安全有效一直是监管的主要目标和核心要素，要求上市的医疗器械是风险可控的有效产品。随着法规制度的发展，监管目标有了新的内涵。除了保障产品安全有效之外，还要能满足人们及时用械的需求，如患有罕见病、严重危害生命安全且无有效治愈手段疾病的群体的用械需求。这种需求更多是"可用可及"目标的体现。2021 年新发布的《医疗器械监督管理条例》，通过附条件审批制度、临床拓展性制度的设立，较好地体现了监管的双重目标（"可用可及"与"安全有效"）。

6 医疗器械临床试验

6.1 医疗器械临床试验定义

医疗器械临床试验是指在符合条件的医疗器械临床试验机构中，对拟申请注册的医疗器械（含体外诊断试剂）在正常使用条件下的安全性和有效性进行确认的过程。

临床试验特征是根据有限的病人样本得出结果，对未来有相似情况的病人总体作出统计推断，以确认产品的预期用途是否可以实现，试验产品及其诊断或治疗等方法是否具有安全性和有效性。

6.2 我国医疗器械临床试验管理

2022 年 3 月 24 日，NMPA 会同国家卫生健康委员会发布了修订后的《医疗器械临床试验质量管理规范》（2022 年第 28 号公告）。《医疗器械临床试验质量管理规范》涵盖医疗器械临床试验全过程，包括医疗器械临床试验的方案设计、实施、监查、稽查、检查，数据的采集、记录、保存、分析、总结和报告等。

《医疗器械临床试验质量管理规范》共有九章六十六条，章节名称分别是总则、伦理委员会、医疗器械临床试验机构、研究者、申办者、临床试验方案和试验报告、多中心临床试验、记录要求和附则。总则章节明确法律依据和适用范围等；伦理委员会章节规定伦理审查原则和审查要求；医疗器械临床试验机构章节明确了医疗器械临床试验机构应当具有相应的临床试验管理部门，承担医疗器械临床试验的管理工作；研究者章节强调了研究者应具备的条件和承担的职责；申办者章节突出申办者主体责任，要求申办者的质量管理体系应当覆盖医疗器械临床试验的全过程；临床试验方案和试验报告章节概述了方案和报告的一般要求、主要内容、签章要求等；多中心临床试验章节明确多中心定义及要求；记录要求章节规定了临床试验记录的基本原则，并对病例报告表填写、电子数据采集做出要求；附则章节提出术语含义和施行日期。

《医疗器械临床试验质量管理规范》将体外诊断试剂临床试验质量管理要求纳入其中，体现临床试验质量管理理念与要求的统一性。同时，《医疗器械临床试验质量管理规范》借鉴国际医疗器械监管者论坛（IMDRF）的监管协调文件相关内容，如采纳 IMDRF MDCE WG/N57 FINAL：2019《临床试验》内容，引入在不同国家或者地区开展的多区域临床试验的概念，有利于全球创新产品同步在中国开展医疗器械临床试验。《医疗器械临床试验质量管理规范》充分参考了 ISO 14155：2020《医疗器械临床试验质量管理规范》和 ISO 20916：2019《体外诊断医疗器械 使用人体样本进行临床性能研究 良好研究质量管理规范》的相关内容，在正文和术语多处体现了国际标准最新版本内容。

第二部分
GB/T 42061—2022/
ISO 13485：2016
标准概述与内容解读

第五章 概述

1 ISO 13485 的产生和发展

20 世纪 80 年代末期，国际标准化组织的质量管理和质量保证技术委员会 ISO/TC 176 发布了 ISO 9000 族标准——质量管理体系标准，在全球产生巨大反响，同时也对医疗器械行业的质量管理提出了挑战。为针对医疗器械行业特点制定医疗器械质量管理和通用要求的标准，确保医疗器械的安全有效，1994 年，ISO 成立了医疗器械质量管理和通用要求技术委员会，即 ISO/TC 210，负责制定医疗器械质量管理领域内的国际标准和相关文件。ISO/TC 210 下设 4 个工作组：

——WG1 医疗器械质量体系工作组；

——WG2 医疗器械质量原则应用中的通用要求工作组；

——WG3 医疗器械符号、定义和术语工作组；

——JWG 医疗器械风险管理工作组。

1994 年版 ISO 9000 族标准发布后，ISO/TC 210 根据医疗器械行业的特点，参考世界各国的医疗器械质量管理规范和 EN 46000 系列标准，于 1996 年制定了 ISO 13485《质量体系 医疗器械 ISO 9001 应用的专用要求》和 ISO 13488《质量体系 医疗器械 ISO 9002 应用的专用要求》。从标准的名称反映了 ISO 13485/8：1996 不是一个独立的标准，标准中的医疗器械专用要求只是对 ISO 9000 族标准通用要求的补充和具体化，因此实施 ISO 13485/8：1996 时必须和 ISO 9001/2：1994 结合使用，二者不可或缺。

2000 年 12 月 15 日，ISO 正式发布了 2000 年版的 ISO 9000 族标准，其中 ISO 19011 于 2002 年 10 月 1 日正式发布。2000 年版的 ISO 9000 族标准的正式发布又一次对医疗器械行业的质量管理提出新的挑战。为此 ISO/TC 210 经过反复讨论，于 2001 年 6 月提出修订 ISO 13485 的 CD 稿，征求各成员国的意见后，2002 年 2 月提出修订 ISO 13485 的 DIS 稿。经过广泛收集各方的意见和热烈的讨论，ISO/TC 210 于 2003 年 2 月提出修订 ISO 13485 的 FDIS 稿。经各成员国投票通过，于 2003 年 7 月 15 日 ISO 正式发布 ISO 13485：2003《医疗器械 质量管理体系 用于法规的要求》。ISO 13485：2003 是一个独立标准，应用于医疗器械行业，也可用于认证和合同目的。

2011 年 8 月，ISO/TC 210 发布了 N400 文件，ISO/TC 210 各成员国投票同意修

订 ISO 13485：2003，从而标志着 ISO 13485：2003 修订工作正式启动。修订的 ISO 13485 是基于 ISO 9001：2008 的格式，没有采用 ISO 9001：2015 标准的高级结构模板，但在制定中明确提出在 ISO 13485：2016 发布后 3 年对其进行系统评审，以评估这种结构差异的影响①。在历经了 WD、CD、DIS、FDIS 等阶段后，ISO/TC 210 于 2016 年 3 月 1 日正式发布了 ISO 13485：2016《医疗器械 质量管理体系 用于法规的要求》。过渡期为 3 年，ISO 13485：2003 将于 2019 年 2 月 28 日失效。在过渡期最后 1 年，即 2018 年 3 月起，认证公司将不再签发 ISO 13485：2003 的证书。

由于 ISO 13485 的宗旨和医疗器械法规的目标高度契合，与医疗器械行业及社会公众的期望完全一致，因此 ISO 13485 一经发布，就得到全球医疗器械行业、监管部门及社会的高度重视和广泛认可。欧盟已将 ISO 13485 转化为欧盟标准 EN ISO 13485；加拿大已将 ISO 13485 转化为国家标准；日本已重新制定了涵盖 ISO 13485 内容的 PAL MO No. 87（QMS 省令）；中国也已将 ISO 13485 转化为 YY/T 0287 医药行业标准。美国的 FDA 21CFR 820 与 ISO 13485 的内容基本一致。

2 ISO 13485：2003 修订的主要思路

根据 ISO/TC 210 制定的《ISO 13485：2003 修订版设计规范》要求，ISO 13485：2003 修订的主要思路如下。

（1）提升新版标准和法规的兼容性

ISO 13485 的标准名称开宗明义地指出"用于法规的要求"，说明了标准和法规的紧密关系。新版标准修订的重要目标：一方面要继续保持 ISO 13485 在医疗器械领域应用的通用性，另一方面要进一步强调标准和法规的紧密关系，并提升标准要求和法规要求的兼容性。这就是既要避免标准要求和法规要求不必要的重复，又要避免二者的相互矛盾。为提升兼容性，新版标准在修订过程中参考了相关国家和地区的医疗器械法规和监管要求，如美国的 FDA 21CFR 820、欧盟的 MDD、日本的 JPAL MHLW No. 169、中国 CFDA 的 QSR/GMP，以使标准的质量管理体系要求适应不同国家和地区的法规要求的差异，有助于医疗器械组织在实施标准时贯彻相关的法规要求。

（2）要求应清晰明确

新版标准遵循的要求：

——对于标准的预期使用者应该是持续的、适当的，要有利于医疗器械组织的

---

① 2019 年 4 月 15 日至 9 月 2 日，ISO/TC 210 对 ISO 13485：2016 进行了系统评审，系统评审结论确认 ISO 13485：2016 继续有效。在系统评审期间，英国、美国、加拿大、澳大利亚、中国等成员国以及 IMDRF、AWHP 医疗器械组织等利益相关方，考虑全球医疗器械法规变化，向 WG1 提交了《关于 ISO 13485：2016 系统评审及 ISO 高级结构的立场和建议》，请求 ISO 13485：2016 保持稳定性。2019 年 10 月，WG1 在伦敦年会的全体会议上提出一项决议，要求 ISO 13485：2016 保持 5 年继续有效，这意味着该标准短期内不会发生变化。

实施；

——应有助于医疗器械监管机构和认证机构等相关方的评价客观一致；

——应能适应医疗器械新产品、新技术和质量管理体系技术的发展；

——应避免质量管理体系以外的要求，包括不适合作为质量管理体系要求的监管要求；

——应覆盖医疗器械产品和服务的全生命周期，适用于所有规模和类型的医疗器械组织，也可以用于医疗器械产业链的供方和外部方。

（3）结构和模式保持不变

根据 ISO/TC 210 制定的《ISO 13485：2003 修订版设计规范》要求，新版 ISO 13485 的结构继续遵循 ISO 导则 72 的 7.3 推荐的要求，即符合 ISO 9001：2008 的格式和内容，继续采用以过程为基础的质量管理体系模式。标准的总体结构仍是 ISO 13485：2003 的八章加两个附录的结构，仅仅是新版标准条款层次由原来的四个层次改变为三个层次，同时单列了一些条款，并对条款的编排顺序作了适当的调整，以利于标准的贯彻实施。新版 ISO 13485 没有采用 ISO 9001：2015 标准的高级结构模板，主要是基于以下两点原因：

一是因为目前很多国家和地区的医疗器械法规都不同程度地参照或借鉴了 ISO 13485：2003 的要求，如欧盟、加拿大和澳大利亚等直接将 ISO 13485：2003 作为具有法规性质的要求实施管理，甚至有的成员认为 ISO 13485：2003 已经成为了世界性的医疗器械监管模板。因此，ISO/TC 210 采取比较谨慎的态度，决定新版标准仍然采用 ISO 13485：2003 的总体结构。这样不但有利于医疗器械法规实施的相对稳定性和权威性，而且有利于强化对医疗器械的监管。

二是 ISO/TC 210 希望通过总结 ISO 9001：2015 采用管理体系高级结构及变化要求的实践经验，在此基础上再结合医疗器械产业实际，从而更好地采用 ISO 提出的管理体系标准的高级结构模版，避免因标准总体结构的改变导致不必要的负面影响，有助于各国医疗器械法规的实施和实现 ISO 13485 标准的目标。

（4）编写语言要明确

新版标准参考使用 ISO 9000《质量管理体系　基础和术语》的术语，有利于对标准的理解的一致性，避免出现多种解释。新版标准的编写语言尽量与 ISO 9001 和 ISO 9000 保持一致。

（5）参考但不重复其他相关标准要求

新版标准需要参考但不重复包括其他相关标准的要求，如风险管理、软件、可用性、灭菌、无菌医疗器械包装等标准的要求。

3 ISO 13485 在我国的实施情况

医疗器械质量管理体系是实现对医疗器械生产全过程控制，保证医疗器械安全有效的重要手段，也是世界各国普遍采用的管理方式和国际上评价医疗器械质量的基本内容。我国政府高度重视 ISO 13485，重视医疗器械的监督管理工作。在 ISO/TC 210 开始制定 ISO 13485 后，原国家药品监督管理局组织成立全国医疗器械质量管理和通用要求标准化技术委员会，即 SAC/TC 221。该委员会积极跟踪 ISO 13485 的制修订过程，先后完成以下版本 ISO 13485 的转化：

——YY/T 0287—1996《质量体系　医疗器械　GB/T 19001—ISO 9001 应用的专用要求》等同采用 ISO 13485：1996《质量体系　医疗器械　ISO 9001 应用的专用要求》，该标准依附于 GB/T 19001—1994（等同采用 ISO 9001：1994《质量体系　设计、开发、生产、安装和服务的质量保证模式》），并与之结合使用；

——YY/T 0288—1996《质量体系　医疗器械　GB/T 19002—ISO 9002 应用的专用要求》等同采用 ISO 13488：1996《质量体系　医疗器械　ISO 9002 应用的专用要求》，该标准依附于 GB/T 19002—1994（等同采用 ISO 9002：1994《质量体系　生产、安装和服务的质量保证模式》），并与之结合使用；

——YY/T 0287—2003/ISO 13485：2003《医疗器械　质量管理体系　用于法规的要求》，该标准是独立的医疗器械行业标准；

——YY/T 0287—2017/ISO 13485：2016《医疗器械　质量管理体系　用于法规的要求》，该标准是独立的医疗器械行业标准。

注：ISO 9001：2000 取代了 ISO 9001：1994 和 ISO 9002：1994，因此 ISO 13485：1996 和 ISO 13488：1996 也相应进行了修订。修订后，2003 年 7 月 15 日发布的 ISO 13485：2003 作为独立标准，取消了 ISO 13488 标准。

2014 年 2 月 12 日，国务院常务会议审议通过《医疗器械监督管理条例》。这是自 2000 年 1 月我国第一部《医疗器械监督管理条例》颁布以来，经过 14 年后进行修订的一部新的《医疗器械监督管理条例》[①]。原国家食品药品监督管理总局按照 2014 年版的《医疗器械监督管理条例》要求进一步制定和完善条例的配套规章，在《医疗器械注册管理办法》《医疗器械生产监督管理办法》《医疗器械临床试验质量管理规范》等系列医疗器械法规中均引用和借鉴了 ISO 13485 的要求。

截至 2021 年 6 月 30 日，全国医疗器械生产企业达 27500 家，医疗器械质量管理体系认证证书共计 9884 张，获证企业已占医疗器械生产企业的 35% 以上。随着全球医疗器械法规体系的不断完善，ISO 13485 质量管理体系认证，将会对促进全世界医疗器械法规协调目标的一致性、提高产品的安全有效性和市场竞争力发挥更重要的作用。

---

① 2017 年 5 月 4 日，国务院第 680 号令公布《国务院关于修改〈医疗器械监督管理条例〉的决定》，自公布之日起施行。2021 年 2 月 9 日，国务院第 739 号令公布新修订的《医疗器械监督管理条例》，自 2021 年 6 月 1 日起施行（发布日期：2021 年 3 月 18 日）。

4 GB/T 42061—2022 制定背景、原则和过程

4.1 标准制定背景

ISO 于 2016 年 3 月发布 ISO 13485：2016 后，国家食品药品监督管理总局按等同采用的原则于 2017 年 1 月 19 日转化为行业标准 YY/T 0287—2017《医疗器械　质量管理体系　用于法规的要求》，自 2017 年 5 月 1 日起实施。

考虑到 ISO 13485：2016 适用于医疗器械全生命周期的质量管理，涉及研发、生产、上市及临床等方面，且全球 33 个主要国家和经济体均将 ISO 13485 等同转化为国家标准。但是行业标准的影响力和影响范围很有限，在一些目标市场国家，等同转化的 YY/T 0287 标准的证书可能不被认可（需要重复认证），医疗器械出口企业无法直接使用 YY/T 0287 认证证书作为通关的凭证，YY/T 0287 作为行业标准的影响力和影响范围的局限性逐渐凸显。为了解决 YY/T 0287 在使用中存在的一些问题，进一步拓展在产业链中的应用，提升该标准的实施影响力和影响范围，推动我国医疗器械监管及产业健康持续的发展，SAC/TC 221 秘书处着手将 YY/T 0287—2017/ISO 13485：2016《医疗器械　质量管理体系　用于法规的要求》升级为推荐性国家标准。

4.2 标准制定原则

根据国标委发〔2020〕37 号文，SAC/TC 221 负责归口制定《医疗器械　质量管理体系　用于法规的要求》推荐性国家标准，项目号：20202650－T－464。该标准的制定依据以下原则：

——等同采用原则。采用翻译法等同采用 ISO 13485：2016 *Medical devices—Quality management systems—Requirements for regulatory purposes* 的技术内容。

——规范性原则。该标准按照 GB/T 1.1—2020《标准化工作导则　第 1 部分：标准化文件的结构和起草规则》和 GB/T 20000.2—2009《标准化工作指南　第 2 部分：采用国际标准的规则》的规定起草。

——一致性原则。在文件的表述上力求准确翻译标准原文，并与 GB/T 19000《质量管理体系　基础和术语》和 GB/T 19001《质量管理体系　要求》的 2008 年版和 2016 年版保持一致。

——协调性原则。与 GB/T 19000《质量管理体系　基础和术语》和 GB/T 19001《质量管理体系　要求》的 2008 年版和 2016 年版协调，若英文相同，遵循国家标准。

——易用性原则。在 ISO 13485：2016 的基础上稍作编辑性修改。

4.3 标准制定过程

2019 年 1 月 30 日，SAC/TC 221 申请将 ISO 13485：2016《医疗器械　质量管理

体系 用于法规的要求》转化为推荐性国家标准，并着手标准草案的起草工作。标准草案基于 YY/T 0287—2017 文本，依据 GB/T 1.1—2020 形成。SAC/TC 221 将修改后的草案发给 64 名委员和 32 名观察员征求意见。

2020 年 10 月 14 日，SAC/TC 221 成立了标准起草工作组，并召开线上标准起草工作组会议，针对反馈意见对标准草案进行讨论并修改。工作组基于讨论情况修改完善了标准草案（讨论稿），于 2021 年 1 月 4 日形成标准征求意见稿和标准编制说明。

2021 年 1 月 7 日，工作组将《医疗器械 质量管理体系 用于法规的要求》征求意见稿、编制说明、意见反馈表等发给 SAC/TC 221 的 64 名委员、36 名观察员定向征求意见，并通过秘书处挂靠单位的网站和公众号向社会公开征求意见，同时向相关上级监管部门定向征求意见，该阶段共收集到意见 35 条，采纳或部分采纳 9 条。

2021 年 9 月 10 日，在经历数次标准研讨、广泛征求意见和修改完善后，SAC/TC 221 组织召开了《医疗器械 质量管理体系 用于法规的要求》国家标准审查会，完成标准验证和报批稿，于 2021 年 12 月进行标准报批工作。

GB/T 42061—2022《医疗器械 质量管理体系 用于法规的要求》最终于 2022 年 10 月 12 日正式发布，2023 年 11 月 1 日正式实施。

5 GB/T 42061—2022/ISO 13485：2016 与 ISO 13485：2003 的主要技术变化

GB/T 42061—2022/ISO 13485：2016 与 ISO 13485：2003 相比较，发生了显著变化，主要如下。

5.1 突出了法规要求的重要性

与 ISO 9001 不同，满足法规要求是 ISO 13485 的主线，从名称上即明确是用于法规的质量管理体系要求。医疗器械在国际上不仅只是一般的上市商品在商业环境中运行，它还要受到国家和地区法律、法规的监督管理，如美国的 FDA 21CFR 820、欧盟的 MDD 和 IVDD、日本的 PAL、巴西的 GMP、我国的《医疗器械监督管理条例》等。因此，该标准必须受法律约束，在法规环境下运行，同时必须充分考虑医疗器械产品的风险，要求在医疗器械产品全过程中进行风险管理。所以除了专用要求外，可以说 ISO 13485 实际上是医疗器械法规环境下的 ISO 9001。

ISO 13485：2016 中使用术语"法规要求"的数量由 ISO 13485：2003 的 28 个增加到 52 个，规定质量管理体系诸多过程都要符合本文件的要求和法规要求。该标准中的法规要求是指适用于医疗器械生产企业质量管理体系相关的法律法规或国家和/或地区的法规要求。该标准提出了法规要求融入质量管理体系的三项原则，即"按照适用的法规要求识别组织的一个或多个角色；依据这些角色识别适用于组织活动的法规要求；在组织质量管理体系中融入这些适用的法规要求"（0.1），为法规要求融入质量管理体系提供了可操作性的途径和方法。该标准自始至终强调法规要求，实施法规要求，可见法规要求在标准中的重要性和突出地位，是贯穿于标准的鲜明主线，体现了标准旨在全球范围内促进医疗器械法规对质量管理体系要求的协调一致性。

5.2 扩大了适用范围

相对于 ISO 13485：2003，ISO 13485：2016 在总则中更加明确了标准的适用范围，增加了适用于医疗器械全生命周期产业链各阶段的医疗器械组织，还增加了适用于供方和其他外部方要求。这有利于 ISO 13485：2016 在更多层面、更大范围的推广和应用，更好地实现标准的预期目标。行标升级为国标后，标准有了更广泛的适用范围，不限于医疗器械行业组织，只要符合医疗器械定义的产品，如涉及与其他行业领域相交叉的可穿戴医疗器械（如智能手环/手表、指夹式脉博血氧仪）、人工智能医疗器械（如智能辅助诊断系统、手术导航系统）等，都可以选择使用 ISO 13485，以满足法规的要求。

5.3 加强了风险管理要求

在 ISO 13485：2016 的第 4～8 章中，出现了 12 处按照风险管理，或者风险相关的要求来进行质量管理体系的运行、维护和建立的要求。如 ISO 13485：2016 在培训过程（6.2）、产品实现过程（7.1）、设计和开发输入过程（7.3.3）、软件确认过程（4.1.6/7.5.6/7.6）、反馈信息收集过程（8.2.1）等条款中均提到风险的识别及管理控制。该标准不但要求对医疗器械产品和服务的全生命周期实施风险管理，而且明确了对质量管理体系的过程实施风险管理的要求，提出"应用基于风险的方法控制质量管理体系所需的适当过程"[4.1.2b)]，进一步在医疗器械产品、过程和组织质量管理体系三个层次上开展风险管理，体现风险管理的价值，确保医疗器械安全有效。风险管理的应用范围进一步扩大。

5.4 增加了与监管机构沟通和向监管机构报告的要求

ISO 13485：2016 中"5.6.2 评审输入"规定包含"向监管机构报告"内容，"7.2.3 沟通"中规定"组织应按照适用的法规要求与监管机构沟通"，在 8.2.2d) 中规定"确定是否需要向适当的监管机构报告信息"，8.2.3 的标题就是"向监管机构报告"，规定了有关报告内容以及建立程序文件并保留报告记录的要求。与监管机构沟通和向监管机构报告这一要求的提出有助于医疗器械组织通过向监管机构报告和沟通加深理解法规要求，更好地贯彻实施法规；ISO 13485：2016 这一变化既有利于发挥标准对医疗器械监管的技术支撑作用，也有利于法规的贯彻落实。

5.5 加强了上市后监督管理的要求

ISO 13485：2016 进一步明确了上市后监督要求，增加了术语"上市后监督"，阐述上市后监督是指"收集并分析从已经上市的医疗器械所获得的经验的系统性过程"。ISO 13485：2016 在"8.2.1 反馈""8.2.2 投诉处置""8.2.3 向监管机构报告""8.3.3 交付后发现不合格品的响应措施""8.4 数据分析"及"8.5 改进"中，都特别具体规定了上市后监督的要求：每个医疗器械的组织应策划、建立、文件化、实施、维持和更新与医疗器械风险级别和类型相适宜的上市后监督系统。

5.6 强调医疗器械专用要求

ISO 13485：2016 所规定的质量管理体系要求是对医疗器械产品技术要求的补充。医疗器械种类很多，该标准中规定的一些专用要求只适用于指定的医疗器械类别，而不是所有的医疗器械。该标准的第 3 章给出了这些类别的定义，组织在实施标准时要注意标准所规定的适用医疗器械类别。

5.7 细化了设计和开发过程的控制

ISO 13485：2016 细化了设计和开发过程的控制，与 ISO 13485：2003 相比，对"7.3 设计和开发"增加了"7.3.1 总则""7.3.8 设计和开发转换""7.3.10 设计和开发文档"3 个独立的条款，要求设计和开发的输出向制造转换的程序应形成文件，程序应确保技术规范在转换成生产规范前需经验证使之适合于制造并确保生产能力能满足产品要求。该标准要求组织应依据医疗器械的类别、型号，进行医疗器械文档控制，并保存医疗器械设计和开发文档，以确保医疗器械设计和开发的可追溯性。"7.3.3 设计和开发输入"还规定了"可用性"［具有有效性、高效、用户易学和用户满意的用户接口特性（IEC 62366：2007，3.17）］方面的内容。"7.3.6 设计和开发验证"和"7.3.7 设计和开发确认"要求将验证计划和确认计划形成文件的要求，包括适当时选择样本量的统计技术的要求。

5.8 增加了形成文件和记录的要求

ISO 13485：2016 文件化要求程度高，不同于 ISO 9001：2015 淡化了文件和记录要求。ISO 13485：2016 中"形成文件"的要求达到 56 处，保留记录的要求达到 53 处，比 ISO 13485：2003 有所增加。同时，该标准新增加有关文件要求的条款，如"4.2.3 医疗器械文档""7.3.10 设计和开发文档"。文件要求体现了文件的约束作用，强调组织执行质量管理体系要求的控制能力和效果，充分发挥文件的沟通意图、统一行动、实现增值的作用。同时也表明了标准在法规环境下运行所应有的基本要求。

6 建立 ISO 13485 医疗器械质量管理体系的必要性

医疗器械是救死扶伤、防病治病的特殊产品，其产品质量直接关系到人民的健康和安全，因此各国历来非常重视医疗器械的质量，制定发布一系列法律法规、运用多种途径和手段强化监督管理医疗器械产品质量。

6.1 医疗器械必须遵循法律法规的要求

每个国家和地区都针对医疗器械的监管制定了一些法律法规，满足上市批准程序及建立上市后监督程序等法规要求是医疗器械企业进入该行业的首要条件，这些法律法规是建立质量管理体系的最基本要求。例如美国的 FDA 21CFR 820、欧盟的 MDR 和 IVDR、日本的 JPAL MO No. 87、加拿大的 CMDR，都要求医疗器械制造商须建立基于 ISO 13485 为协调标准的质量管理体系。出口到该地区的医疗器械，就必须符合相应的医疗器械法规要求。

6.2 医疗器械企业建立质量管理体系是法规也是市场的要求

世界上关于医疗器械的法规大多要求经营者必须建立有效的质量管理体系，主管当局才会许可相应的医疗器械上市。对于现今的市场竞争而言，很多 OEM 企业如果没有质量管理体系认证证书，是很难获得销售定单，尤其是一些知名的医疗器械制造商，有效的质量管理体系证书是通关和进入供应链的必备条件。

6.3 在建立质量管理体系时，最好是以 ISO 13485 为标准

企业在建立质量管理体系时，应充分考虑整合企业自身管理、顾客和不同销售国家和地区的医疗器械法规等诸多要求，而建立和实施 ISO 13485 医疗器械质量管理体系就为此提供了有效的解决方案。ISO 组织建立该标准的主要目的是协调全世界医疗器械质量管理体系法规，包含了一些医疗器械的专用要求。所以，医疗器械企业在建立质量管理体系时，以 ISO 13485 为标准会更为有效，可以兼容其他相关要求，如美国 FDA 21CFR 820。

7 ISO 13485 医疗器械质量管理体系认证的作用

认证是指由认证机构证明产品、服务、管理体系符合相关技术规范的强制性要求或者标准的合格评定活动。企业通过 ISO 13485 医疗器械质量管理体系认证可起到以下作用：

1) 提高和改善企业的管理水平，规避法律风险，增加企业的知名度。ISO 13485 要求医疗器械组织所建立的质量管理体系要覆盖产品实现的全过程，涉及企业生产经营活动中的各个区域、各个层面。实施质量管理体系可以让企业的每个环节、每个部门、每个岗位、每个员工各司其职，有章可循，从而使得企业管理水平不断提高。ISO 13485 要求企业建立完善的生产质量保证体系，可以对原辅材料采购、生产过程、产品检验、环境监控、市场营销等各个环节实施动态管理、全过程监控，真正把各项质量控制要求和关键技术措施落到实处，并实现产品质量的可追溯性，确保产品质量满足

顾客要求和法规要求。

2）提高和保证产品的质量水平，使企业获取更大的经济效益和社会效益。因医疗器械是一个特殊商品，关系到人类健康安全，在目前的政府对医疗器械采购招标过程中，既考虑到产品价格因素，更考虑到产品质量和企业品牌等相关因素，提出了投标企业要通过质量认证这一相应的评分条款。在政府采购招标过程中，优良的产品质量和公认的企业品牌都会给企业带来良好的经济效益和社会效益，这已经是一个毋庸置疑的事实。很多通过 ISO 13485 质量认证的企业，由于内部管理严格，产品质量稳定，员工队伍和企业文化建设都有了较大的提升，从而赢得了市场，赢得了客户，既取得了一定的经济效益，同时又解决了部分劳动就业问题，也获得了良好的社会效益。

3）有利于消除贸易壁垒，取得进入国际市场的通行证。ISO 13485 将各国法规要求协调融入标准之中，促进全世界医疗器械法规体系的协调。医疗器械组织通过 ISO 13485 质量体系认证在全球范围内得到互认，有利于促进国际贸易、消除贸易壁垒，成为增强企业核心竞争能力的有力武器。所以，ISO 13485 为国际经济技术合作提供了通用的共同语言和准则，对促进全球医疗器械交流和贸易的发展有着十分重大的推动作用和深远的指导性意义。目前，由美国（FDA）、澳大利亚（TGA）、巴西（ANVISA）、加拿大（HC）、日本（MHLW）五国的监管机构认可并加入的"医疗器械单一审核程序"（MDSAP），其基础是 ISO 13485，MDSAP 除了 ISO 13485 内容之外，还有各参与国的法规要求。ISO 13485 和 MDSAP 两种认证，核心都是质量管理体系。

4）有利于增强产品的竞争力，提高产品的市场占有率。ISO 13485 强调了"过程方法"，通过识别和管理众多相互关联和相互作用的活动，以及对这些活动进行系统的管理和连续的监视和测量，为质量管理体系的改进提供了框架，并为提高组织的运作能力和增强产品的竞争力以及提高产品的市场占有率提供了有效的方法。确保医疗器械产品的安全有效、满足医疗器械相关的法律法规要求是 ISO 13485 的核心指导思想。通过实施 ISO 13485，建立对产品实现全过程的质量控制体系，从而确保只有满足法规要求的产品才能进入市场。

5）通过有效的风险管理，有效降低产品出现质量事故或不良事件的风险。为降低医疗器械产品的风险，ISO 13485 提出了风险管理的要求，在产品生命周期的全过程中要进行风险管理控制，从而有效地降低产品出现质量事故或不良事件的风险，是确保医疗器械安全有效的首要条件。

6）有助于政府对医疗器械的监管。ISO 13485 强调医疗器械组织在法规有要求时，将符合医疗器械不良事件报告准则的投诉或发布的忠告性通知，向有关监管机构报告和沟通。当医疗器械的组织采取的控制措施可能不足以有效防范有关医疗器械对公众安全和健康产生的威胁时，监管机构可以对批准上市的医疗器械，采取警示、公告、暂停销售、暂停使用、责令召回等措施。

8 标准过渡期及转换要求

2022 年 10 月 12 日，国家市场监督管理总局、国家标准化管理委员会发布 2022 年第 13 号国家标准公告，批准发布 708 项推荐性国家标准和 3 项国家标准修改单，其中包括 GB/T 42061—2022/ISO 13485：2016《医疗器械 质量管理体系 用于法规的要求》。该标准于 2023 年 11 月 1 日开始实施。依据 YY/T 0287—2017/ISO 13485：2016 建立质量管理体系的组织，在行业标准转化为国家标准的过渡期内，组织应识别标准转化的差异，进行培训学习，修订相关的质量管理体系文件，按照认证机构的转版认证工作安排，适时提出认证转换申请，确认转换方式（专项认证转换；例行的再认证、监督审核相结合转换）。

第六章* GB/T 42061—2022/ISO 13485：2016 引言的理解

1 总则

1.1 标准条文

> **0.1 总则**
>
> 本文件规定了质量管理体系要求，涉及医疗器械生命周期的一个或多个阶段的组织能依此要求进行医疗器械的设计和开发、生产、贮存和流通、安装、服务和最终停用及处置，以及相关活动（例如技术支持）的设计和开发或提供。本文件的要求也能用于向这种组织提供产品（例如原材料、组件、部件、医疗器械、灭菌服务、校准服务、流通服务、维护服务）的供方或其他外部方。该供方或外部方能自愿选择符合本文件的要求或按合同要求符合本文件的要求。
>
> 一些管辖区对医疗器械供应链中担任各种角色的组织应用质量管理体系有法规要求。因此，本文件期望组织：
>
> ——按照适用的法规要求识别组织的一个或多个角色；
>
> ——依据这些角色识别适用于组织活动的法规要求；
>
> ——在组织质量管理体系中融入这些适用的法规要求。
>
> 不同国家和地区适用的法规要求中的定义有所不同。组织需要按照医疗器械适用的管辖区的法规中的定义解读本文件的定义。
>
> 本文件还能用于内部和外部各方（包括认证机构）评定组织满足顾客要求、适用于质量管理体系的法规要求和组织自身要求的能力。值得强调的是，本文件所规定的质量管理体系要求是对产品技术要求的补充，这对满足顾客要求以及安全和性能方面的适用的法规要求是必要的。
>
> 采用质量管理体系是组织的一项战略决策。一个组织的质量管理体系的设计和实施受以下因素的影响：

---

* 从本章开始，将 GB/T 42061—2022/ISO 13485：2016 的内容放在方框内，以方便读者阅读。

a) 组织环境、环境变化和组织环境对医疗器械符合性的影响；

b) 组织不断变化的需求；

c) 组织的特定目标；

d) 组织所提供的产品；

e) 组织所采用的过程；

f) 组织的规模和组织结构；

g) 适用于组织活动的法规要求。

实施本文件并不意味着需要统一不同质量管理体系的架构、统一文件或形成与本文件条款结构相一致的文件。

医疗器械的种类很多，本文件中所规定的一些专用要求只适用于指定的医疗器械类别。本文件第 3 章给出了这些类别的定义。

1.2 理解与实施要点

1.2.1 根据 GB/T 1.1—2020《标准化工作导则 第 1 部分：标准化文件的结构和起草规则》的规定，国家标准的引言部分通常可以给出编制该文件的原因、编制的目的，以及有关文件技术内容的特殊信息和说明。引言不应包含要求性条款，不应给出章编号。GB/T 42061—2022/ISO 13485：2016（以下简称本文件）的引言给出了六部分的内容，即总则、阐明概念、过程方法、与 YY/T 0287 的关系、与 GB/T 19001 的关系、与其他管理体系的相容性。

1.2.2 本文件规定了质量管理体系要求，能用于：

1）医疗器械的设计、开发、生产、贮存和流通、安装、维护和最终停用及废弃处置，如涉及医疗器械生命周期的一个或多个阶段的组织（医疗器械供应商、制造商、授权代表、进口商、经销商或代理商）能依据此要求进行产品的设计、开发、生产、贮存和流通、安装、维护和最终停用及废弃处置。

2）医疗器械相关活动的设计、开发或提供，如医疗器械销售、医疗器械安装服务、维护服务、售后技术支持的设计、开发或提供。

3）向这种组织提供产品的供方或其他外部方，供方或其他外部方所提供的产品是指原材料、部件、组件、医疗器械，以及灭菌服务、校准服务、流通服务、维护服务等。该供方或外部方可自愿选择符合本文件的要求或按合同约定符合本文件的要求。

1.2.3 一些管辖区对医疗器械供应链中担任各种角色的组织应用质量管理体系有法规要求，本文件提出了医疗器械组织将适用的法规要求融入质量管理体系的三个规则，三个规则及其相关活动如下：

1）按照适用的法规要求识别组织的一个或多个角色。法律法规中规定的角色主要为医疗器械的制造商、经销商、进口商、委托生产商等。组织在医疗器械实现、流通和使用过程中所处的阶段不同或者产品面向的国家或地区不同，角色可能都不尽相同。组织可能由于生产或经营产品种类不同，在同一国家或地区也充当着不同的角色，例如某企业既是IVD试剂的制造商又是进口诊断仪器的进口商和经销商。不同国家和地区对于医疗器械的分类不同，可能导致同样的产品在不同国家和地区产品类别不同，其制造商的身份大不相同，例如某牙齿美容类产品，在国内为Ⅲ类医疗器械，出口到某些国家则按照化妆品类产品进行监管，所以组织首先要明确医疗器械面向的国家和地区、产品分类和活动。相关活动包括：

——确定目标国家和地区。不同的国家和地区对医疗器械的法律法规要求可能存在差异，组织首先应该明确产品的目标市场。如果在我国生产或销售的医疗器械组织，只需满足我国的医疗器械的相关法规要求；如果医疗器械在我国生产并预期在其他国家和地区上市，组织则需要同时满足我国和目标上市国家和地区对制造商的适用的法规要求。

——明确医疗器械产品分类。我国按照产品的风险等级将医疗器械分为Ⅰ、Ⅱ、Ⅲ类，Ⅰ类风险等级最低，Ⅲ类风险等级最高。按照医疗器械生产和使用将医疗器械划分为无菌、植入、IVD和一般医疗器械等。对不同风险等级医疗器械，上市前和上市后的监管要求在形式和/或内容上有所不同。此外，不同国家或地区对医疗器械的分类方法不尽相同，可能导致同一产品在不同国家或地区被划分为不同的风险等级，因此对在供应链中承担相同角色的组织适用的法规要求也会有很大的不同。本书第一部分相关章节介绍了部分国家和地区的医疗器械产品分类规则，读者可参阅进一步了解。

——识别组织的过程和活动。组织在医疗器械供应链上所处的位置不同，导致其可能涉及医疗器械生命周期的一个或多个阶段，包括产品的设计和开发、生产、贮存和流通、安装、服务和最终停用及处置。组织可能只提供其中某个过程和活动，如产品的经销商；组织也可能覆盖很多个阶段，提供不同的过程和活动，如集医疗器械产品的设计开发、生产、流通和服务于一体的产品的制造商。

——明确组织角色，如医疗器械供应商、制造商、授权代表、进口商、经销商或代理商等。

2）依据这些角色识别适用于组织所从事的生产或经营活动的法规要求，包括以下活动：

——法规收集。组织需要及时收集并识别与其角色相适应的法律法规。特别是预期要在国外上市的医疗器械产品，要及时收集和识别目标国家上市的法律法规要求和更新情况。如出口到欧盟的医疗器械产品，要符合欧盟MDR、IVDR法规的要求；出口到美国的产品，要进行FDA注册，这是通关的必要条件。

——法规的分类。医疗器械法规，是各个国家、地区的政府和主管当局监管医疗器械的依据。目前，由于各个国家、地区的医疗器械监管体系不尽相同，其法规的分类也不尽相同。如美国FDA建立了相对完整的法律法规体系，包括法律〔如《联邦食品、药品化妆品法案》（FD & C Act）］、法规［如美国《联邦法规第21卷》820部分（21CFR Part820）］和指南性文件（如《心血管支架和相关输送系统临床前的工程测试和推荐的标示》）等。我国的医疗器械法规主要包括行政法规（如《医疗器械监督管理条例》）、部门规章（局令）和规范性文件。

——识别法规要求。组织应依据其在医疗器械生命周期中承担的角色，识别其适用的法规。例如，在我国具有医疗器械设计和开发角色的组织需识别的法规至少包括医疗器械产品分类界定、医疗器械通用名称命名规则、医疗器械包装、标签和说明书、产品技术要求、国家或行业标准、临床试验和临床评价、产品技术审查指导原则、医疗器械注册和备案相关的法规。再如，作为医疗器械生产角色的组织需识别的法规至少包括生产质量管理规范、现场检查指导原则、供应商审核指南、医疗器械召回、不良事件报告、飞行检查、质量公告等。

——内部沟通。组织应将收集和识别的法规进行内部沟通，按照职责划分或活动安排与相关职能部门或人员沟通，确保法规的准确传递，必要时要向最高管理者报告。可能影响的过程包括设计开发过程，产品注册、采购、生产、质量控制、销售、服务，质量管理体系的完善，向监管机构报告等，组织需满足其医疗器械适用的法规要求。

3）在组织质量管理体系中融入这些适用的法规要求。组织可按照PDCA模式将适用的法规要求融入其质量管理体系中，包括以下活动：

——评价组织现有状况。组织可同时对照评价公司目前现有的文件和流程是否符合法规要求，如评价结论为符合，应保留评价记录转交满足法规要求的验证部门，如果评价结论为不符合，应开展融入法规要求的策划。

——策划融入法规要求。有些法规要求可以通过对文件和流程的改进加以满足，有些法规要求可能涉及资源的改善、产品注册变更、原材料采购、过程确认，需要企业内部、外部或多部门合作完成，企业应对这样的法规要求建立并保留策划方案。

——融入法规要求的实施。企业应按照策划的方案实施，包括建立或完善文件，提供充分的资源，产品或工艺的改进等。对于一些有关产品上市前的法规要求，特别是和产品市场准入相关的法律法规，如产品技术审查指导原则，其策划实施应考虑产品的注册周期。

——符合法规要求的验证。企业应明确人员或部门职责验证质量管理体系是否满足法规要求并保留最终的评价结论。满足法规要求的验证包括对照现有状况的评价和采取措施的验证。

1.2.4 由于各国国情、工业化水平、文化的差异，不同国家和地区对于医疗器械适用的法规要求的定义有所不同，如《欧盟医疗器械法规》（MDR）主要针对医疗器械与有源植入性医疗器械；而《体外诊断医疗器械法规》（IVDR）被定义为制造商预期用于体外检查从人体提取的样本，包括捐献的血液及组织，单独使用或组合使用的试剂、试剂产品、校准物品、控制材料、成套工具、仪器、器具、设备、软件或系统。组织需要按照医疗器械适用的管辖区的法规中的定义解读本文件的定义。这有助于在一个标准框架平台上协调各国医疗器械法规，有利于达成共识，促进全球医疗器械法规协调一致。

1.2.5　本文件还能用于内部和外部各方（包括监管机构和认证机构）评定组织满足顾客要求、适用于质量管理体系的法规要求和组织自身要求的能力。

1.2.6　本文件所规定的质量管理体系要求与产品技术要求既有联系也有区别，二者不宜混淆。质量管理体系要求是对良好管理实践的要求，以便尽可能达到高质量水平，为产品技术要求的实现提供保证，是对产品技术要求的补充，但通常不特指任何特定类型的产品；而产品技术要求是对特定产品在功能、安全和性能、可靠性和环境适应性等方面的要求。产品技术要求是质量管理体系要求的输入，质量管理体系输出的产品要符合产品技术要求。使用产品标准、质量管理体系标准和质量改进方法都是提高组织满足顾客要求以及安全和性能方面的适用法规要求的能力或组织竞争力的方法。

1.2.7　采用质量管理体系是组织的一项战略决策。本文件包含一些改进要求。这些改进通过对一些来源（如投诉处置、上市后监督、不合格的处置、纠正措施和预防措施）的反馈来实现。组织可以利用这些过程以确保获得有益的和成本有效的改进。质量管理体系本身并不必然带来工作流程或产品的改进，但其是实现组织目标的系统方法，可引导组织改进整体绩效并为组织的持续发展计划提供坚实的基础，从而实现组织的战略目标，推动可持续发展。

1.2.8　组织的质量管理体系的设计和实施受多种因素影响，如组织环境、环境变化和组织环境对医疗器械符合性的影响，还受到组织不断变化的需求、具体目标、所提供的产品、所采用的过程、组织的规模和结构以及适用于组织活动的法规要求等因素的影响，这些因素包括需考虑的正面和负面要素和条件。其中，组织环境是指与组织的目标和战略方向相关，并影响其实现质量管理体系预期结果的各种外部和内部因素。外部因素是指国际、国内、地区和当地的各种法律法规、技术、竞争、市场、文化、社会和经济因素；内部环境因素是指组织的价值观、文化、知识和绩效因素。

1.2.9　实施本文件要求的质量管理体系不宜导致繁文缛节、文书工作或缺乏灵活性，每个组织已有的管理结构是其建立质量管理体系的基础，因此并不需要统一不同质量管理体系的架构、文件或形成与该标准条款结构相一致的文件，满足该标准要求的文件可以是多样化的；质量管理体系也不宜成为不合理的经济负担，实施和保持质量管理体系会以受益和改进作为回报。

1.2.10　医疗器械的种类很多，本文件涉及多种类型的医疗器械和相关服务的质量管理体系，包括有源、无源、无菌和植入以及体外诊断医疗器械，本文件的某些专用要求仅适用于指定的医疗器械类别，本文件第3章术语和定义说明了这些医疗器械类别，如无菌医疗器械、植入性医疗器械等。判断本文件的适用性时，组织应该考虑所应用的一个或多个医疗器械的性质，以及与这些医疗器械的使用相关的风险和适用的法规要求。

2 阐明概念

2.1 标准条文

0.2 阐明概念

对本文件的下列术语或短语的说明：

——当用短语"适当时"修饰一项要求时，通常认为这项要求是适当的，除非组织能提出其他合理理由。如果一项要求对以下任意一项是必需的，则认为该项要求是适当的：

- 产品满足要求；
- 符合适用的法规要求；
- 组织实施纠正措施；
- 组织管理风险。

——当用术语"风险"时，在本文件范围内其应用是关于医疗器械的安全或性能要求或符合适用的法规要求。

——当一项要求需要"形成文件"时，其也需要建立、实施和保持。

——当用术语"产品"时，其也意指"服务"。产品适用于为顾客提供的或顾客要求的输出，或产品实现过程形成的任何预期输出。

——当用术语"法规要求"时，其涵盖了适用于本文件使用者的任何法律法规（例如法律、法规、条例或指令）的要求。术语"法规要求"的应用限于质量管理体系要求和医疗器械的安全或性能要求。

在本文件中使用如下助动词：

——"应"表示要求；

——"宜"表示建议；

——"可"表示允许；

——"可能/能"表示可能性或能力。

"注"是理解或说明有关要求的指南。

2.2 理解与实施要点

2.2.1 标准中对部分术语或短语进行了说明，这有助于组织正确理解和实施本文件的要求。

1）本文件中用短语"适当时"来修饰某项要求时，如果组织不能说明其他合理理由，则认为该项要求是适当的，组织需遵照实施。如果一项要求对产品满足要求、符合适用的法规要求、组织实施纠正措施或组织风险管理中的任一项是必须的，则认为该项要求是适当的。

2）术语"风险"在本文件范围内的应用是关于医疗器械的安全或性能要求或满足适用的法规要求，该"风险"不宜与财务风险或经营业绩风险相混淆。

在运行质量管理体系时，组织需要在三方面上理解"风险"。第一，GB/T 42061—2022/ISO 13485：2016 是基于风险的方法来建立、实施、保持和改进质量管理体系，该方法宜应用于质量管理体系所需的所有过程，需要考虑过程的各种影响因素。第二，宜理解有效和符合运行质量管理体系的风险，即组织的质量管理体系有效运行时出现的风险和违反医疗器械法律法规的风险，在识别风险和机遇时，组织宜着重通过预防措施或降低风险来预防或降低不良影响。第三，GB/T 42062—2022/ISO 14971：2019 给出了医疗器械风险管理的过程和实施要求。

3）本文件中多处提到要求、程序、活动或安排等"形成文件"，该"形成文件"包含文件的建立、实施和保持。

4）本文件中术语"产品"也包括服务。本文件明确允许一些组织如经销商、授权代表和灭菌服务提供商以类似于医疗器械制造商的方式应用该标准的要求。这些组织不生产产品但提供医疗器械生命周期或供应链中重要的服务。

5）本文件中术语"法规要求"的应用，其内容限于质量管理体系要求和医疗器械的安全和性能要求，只有这两方面的法规要求需要融入组织的质量管理体系，清晰地界定了"法规要求"的范围。其他方面如环境方面、职业健康安全方面、财务方面以及各领域和医疗器械组织相关的法律法规，虽然组织也需要贯彻实施，但不需要融入医疗器械质量管理体系。目前各个国家、地区的医疗器械法规体系不尽相同，但通常由法律、法规、指南性文件组成。我国医疗器械法规体系由法规、规章、规范性文件及指导性文件组成。

2.2.2 标准中使用的以下助动词，可以帮助组织更准确地理解和使用本文件：

——"应"用于表示声明符合标准需要满足的要求，不使用"必须"作为"应"的替代词（以避免将标准的要求和外部的法定责任相混淆）；

——"宜"表示在几种可能性中推荐（或建议）特别适合的一种，不提及也不排除其他可能性，或表示某个行动步骤是首选的但未必是所要求的，或（以否定形式）表示不赞成但也不禁止某种可能性或行动步骤；

——"可"用于表示在标准的界限内所允许的行动步骤；

——"能"用于陈述由材料的、生理的或某种原因导致的能力或可能性。

2.2.3 标准中"注"是理解或说明有关要求的指南，不包含要求，仅是帮助标准使用者理解标准要求或实施标准要求的附加信息和指南。

3 过程方法

3.1 标准方法

0.3 过程方法

本文件以质量管理的过程方法为基础。任何接收输入并将其转化为输出的活动均能视为过程。通常，一个过程的输出直接形成下一个过程的输入。

为使组织有效运作，需要识别和管理众多相互关联的过程。为了达到预期结果，由过程组成的系统在组织内的应用，连同这些过程的识别和相互作用，以及对这些过程的管理，称之为"过程方法"。

在质量管理体系中使用这种过程方法强调以下方面的重要性：

a) 理解并满足要求；

b) 从增值的角度考虑过程；

c) 获得过程绩效和有效性的结果；

d) 在客观测量的基础上改进过程。

3.2 理解与实施要点

3.2.1 本文件采用"策划—实施—检查—处置"（PDCA）循环和基于风险的思维相结合的过程方法控制质量管理体系所需的适当过程。可影响目标和结果的风险必须由质量管理体系来应对，在整个过程方法中运用基于风险思维并辅以 PDCA 工具的使用，可促进组织的质量管理体系实现预期结果。组织应用基于风险的方法控制质量管理体系所需的适当过程。

3.2.2 利用输入实现预期结果的相互关联或相互作用的一组活动，可视为一个过程。一个过程的输入通常是其他过程的输出，两个或两个以上相互关联和相互作用的连续过程也可作为一个过程。为使组织有效运行，在实施预期结果中，必须识别和管理众多相互关联的过程。系统地理解和管理相互关联的过程，特别是这些过程之间的相互作用，有助于提高组织的有效性和效率，称之为"过程方法"。

3.2.3 在质量管理体系中应用过程方法强调以下方面的重要性：

1) 理解并满足要求。通过对过程的输入和输出、资源和活动进行分析、策划、管理，理解过程预期目标和绩效，理解过程间发生作用的方式和效果，并加以检查，发现问题及时调整，包括在发生变化时及时调整，从而使过程能适应顾客和法律法规变化的需求，以及适应组织发展的需求。

2) 从增值的角度考虑过程。任何一个过程的存在必然是为了实现增值。过程方法系统管理组织所涉及的所有过程，从发挥过程的有效性和效率出发，策划过程、设定目标和绩效值、管理过程。按策划实施过程时，减少无价值活动，增加有价值活动；对过程监视和测量关注价值的增减；改进无价值活动实现增值。

3）获得过程绩效和有效性的结果。绩效定义为"可测量的结果"（GB/T 19000—2016，3.7.8），涉及定性的或定量的结果。有效性是"完成策划活动并得到策划结果的程度"（GB/T 19000—2016，3.7.11）。有效性结果是完成策划活动、达到预期结果的程度。过程方法从输出结果角度考虑过程，即组织为实现目标展现在各过程的有效输出及是否达到过程策划的结果及程度。预期结果的偏离可能是操作环境变化、信息缺乏、信息未知或各方面的结果。识别这些方面和其对组织绩效的影响，识别避免或降低偏离发生概率或后果的措施，对于正确策划是很重要的。

4）在客观测量的基础上改进过程。过程是动态的，需要不断完善和改进。利用过程方法可以在影响过程绩效的关键点设置收集数据和信息的方式方法，通过分析这些数据和信息，发现过程趋势，以确认过程的有效性、效率，确认是否需要纠正措施，从而根据过程信息分析结果来识别过程改进的机会。

4 与 YY/T 0287 的关系

4.1 标准条文

0.4 与 YY/T 0287 的关系

ISO 13485 历次版本均已转化为 YY/T 0287，附录 A 给出了本文件与 YY/T 0287—2003 的内容对比。

4.2 理解与实施要点

在我国，ISO 13485 历次版本均已转化为 YY/T 0287。附录 A 给出了本文件与 YY/T 0287—2003 的内容对比，从而清楚地说明 GB/T 42061—2022 相对于 YY/T 0287—2003 增加、删除和更改的内容，既有利于使用者对 GB/T 42061—2022/ISO 13485：2016 的理解和应用，同时也为医疗器械生产企业及认证机构由 YY/T 0287—2003/ISO 13485：2003 向 GB/T 42061—2022/ISO 13485：2016 的转换提供了方便。

5　与 GB/T 19001 的关系

5.1　标准条文

0.5　与 GB/T 19001 的关系

本文件是一个以 GB/T 19001—2008 为基础的独立标准。为方便使用者，附录 B 给出了本文件和 GB/T 19001—2016（代替 GB/T 19001—2008）的对应关系。

本文件旨在促进用于质量管理体系的适当法规要求的协调一致，该体系应用于涉及医疗器械生命周期的一个或多个阶段的组织。本文件包含了对涉及医疗器械生命周期的组织的一些专用要求，删减了 GB/T 19001 中不适于作为法规要求的那些要求。由于这些删减，质量管理体系符合本文件的组织不能声称符合 GB/T 19001，除非其质量管理体系满足 GB/T 19001 的所有要求。

5.2　理解与实施要点

5.2.1　本文件是以 GB/T 19001—2008《质量管理体系　要求》为基础的独立标准，可单独使用，不是 ISO 9001 在医疗器械行业中的实施指南。其附录 B 给出了 GB/T 42061—2022 和 GB/T 19001—2016《质量管理体系　要求》（代替 GB/T 19001—2008）的对应关系，这将有助于组织将 GB/T 42061—2022 质量管理体系与 GB/T 19001—2016 或其他管理体系相融合。该方法对于寻求在双重认证（即 GB/T 42061—2022 和 GB/T 19001—2016）下运行的组织尤其相关。

5.2.2　本文件主要目的是在全球范围内用于涉及医疗器械生命周期一个或多个阶段组织的质量管理体系与适当的医疗器械法规的协调一致。本文件包含了对涉及医疗器械生命周期一个或多个阶段的组织的一些专用要求，删减了 GB/T 19001 中一些不适于作为法规要求的条款，如对持续改进、顾客满意的表述。由于这些删减，质量管理体系符合本文件要求的组织不能声称符合 GB/T 19001，除非其质量管理体系满足 GB/T 19001 的所有要求。

5.2.3　GB/T 42061—2022 和 GB/T 19001—2016 相互兼容。但 GB/T 42061—2022 明确了与质量管理体系相关的医疗器械法规要求，如无菌医疗器械专用要求、灭菌过程和无菌屏障系统确认专用要求等。GB/T 42061—2022 的附录 B 提供了 GB/T 42061—2022 与 GB/T 19001—2016 的章节对比，有助于组织将 GB/T 42061—2022 质量管理体系与 GB/T 19001—2016 质量管理体系进行整合。

6 与其他管理体系的相容性

6.1 标准条文

> **0.6 与其他管理体系的相容性**
>
> 　　本文件不包括针对其他管理体系的要求，如环境管理、职业健康与安全管理或财务管理的特定要求。然而本文件使组织能够将其自身的质量管理体系与相关的管理体系要求相协调或整合。组织为了建立符合本文件要求的质量管理体系，可能会改变其现行的一个或多个管理体系。

6.2 理解与实施要点

　　6.2.1 本文件虽然不包含对其他管理体系（如环境管理、职业健康安全管理或财务管理）的要求，但被设计和编写成与其他管理体系标准兼容，使得组织能够在一个共同的体系中满足各体系标准的要求。

　　6.2.2 实施本文件要求的医疗器械组织，可能会考虑采用其他管理体系。因为本文件未对组织的质量管理体系结构与任何其他管理体系标准结构符合性提出要求，各管理体系要求之间无直接冲突，组织可整合这些管理体系而不影响其符合性。因本文件包含医疗器械领域质量管理体系特定要求，组织建立符合本文件要求的质量管理体系可能会改变组织现行的一个或多个管理体系。

第七章 GB/T 42061—2022/ISO 13485：2016 正文内容解读

1 范围

1.1 标准条文

1 范围

　　本文件为需要证实自身有能力提供持续满足顾客要求和适用的法规要求的医疗器械和相关服务的组织规定了质量管理体系要求。这类组织能涉及医疗器械生命周期的一个或多个阶段，包括医疗器械的设计和开发、生产、贮存和流通、安装或服务，以及相关活动（例如技术支持）的设计和开发或提供。本文件也能用于向这类组织提供产品（包括与质量管理体系相关的服务）的供方或外部方。

　　除非明确规定，本文件的要求适用于各种规模和类型的组织。本文件中应用于医疗器械的要求同样适用于组织提供的相关服务。

　　对于本文件所要求的适用于组织但不是由组织实施的过程，在质量管理体系中组织通过监视、维护和控制这些过程对其负有责任。

　　如果适用的法规要求允许对设计和开发控制进行删减，则这能作为在质量管理体系中将其删减的理由。若这些法规要求能提供其他方法，这些方法要在质量管理体系中予以说明。组织有责任确保在符合本文件的声明中明确对设计和开发控制的任何删减。

　　本文件第6章、第7章或第8章中的任何要求，如果因组织开展的活动或质量管理体系所涉及的医疗器械的特点而不适用时，组织不需要在其质量管理体系中包含这样的要求。对于经确定不适用的任何条款，组织按照4.2.2的要求记录其理由。

1.2 理解与实施要点

1.2.1 标准的应用范围

1）如果组织需要证实其具有提供持续满足顾客要求和适用的法规要求的医疗器械

和相关服务的能力，则可以采用 ISO 13485。组织提供的医疗器械产品和服务应满足顾客的要求，还应满足与医疗器械产品和服务相关的有关法规要求。法规要求是组织生存和发展的底线，顾客要求是组织生存和发展的基本条件，两个要求内涵不同，缺一不可，这是组织在质量管理方面追求的目标。ISO 13485 既可以用于内部证实（内审）也可以用于外部证实（第二方审核、第三方审核）组织具备这样的能力。

2）本文件规定了质量管理体系要求，组织可依此要求进行医疗器械的设计和开发、生产、贮存和流通、安装、服务和最终停用及处置，以及相关活动（例如技术支持）的设计和开发或提供。本文件也适用于提供原材料、组件、部件、灭菌服务、校准服务、流通服务、维护服务的供方和其他外部方。也就是说，本文件适用于医疗器械全生命周期产业链各阶段的医疗器械组织。

3）除非明确规定，本文件适用于医疗器械生命周期各个阶段、医疗器械供应链及医疗器械相关服务的各种类型、不同规模的组织。本文件应用于医疗器械的要求也同样适用于组织提供的相关服务。

1.2.2　明确责任

本文件明确组织对适用的质量管理体系各过程负有责任。对适用于组织但不是由组织实施的过程，例如外包过程，组织同样负有责任。组织应对包括外包过程在内的质量管理体系各过程进行监视、维护、控制和管理，以表明对这些过程负责。

1.2.3　ISO 13485 的专用性和特殊性

尽管 ISO 13485 和 ISO 9001《质量管理体系　要求》具有相似的名称，但它们的适用范围不同：ISO 9001 提出的要求是通用的，适用于各种类型、不同规模和提供不同产品的组织，而 ISO 13485 是仅针对提供医疗器械产品组织规定的专用要求。根据"专门法优先于普通法"的原则，ISO 13485 提出的要求要比 ISO 9001 的要求更为具体，更加专业，更有力度。其中最明显的特点是医疗器械涉及人身安全和健康，比起一般产品有更突出的安全有效的要求，各国各地区对医疗器械产品的监督管理方面提出了不同内容的法律、法规要求，如我国国务院颁布的《医疗器械监督管理条例》，美国、欧盟、日本、澳大利亚等都有类似的医疗器械立法内容。因此，本文件是医疗器械组织的质量管理体系的专用要求，在标准的名称上就加以明确——用于法规的要求，或者说是考虑了法律、法规环境的要求。

1.2.4　删减

如果适用的法规要求允许对设计开发控制条款进行删减，则该法规可以作为说明删减合理性的理由，这类法规必然具有其他规定，可以保证对设计和开发控制的删减而不影响产品质量。此点必须在质量管理体系中加以说明，组织应确保宣称其质量管理体系符合本文件是包含了对设计和开发控制删减的合理性。

一些法规要求允许组织将某些医疗器械投放市场，而无需证明它们满足设计和开发控制要求。组织应根据不同产品及其拟上市国家或地区适用的法规要求，确定是否可以删除设计和开发。例如，基于医疗器械类别（如低风险医疗器械）或医疗器械已通过特定的合格评定程序（如型式试验），其设计和开发不必满足本文件7.3的要求。即使法规允许组织删除本文件7.3的要求，但组织仍有责任满足本文件7.1、7.2、7.4、7.5和7.6中的产品实现要求。此外，外包设计和开发过程不能作为组织从质量管理体系中删除7.3的理由。

1.2.5　不适用

1）对于本文件第6章、第7章或第8章中的任何要求，如果因组织开展的活动或质量管理体系所涉及的医疗器械的特点而不适用时，组织不需要在其质量管理体系中包含这样的要求。对于经确定不适用的任何条款，组织应按照4.2.2的要求记录其理由。例如，提供一次性使用的无菌医疗器械的组织，在其质量管理体系中没有必要包含7.5.3和7.5.4中与安装和服务活动相关的内容。同样，若组织提供的医疗器械是非植入式的，其质量管理体系不必包含7.5.9.2中与植入式医疗器械有关的内容。

2）对于组织来说，重要是仔细地评审ISO 13485：2016第7章中所有的要求，以便识别出用于组织运作的那些要求。一旦将这些要求识别出来，组织就有责任遵守ISO 13485：2016中7.1的要求并且完成与产品实现要求有关的策划活动。

例如，某组织打算把自己的Logo贴在由组织质量管理体系以外的供方来进行设计开发、生产和服务的医疗器械上并销售该医疗器械，组织还打算与购买该类医疗器械的顾客进行沟通，并在当地设立接受顾客投诉的服务体系。在这种情况下，即使该组织自己没有完成设计开发活动，也不能认为7.3不适用。组织仍有责任满足7.3的要求，除非法规允许组织删减。一旦组织识别出那些要求，则组织有责任按照7.1的要求策划满足这些要求所需的质量管理体系过程。

2　规范性引用文件

2.1　标准条文

> **2　规范性引用文件**
>
> 　　下列文件中的内容通过文中的规范性引用而构成本文件必不可少的条款。其中，注日期的引用文件，仅该日期对应的版本适用于本文件。不注日期的引用文件，其最新版本（包括所有的修改单）适用于本文件。
>
> 　　GB/T 19000—2016　质量管理体系　基础和术语（ISO 9000：2015，IDT）

2.2　理解与实施要点

1）本文件的规范性引用文件是GB/T 19000—2016/ISO 9000：2015《质量管理体

系 基础和术语》。所谓"规范性引用"是指标准中引用了某文件或文件的条款后，这些文件或其中的条款即构成了标准整体不可分割的组成部分，也就是说，所引用的文件或条款与标准文本中规范性要素具有同等的效力。在使用标准时，要想符合标准，除了要遵守标准本身的规范性内容外，还要遵守标准中规范性引用的其他文件或文件中的条款。

2）注日期的引用文件，给出"文件代号、顺序号及发布年份号/或月份号"以及"文件名称"（完整的标准代号与名称），说明只有此指定的版本才适用。

3）不注日期的引用文件，仅给出"文件代号、顺序号"以及"文件名称"，不给出年代号，其最新版本任何时候均适用。对于不注日期的引用文件，如果最新版本未包含所引用的内容，那么包含了所引用内容的最后版本适用。

4）不注日期引用文件的所有部分，给出"文件代号、顺序号"以及"所有部分"，以及文件名称中的"引导元素（如果有）和主体元素"。

5）引用国际文件、国外其他出版物，给出"文件编号"或"文件代号、顺序号"以及"原文名称和中文译名"，并在其后的圆括号中给出原文名称。

6）列出标准化文件之外的其他引用文件和信息资源（印刷的、电子的或其他方式的），应遵循 GB/T 7714《信息与文献 参考文献著录规则》确定的相关规则。

7）文件清单中列出的引用文件的排列顺序为：国家标准化文件，行业标准化文件，本行政区域的地方标准化文件（仅适用于地方标准化文件的起草），团体标准化文件、ISO、ISO/IEC 或 IEC 标准化文件，其他机构或组织的标准化文件，其他文献。其中，国家标准、ISO 或 IEC 标准按文件顺序号排列（ISO 标准的标准顺序号为 1～59999，IEC 标准的标准顺序号为 60000 以上）；行业标准、地方标准、团体标准、其他国际标准化文件先按文件代号的拉丁字母和/或阿拉伯数字的顺序排列，再按文件顺序号排列。

如果不存在规范性引用文件，应在章标题下给出以下说明：

"本文件没有规范性引用文件。"

3 术语和定义

3.1 忠告性通知

3.1.1 标准定义

---

3 术语和定义

GB/T 19000—2016 界定的以及下列术语和定义适用于本文件。

3.1

    忠告性通知 advisory notice

    在医疗器械交付后由组织发布的旨在以下方面给出补充信息或建议要采取措施的通知：

> ——医疗器械的使用；
>
> ——医疗器械的改动；
>
> ——医疗器械退回组织；或
>
> ——医疗器械的销毁。
>
> **注：**忠告性通知的发布要符合适用的法规要求。

3.1.2 定义理解

3.1.2.1 制造商在医疗器械交付后，发现有问题需采取纠正或预防措施，采用忠告性通知形式告知顾客、代理商、经销商和政府监管部门等相关方。也有可能是为了符合国家和地区法规要求，如供电方式、环保要求等。

3.1.2.2 忠告性通知是指医疗器械交付后发现的，事先未考虑到但又影响使用安全和有效的问题。往往是发现了缺陷，甚至涉及安全及产品责任问题，所采取的应对措施。

3.1.2.3 制造商提供的应对措施可以涉及以下方面：

1）医疗器械的使用：告知在使用时的注意事项和应对措施，而这些信息和要求在医疗器械交付前，未考虑到和未告知的。

2）医疗器械的改动：告知对医疗器械应进行的改动，或在电路上或在结构上，或在已有的标记上。

3）医疗器械退回组织：当用户难以处置问题时，需将医疗器械退回组织，或退货或换新或修理，即"召回"。

4）医疗器械的销毁：如退回组织没有意义则可就地销毁，但应注意涉及环境问题，也可能异地销毁，或指定销毁处所。

3.1.2.4 标准中"注"注明了"忠告性通知的发布要符合适用的法规要求"。根据 ISO 13485：2016 引言中规定，"不同国家和地区适用的法规要求中的定义有所不同。组织需要按照医疗器械适用的管辖区的法规中的定义解读本文件的定义"。

3.2 授权代表

3.2.1 标准定义

> 3.2
>
> **授权代表** authorized representative
> 在某个国家或管辖区内设立的自然人或法人，其接受制造商书面授权，代表制造商执行该国家或管辖区的法律规定的义务有关的特定任务。
>
> ［来源：GHTF/SG1/N055：2009，5.2］

3.2.2 定义理解

1）授权代表由制造商任命，并签订协议，规定了双方的法规所要求的职责，代表制造商在所在辖区或国家行使法规规定的义务。如欧盟授权代表（European Authorised Representative 或 European Authorized Representative）是指由位于欧洲经济区EEA（包括 EU 与 EFTA）境外的制造商明确指定的一个自然人或法人。该自然人或法人可代表 EEA 境外的制造商履行欧盟相关的指令和法律对该制造商所要求的特定的职责。

2）授权代表只在一个国家或辖区内有效，并应符合该国家或辖区的法律法规的要求。如美国医疗器械代理人必须为美国境内的公民或者企业代理人，不能是一个答录机或者传真机，不能只是一个邮件地址，作为美国代理人，必须每天 24 小时随时都可以进行联系。如果企业注册后，其美国代理人无法被 FDA 联系上，则该企业会被立即取消此次注册，并被要求重新进行注册。这也可能使 FDA 认为企业所提供的相关信息不真实可靠，从而留下不良记录。美国代理人的职责主要是协助 FDA 与相应的国外企业联系就该国企业进口或用于进口到美国的产品回答相关的问题；协助 FDA 制定国外工厂检查的行程安排；当 FDA 不能将信息或文件直接迅速地发到国外企业时，可以将其发至相关的美国医疗器械代理人处。

3）授权代表可以是自然人，也可以是法人。法人是一种社会组织；自然人是在自然状态之下而作为民事主体存在的人。抽象的人的概念，代表着人格，代表其有权参加民事活动，享有权利并承担义务。

3.3 临床评价

3.3.1 标准定义

> **3.3**
>
> **临床评价** clinical evaluation
> 评估和分析与医疗器械有关的临床数据以验证该器械按制造商的预期使用时的临床安全和性能。
> ［来源：GHTF/SG5/N4：2010，第 4 章］

3.3.2 定义理解

1）医疗器械临床评价是指注册申请人通过临床文献资料、临床经验数据、临床试验等信息对产品是否满足使用要求或者适用范围进行确认的过程。

2）医疗器械产品是以临床应用为目的，所以要关注临床的安全、有效。临床评价应全面、客观，应通过临床试验等多种手段收集相应数据，临床评价过程中收集的临床性能和安全性数据、有利的和不利的数据均应纳入分析。临床评价的深度和广度、需要的数据类型和数据量应与产品的设计特征、关键技术、适用范围和风险程度相适应，也应与非临床研究的水平和程度相适应。

3）临床评价应对产品的适用范围（如适用人群、适用部位、与人体接触方式、适应症、疾病的程度和阶段、使用要求、使用环境等）、使用方法、禁忌症、防范措施、警告等临床使用信息进行确认。

4）注册申请人通过临床评价应得出以下结论：在正常使用条件下，产品可达到预期性能；与预期收益相比较，产品的风险可接受；产品的临床性能和安全性均有适当的证据支持。

3.4 投诉

3.4.1 标准定义

3.4

投诉 complaint

宣称已从组织的控制中放行的医疗器械存在与标识、质量、耐用性、可靠性、可用性、安全或性能有关的缺陷或宣称影响这些医疗器械性能的服务存在不足的书面、电子或口头的沟通。

注："投诉"的此定义不同于与 GB/T 19000—2016 界定的定义。

3.4.2 定义理解

1）顾客投诉是指顾客（也包括社会有关方及媒体）对已上市的医疗器械不满意的一种宣称和表示，不管其采用的方式是书面的、电子的，还是口头的，都属于投诉的范畴。有时翻译成顾客抱怨则是因为顾客不一定"上书"给制造商。

2）顾客投诉的内容是针对上市的、制造商认为是合格的医疗器械在标识、质量、耐用性、可靠性、可用性、安全性及性能方面，不满足顾客需求的一种宣称。

3）制造商应以积极态度对待顾客投诉，除了采取纠正和纠正措施外，还可以从中获得有用的信息，寻求和识别改进的机会。

4）"投诉"在 GB/T 19000—2016 中被定义为"〈顾客满意〉就产品、服务或投诉处理过程，表达对组织的不满，无论是否明确地期望得到答复或解决问题"，是顾客主动向组织表达满意度低的一种常见的表达方式。医疗器械的生产是满足法规要求，而不应因顾客的满意和不满意去改变医疗器械。

3.5 经销商

3.5.1 标准定义

> 3.5
>
> **经销商** distributor
>
> 供应链中代表其自身促使最终用户获得医疗器械的自然人或法人。
>
> 注1：供应链中可涉及多个经销商。
>
> 注2：供应链中代表制造商、进口商或经销商的涉及诸如贮存和运输活动的人员不是本定义中经销商。
>
> ［来源：GHTF/SG1/N055：2009，5.3］

3.5.2 定义理解

1）经销商是组织供应链上的一环，指某一区域和领域只拥有销售或服务的自然人或法人。经销商具有独立的经营机构，拥有商品的所有权（买断制造商的产品/服务），获得经营利润，多品种经营，经营活动过程不受或很少受制造商限制，与制造商责权对等。

2）组织可拥有一个或多个经销商。我国经销商主要有零售商和推销给最终用户的批发商。

3）以制造商、进口商或经销商的名义进行的贮存和运输则不属经销商的范畴。

3.6 植入性医疗器械

3.6.1 标准定义

> 3.6
>
> **植入性医疗器械** implantable medical device
>
> 只能通过医疗或外科手术去除的医疗器械，预期其：
>
> ——被全部或部分导入人体或自然腔道中；或
>
> ——替代上表皮面或眼表面；
>
> ——并且保留至少30天。
>
> 注：植入性医疗器械的定义包含有源植入性医疗器械。

3.6.2 定义理解

3.6.2.1 植入性医疗器械包括无源植入性医疗器械和有源植入性医疗器械，如：人工心脏瓣膜、心脏起搏器、体内给药器械、除颤器、人工晶体、宫内节育器、人工关节、血管内支架、食道内支架等。

3.6.2.2 植入的程度：

1）全部植入人体；

2）部分植入人体；

3）介入自然腔口；

4）替代上表皮或眼表面。

3.6.2.3 植入和取出手段：

1）外科手段（开刀植入）：植入和取出；

2）内科手段（自然腔口插入，如宫内节育器）：取出。

3.6.2.4 术后保留时间：

30天以上或者被人体吸收的医疗器械。

3.7 进口商

3.7.1 标准定义

3.7

进口商 importer

在供应链中使其他国家或管辖区制造的医疗器械在所要上市的国家或管辖区可销售的第一个自然人或法人。

［来源：GHTF/SG1/N055：2009，5.4］

3.7.2 定义理解

1）将另一个国家或辖区内生产的医疗器械通过进口贸易的形式在本国或管辖区内上市销售的自然人或法人。

2）在供应链上属于首次引入。

3）在我国境内销售、使用的进口医疗器械应当按照《医疗器械注册和备案管理办法》的规定申请注册，即依照法定程序，对拟上市销售、使用的医疗器械的安全性、有效性进行系统评价，以决定是否同意其销售、使用。未获准注册的进口医疗器械，不得销售、使用。

3.8 标记

3.8.1 标准定义

3.8

标记 labelling

与医疗器械的标识、技术说明、预期用途和正确使用有关的标签、使用说明书和任何其他信息，但不包括货运文件。

［来源：GHTF/SG1/N70：2011，第4章］

3.8.2 定义理解

1）标记是指医疗器械最终产品的标识及其标注。它可以书写品、印刷品、图示物或电子媒体形式出现。标记是贴在医疗器械上或其任何包装箱或包装物上的由制造商向顾客和社会提供的信息。

2）标记的内容很广泛，包括医疗器械标识，技术说明和使用说明的资料。它是产品的重要组成部分，是制造商与顾客间的接口，是产品正常使用和法规要求不可缺少的信息。

3）医疗器械的货运文件如铁路托运单不属于标记范围，但制造商出具的装箱单和货物明细表则属于标识。

4）许多国家和地区法规都对产品标识作出明确规定，产品标准也有对标识的规定。一些地区和国家法规把"标记"称为由制造商提供的信息。如果标识不符合要求，可以判定产品不合格。正确地标识产品是保证医疗器械安全有效的手段之一，制造商应对产品和标记承担责任。

3.9 生命周期

3.9.1 标准定义

3.9

生命周期 life‐cycle
在医疗器械生命中，从初始概念到最终停用和处置的所有阶段。
［来源：GB/T 42062—2022，3.8］

3.9.2 定义理解

1）医疗器械的生命周期就是从"摇篮"直到"坟墓"的整个过程。对于制造商来说，产品的生命周期过程也是一个市场驱动的过程，从产品原始概念到研发与测试，再到生产制造，然后进入市场，最后到产品报废被新产品取代。

2）医疗器械的整个生命周期均可引入风险，并且在生命周期某一点上变为明显的风险，可在生命周期内完全不同的点上采取措施加以管理。

3.10 制造商

3.10.1 标准定义

3.10

制造商 manufacturer
以其名义制造预期可获得的医疗器械并负有医疗器械设计和/或制造责任的自

然人或法人，无论此医疗器械的设计和/或制造是由该自然人或法人进行或由他人代表其进行。

注1： 此"自然人或法人"对确保符合医疗器械预期可获得或销售的国家或管辖区的所有适用的法规要求负有最终法律责任，除非该管辖区的监管机构（RA）明确将该责任强加于另一个自然人或法人。

注2： 在其他GHTF指南文件中说明了制造商的责任。这些责任包括满足上市前要求和上市后要求，比如不良事件报告和纠正措施通知。

注3： "设计和/或制造"包括医疗器械的规范制定、生产、制造、组装、加工、包装、重新包装、标记、重新标记、灭菌、安装或再制造；或为了医疗目的而将多个器械，还可能包括其他产品，组合在一起。

注4： 为个体患者按照使用说明组装或改装由他人提供的医疗器械的任何自然人或法人，如果组装或改装不改变医疗器械的预期用途，就不是制造商。

注5： 不是以原制造商的名义更改医疗器械的预期用途或改动医疗器械的任何自然人或法人，使器械以其名义提供使用，宜认为是改动后的医疗器械的制造商。

注6： 不覆盖或改变现有标记，只将自己的地址和联系方式加在医疗器械上或包装上的授权代表、经销商或进口商，不被认为是制造商。

注7： 纳入医疗器械监管的附件，负责设计和/或制造该附件的自然人或法人被认为是制造商。

［来源：GHTF/SG1/N055：2009，5.1］

3.10.2　定义理解

1）制造商是医疗器械产品质量的第一责任人，对医疗器械的安全有效负有责任。以制造商的名义生产或制造医疗器械，无论是制造商自身完成医疗器械的设计开发及生产过程，还是委托其他企业进行设计开发或生产，最终都由制造商承担满足产品质量及法规要求的责任。

2）一个医疗器械只能有一个制造商，但可以有不同的生产商，生产商只负责生产，并不对这个产品负责，也就是说产品的质量控制由制造商负责。若产品出了问题，要找制造商。

3）制造商和生产商的区别：制造商有自主生产销售某些产品的资质和能力，不受其他任何个人或企业的约束。生产商在制造某些产品时，其产量、质量、数量、加工工艺及产品所用的材料等都受控于另一家制造商，所生产的产品也不得擅自销售。

4）医疗器械是人们用来防病、治病、康复、保健的特殊产品，为确保医疗器械产品质量的安全有效，医疗器械的制造商要遵从医疗器械的法规要求来控制其生产条件。

3.11 医疗器械

3.11.1 标准定义

3.11

医疗器械 medical device

用于人类的仪器、设备、工具、机械、器具、植入物、体外使用试剂、软件、材料或其他类似或相关物品，其预期使用由制造商确定，不论单独使用或组合使用，以达到下列一个或多个特定的医疗目的：

——疾病的诊断、预防、监护、治疗或缓解；

——损伤的诊断、监护、治疗、缓解或补偿；

——生理结构或生理过程的查验、替代、调节或支持；

——生命的支持或维持；

——妊娠控制；

——医疗器械的消毒；

——通过对取自人体的样本进行体外检查的方式来提供信息。

并且其在人体内或人体上的主要预期效用不是通过药理学、免疫学或代谢的方式实现，但这些方式可辅助实现预期功能。

注1：在一些管辖区可能认为是医疗器械但在另一些管辖区不认为是医疗器械的产品包括但不限于：

——消毒物；

——残疾人士的辅助器具；

——包含动物和/或人体组织的器械；

——用于体外受精或辅助生殖技术的器械。

注2：我国法规《医疗器械监督管理条例》（国务院令第739号）中医疗器械的定义如下：

医疗器械，是指直接或者间接用于人体的仪器、设备、器具、体外诊断试剂及校准物、材料以及其他类似或者相关的物品，包括所需要的计算机软件；其效用主要通过物理等方式获得，不是通过药理学、免疫学或者代谢的方式获得，或者虽然有这些方式参与但是只起辅助作用；其目的是：

（一）疾病的诊断、预防、监护、治疗或缓解；

（二）损伤的诊断、监护、治疗、缓解或者功能补偿；

（三）生理结构或生理过程的检验、替代、调节或者支持；

（四）生命的支持或者维持；

（五）妊娠控制；

（六）通过对来自人体的样本进行检查，为医疗或者诊断目的提供信息。

［来源：GHTF/SG1/NO71：2012，5.1，有修改］

3.11.2 定义理解

3.11.2.1 医疗器械是指直接或者间接用于人体的仪器、设备、器具、体外诊断试剂及校准物、材料以及其他类似或者相关的物品，包括所需的计算机软件。其效用主要通过物理方式等获得，不是通过药理学、免疫学或代谢的方式获得，或者虽然有这些方式参与但是只起辅助作用，这点区别于药品。

3.11.2.2 通过医疗器械可达到的目的：

1) 用于疾病的诊断、预防、监视、治疗或缓解。例如，可用于疾病诊断的医用超声诊断设备，如脉冲超声多普勒设备；用于监护胎儿健康的超声多普勒胎儿监护仪；用于治疗的医疗器械如高频手术设备、射频消融设备、心脏起搏器等。

2) 用于创伤的诊断、监视、治疗、缓解或者补偿。用于损伤诊断和治疗的放射性诊断设备，如医用诊断 X 射线机、CT 机。另外还有手术类器械、为失聪人士补偿听力的助听器及人工耳蜗等。

3) 用于解剖或生理过程的研究、替代、调节或者支持。例如，生理信息检测和处理类设备，如心电图机、脑电图机、医用监护仪、用于短时替代人体心肺功能的人工心肺机等。

4) 用于生命的支持或维持。例如，用于危重病人抢救的设备，如呼吸机；用于维持心脏及血管功能的心血管植入物，如人工心脏瓣膜、血管支架等。

5) 用于妊娠控制。如黄体生成素检测试纸。

6) 用于医疗器械的消毒。例如，用于医疗器械灭菌、消毒设备，如环氧乙烷灭菌器、湿热蒸汽灭菌器等。

7) 用于通过对来自人体的样本进行体外检查，为医疗或者诊断目的提供信息。例如，用于血常规检查的血液分析仪、流式细胞仪等。

3.11.2.3 医疗器械的类型：

1) 硬件：包括任何仪器、装置、工具、机器、设备、植入物；

2) 软件：计算机程序，放疗计划；

3) 流程性材料：检验用试剂、纱布、透明质酸钠、胶原蛋白海绵、齿科印膜材、水门汀等。

3.11.2.4 医疗器械可以通过形态、目的、作用原理来界定，必要时由国家或地区法规确定，可直接作用于人体内或体表，以提供检查诊断资料或信息。以下产品可能在某些管辖区域内被认为是医疗器械而在其他管辖区域内不被认为是医疗器械：

——消毒材料；

——残疾人辅助设备；

——含有动物和/或人体组织的器械；

——体外受精或辅助生殖技术的器械。

3.12 医疗器械族

3.12.1 标准定义

3.12

医疗器械族 medical device family

由同一组织或为同一组织制造的，具有与安全、预期用途和功能有关的，相同的基本设计和性能特性的成组医疗器械。

3.12.2 定义理解

1）医疗器械是由同一组织或为同一组织制造的医疗器械组。

2）医疗器械组具有相同的结构原理、制造材料（有源产品为与人体接触部分的制造材料）、生产工艺、安全性评价、符合的国家/行业标准、预期用途和功能的基本设计和性能特性。

3）只有同时符合以上两个条件才能归入一个族群，其使用的可以是一个设计开发文档。

3.13 性能评价

3.13.1 标准定义

3.13

性能评价 performance evaluation

评估和分析数据以确立或验证体外诊断医疗器械实现其预期用途的能力。

3.13.2 定义理解

1）体外诊断医疗器械是指制造商预定用于体外检查从人体取得样品，包括血液及组织供体的，无论单独使用或是组合使用的任何医疗器械，包括试剂、试剂产品、校准材料、控制材料、成套工具、仪表、装置、设备或系统。

2）性能评价是对体外诊断医疗器械的设计进行确认。它是证明所设计的体外诊断医疗器械是否能满足预期用途而开展的活动，通过对数据的评估和分析，建立或验证体外诊断医疗器械的科学有效性、分析性能和临床性能（如适用）。此定义与临床评价相关，仅适用于体外诊断医疗器械，称为性能评价。

3）体外诊断医疗器械的性能评价包括线性范围、灵敏度、精密度、干扰试验、对比试验、稳定性、参考值等，包括对设计和开发更改可能引起的风险和对产品安全性和有效性的影响的评价。

3.14 上市后监督

3.14.1 标准定义

3.14

上市后监督 post‐market surveillance

收集并分析从已经上市的医疗器械获得的经验的系统性过程。

3.14.2 定义理解

1) 通过收集并分析实际使用医疗器械的数据，然后在适当的过程中使用上市后监督的信息，如产品实现、风险管理、与监管部门沟通或改进，使制造商能够进行此类监测的过程。医疗器械上市后监督的一般定义：澳大利亚：由主管当局或制造厂商为获得医疗器械投入市场后其质量、安全或性能方面信息而实施的活动；加拿大：积极收集医疗器械信息；美国：包括所有对产品批准后的监测活动；日本：包括产品获得厚生劳动省批准后实施的监督活动，可以理解为一种主动的审查或调查，目的是确认或更好地定义医疗器械的安全或功效；欧盟：制造商协同其他经济运营商实施的所有活动，以建立并持续更新一个系统的程序来主动（proactive）收集和评审器械投入市场、在市场上及投入服务后的经验，为了识别立即应用任何必要的纠正或预防措施的需求。

2) 上市后监督是医疗器械制造商对满足法规要求、确保医疗器械安全有效、落实医疗器械制造商法律主体责任的重要活动，是对开展医疗器械风险管理、不良事件上报、产品改进等活动的信息来源。我国医疗器械的市场监督管理主要包括专项监督检查、日常监督、医疗器械不良事件监测和召回等。

3.15 **产品**

3.15.1 标准定义

3.15

产品 product

过程的结果。

注1：有下列四种通用的产品类别：

  ——服务（如运输）；

  ——软件（如计算机程序、字典）；

  ——硬件（如发动机机械零件）；

  ——流程性材料（如润滑油）。

许多产品由分属于不同产品类别的成分构成，其属性是服务、软件、硬件或流程性材料取决于产品的主导成分。例如：产品"汽车"是由硬件（如轮胎）、流程性材料（如燃料、冷却液）、软件（如发动机控制软件、驾驶员手册）和服务（如销售人员所做的操作说明）所组成。

注2：服务通常是无形的，并且是在供方和顾客接触面上需要完成至少一项活动的结果。服务的提供可涉及，例如：

——在顾客提供的有形产品（如需要维修的汽车）上所完成的活动；

——在顾客提供的无形产品（如为准备纳税申报单所需的损益表）上所完成的活动；

——无形产品的交付（如知识传授方面的信息提供）；

——为顾客创造的氛围（如在宾馆和饭店）。

软件由信息组成，通常是无形产品，并可以方法、报告或程序的形式存在。

硬件通常是有形产品，其量具有计数的特性。流程性材料通常是有形产品，其量具有连续的特性。硬件和流程性材料经常被称为货物。

注3："产品"的此定义不同于 GB/T 19000—2016 界定的定义。

3.15.2 定义理解

过程的结果和活动的输出均可构成产品。GB/T 19000 族标准中列出了 4 种通用的产品类别，即服务、软件、硬件和流程性材料。

1）服务。服务通常是无形的，并且是在供方和顾客接触面上至少需要完成一项活动的结果。对每一项服务而言，应具备三要素，即供方、顾客和发生在供方与顾客之间的活动，这类活动至少是一项，也可以是多项；这类活动可以认为是服务提供过程，这类活动的结果就是服务。对服务业而言，服务和服务提供过程往往都在与顾客的接触中同时发生，很难区分。

服务的提供可涉及：

——在顾客提供的有形产品上所完成的活动，如物品寄存服务和物品搬运服务，都是在顾客提供的物品上完成的；

——在顾客提供的无形产品上所完成的活动，如律师的辩护服务，是在对客户提供的信息进行查证和分析等活动的基础上完成的；

——无形产品的交付，如技能的培训；

——为顾客创造氛围，如在机场、火车站和购物商场。

根据不同的对象和不同的活动形式，服务又可分为多类，如饭店和宾馆、餐饮、培训、运输、银行、证券交易、旅游、教育、批发、零售和医疗服务等。

2）软件。软件由信息组成。软件通常是无形产品，体现在一定的承载媒介上（如纸、光盘），可以方法、论文或程序的形式存在。计算机程序是软件的一种形式。

3）硬件。硬件通常是有形产品，可以分离，可以定量计数。

4）流程性材料。流程性材料通常是有形产品，一般是连续生产，状态可以是液体、气体、粒状、线状、块状或板状。

许多产品都包含有上述 4 类产品类型中的二类、三类或四类，究竟属于哪类产品取决于其主导成分。例如，餐饮服务中包括了硬件（如菜肴）和软件（顾客点菜的信息）和内部产品（企业产品实现过程中形成的产品）。

注：GB/T 19000—2008/ISO 9000：2005 将过程的结果称为产品，包括硬件、软件、流程性材料和服务。GB/T 19000—2016/ISO 9000：2015 将过程分为两种情况：一种是在组织和顾客之间未发生任何交易的情况下，这时组织产生的输出是产品，产品的主要要素是有形的，可以被计量和测量；另一种是至少有一项活动必须在组织和顾客之间进行的情况，这时组织产生的输出是服务，服务的主要要素是无形的，其服务的质量由顾客体验来感知。

3.16 采购产品

3.16.1 标准定义

> **3.16**
>
> **采购产品** purchased product
> 由组织质量管理体系以外的一方提供的产品。
> **注：** 提供产品未必推断出商业或财务安排。

3.16.2 定义理解

1）由组织的质量管理体系以外的供应商或服务方提供的产品。

2）组织的采购产品通常包括原材料、元器件、标准件、零配件、软件以及辅助材料等；组织的服务方提供的产品通常可包括灭菌服务、校准服务、经销服务、维护服务等。

3）在本文件的质量管理体系中，采购产品可以不考虑商业或财务方面的安排。

3.17 风险

3.17.1 标准定义

> **3.17**
>
> **风险** risk
> 伤害发生概率和该伤害严重度的组合。
> **注：** "风险"的此定义不同于 GB/T 19000—2016 界定的定义。
> ［来源：GB/T 42062—2022，3.18］

3.17.2 定义理解

3.17.2.1 医疗器械风险，是指使用医疗器械而导致人体受伤害的危险发生的可能性及伤害的严重程度。如使用注射用聚丙烯酰胺水凝胶后所出现的炎症、感染、质硬、变形、移位、残留等。

医疗器械的固有风险主要受到以下因素影响：

1）设计因素：受现有科学技术条件、认知水平、工艺等因素的限制，医疗器械在研发过程中不同程度地存在目的单纯、考虑单一、设计与临床实际不匹配、应用定位模糊等问题，造成难以回避的设计缺陷。

2）材料因素：医疗器械许多材料的选择源自工业，经常不可避免地要面临生物相容性、放射性、微生物污染、化学物质残留、降解等实际问题；并且医疗器械无论是材料的选择，还是临床的应用，跨度都非常大；此外人体还承受着内、外环境复杂因素的影响，所以一种对于医疗器械本身非常好的材料，不一定就能完全适用于临床。

3）临床应用：主要是风险性比较大的三类器械，在使用过程中任何外部条件的变化，都可能存在很大的风险。

3.17.2.2　所有利益相关方需要理解，即使风险已降低到可接受的水平，医疗器械的使用必然会带来一定程度的风险。

注：此"风险"的术语和定义引自 GB/T 42062—2022/ISO 14971：2019《医疗器械　风险管理对医疗器械的应用》。当用术语"风险"时，该术语在本文件范围内的应用是关于医疗器械的安全或性能要求或满足适用的法规要求，不同于 GB/T 19000—2016/ISO 9000：2015 界定的定义。

3.18　风险管理

3.18.1　标准定义

3.18

风险管理　risk management

将管理方针、程序及其实践系统性地应用于分析、评价、控制和监视风险的活动。

［来源：GB/T 42062—2022，3.24］

3.18.2　定义理解

风险管理是针对风险所采取的一系列的协调活动，它将管理方针、程序及其实践系统性地应用于分析、评价、控制和监视风险的活动中，是一个应用过程。这里的管理方针特指"风险管理方针"，"程序及其实践"则包含于"风险管理计划"之中。可见，"风险管理方针"和"风险管理计划"在风险管理中的作用非常重要。

所有医疗器械，小到一次性注射器，大到 CT 机，在使用过程中无一例外地都存在风险，零风险是不存在的，这就是医疗器械风险。如何在使用可能发生故障的医疗器械时，将风险降到最低，以及在随机状态下如何保障医疗器械使用安全，这就是医疗器械风险管理的内容。

风险一般是指伤害发生的概率与损害的严重程度，医疗器械风险管理就是要预见会发生什么故障，这些故障会带来哪些风险，人体是否能够接受。最常提到的医疗器械不良反应，实际上就是不合格产品，在使用过程中也难免会发生一些危害。风险管理就是要保证医疗器械在正常运行以及不可预知的故障状态下的使用安全。为了确保医疗器械在使用时万无一失，医疗器械风险报告要对随机使用的安全性给予适当评价并提供解决办法。比如，给骨折患者安装的骨板钉，有多种原因可能引起断裂，可能是选用的材料出现问题，还可能是生产过程中的加工误差。此外，医生在使用过程中的操作失误也会成为诱因。当然，还有患者的原因，比如安装后的剧烈运动等。风险管理就是要提前规避这些诱因，并明确告知医生和患者。

注：有关医疗器械风险的分析、评价、控制和监视的更多信息见 GB/T 42062—2022/ISO 14971：2019。

3.19 无菌屏障系统

3.19.1 标准定义

3.19

无菌屏障系统 sterile barrier system
防止微生物进入并能使产品在使用地点无菌取用的最小包装。
［来源：GB/T 19633.1—2015，3.22］

3.19.2 定义理解

3.19.2.1 防止微生物进入并能使产品在使用地点无菌使用的最小包装称为无菌屏障系统。用于医疗器械类产品的包装，可对其进行灭菌，可进行无菌操作（如清洁开启），它能提供可接受的微生物隔离性能，在灭菌前后能对产品进行保护并且灭菌后能在一定期限内（标注的有效期）维持体系内部无菌环境的包装系统。

3.19.2.2 无菌屏障系统特有的功能：

1）可对其进行灭菌；

2）提供可接受的微生物屏障；

3）可无菌使用。

3.19.2.3 无菌屏障系统是最终灭菌医疗器械安全性的基本保证。

3.19.2.4 严格的无菌屏障系统是需要用完整的包装设计方案、包装验证方案和一系列必须的包装实验方案来证明该包装系统是一个合格的无菌屏障系统。

3.20 无菌医疗器械

3.20.1 标准定义

3.20

无菌医疗器械 sterile medical device

预期满足无菌要求的医疗器械。

注：对医疗器械无菌的要求，能按照适用的法规要求或标准执行。

3.20.2 定义理解

1）凡是满足无菌要求，最终以无菌状态提供的医疗器械，都称为无菌医疗器械。如一次性使用无菌注射器、输液（血）器、静脉输液针、一次性使用无菌透析器、一次性使用无菌胃管、医用导管、人工关节、球囊支架等（基本植入的都是无菌的）。

2）无菌医疗器械的无菌不是绝对的，只是把微生物存活概率降低到最低限度。"无菌"要求指标应符合国家和地方法规或标准的规定。

3）无菌医疗器械的包装物上应有"无菌"标识，一般注明灭菌方法，如"EO 灭菌""辐照灭菌""蒸汽或干热灭菌"等，标识方式应执行国家或地区法规要求。

4）无菌医疗器械是指一种供应状态。同一种类的医疗器械也可以非无菌状态提供，预期使用时为无菌状态。

4 质量管理体系

4.1 总要求

4.1.1 标准条文

4 质量管理体系

4.1 总要求

4.1.1 组织应按照本文件的要求和适用的法规要求将质量管理体系形成文件并保持其有效性。

组织应按照本文件或适用的法规要求建立、实施和保持需要形成文件的所有要求、程序、活动或安排。

组织应将其在适用的法规要求下所承担的一个或多个角色形成文件。

注：组织所承担的角色可能包括制造商、授权代表、进口商或经销商。

4.1.2 组织应：

    a) 考虑组织承担的角色来确定质量管理体系所需的过程及这些过程在整个组织中的应用；

    b) 应用基于风险的方法控制质量管理体系所需的适当过程；

    c) 确定这些过程的顺序和相互作用。

4.1.3 对于每个质量管理体系过程，组织应：

    a) 确定所需的准则和方法，以确保这些过程的有效运行和控制；

    b) 确保可获得必要的资源和信息，以支持这些过程的运行和监视；

    c) 实施必要的措施，以实现这些过程策划的结果并保持这些过程的有效性；

    d) 监视、测量（适当时）和分析这些过程；

    e) 建立和保持所需的记录以证实符合本文件并符合适用的法规要求（见4.2.5）。

4.1.4 组织应按照本文件要求和适用的法规要求管理这些质量管理体系过程。更改这些过程应：

    a) 评价过程更改对质量管理体系的影响；

    b) 评价过程更改对该质量管理体系下所生产的医疗器械的影响；

    c) 按照本文件的要求和适用的法规要求进行控制。

4.1.5 若组织选择将影响产品符合要求的任何过程外包，组织应监视这类过程并确保对其进行控制。组织应保留外包过程符合本文件要求、顾客要求和适用的法规要求的责任。控制应与所涉及的风险和外部方满足7.4中要求的能力相适应。控制应包括书面质量协议。

4.1.6 组织应将用于质量管理体系的计算机软件应用的确认程序形成文件。在软件首次使用前应对软件应用进行确认，适当时，软件或其应用更改后也应对软件应用进行确认。

有关软件的确认和再确认的特定方法和活动应与软件使用有关的风险相适应。

应保留这些活动的记录（见4.2.5）。

4.1.2 理解与实施要点

4.1.2.1 本文件4.1给出了建立质量管理体系、形成文件、实施和保持其有效性的总的要求和思路，是质量管理体系的"纲"，这些要求需要通过其他所有条款去展开和证实，并按照本文件4.1的思路和要求进行管理。

4.1.2.2 "建立"意味着达到一种持久性程度，只有体系的所有条款都被证实得到实施，才可认为已建立了体系。"保持"意味着体系一旦建立就持续运行。组织应用ISO 13485就是要按照标准和适用的法规要求建立质量管理体系和形成文件，加以实施和保持，并保持其有效性，这是当前的法规目标，其目的是使组织能够提供满足顾客要求和法规要求的医疗器械。

4.1.2.3　应用 ISO 13485 应形成文件化的质量管理体系。文件的结构要符合标准 4.2.1 的要求；文件的内容要在符合 ISO 13485 各条款和适用的法规要求的基础上，结合组织的产品和过程实际，具有适宜性和充分性。

4.1.2.4　组织应按照不同管辖区所适用的法规要求，识别自身在医疗器械生命周期或供应链中的一个或多个角色，并将其形成文件。组织所承担的角色可以是制造商，原材料、零件或部件供应商，也可以是授权代表、进口商或经销商等。组织在医疗器械实现、流通和使用过程中所处的阶段不同或者产品面向的国家或地区不同，其角色可能都不尽相同。组织可能由于生产或经营的产品种类不同，在同一个国家或地区也充当不同的角色，例如某企业既是 IVD 试剂的制造商又是进口诊断仪器的进口商和经销商。不同国家和地区对于医疗器械的分类不同，可能导致同样的产品在不同的国家和地区产品类别不同，其制造商的身份大不相同，例如某牙齿美容类产品，在国内为Ⅲ类医疗器械，出口到某些国家则按照化妆品类产品监管，所以组织应按照所面向国家和地区的法规要求，将所承担的角色形成文件，如证明其法律地位的文件、授权文件等。

4.1.2.5　标准中条款明确了质量管理体系的"过程方法"的管理方法和"PDCA"的管理思路。按照标准要求建立、实施和保持质量管理体系的步骤通常如下：

（1）过程的确定

1）组织所承担的角色不同，其质量管理体系所需的过程亦有所不同。应确定组织所承担的角色，从而识别产生预期输出所需的所有过程（包括外包过程和可删减过程）。识别所有过程的输出和输入，以及供方、顾客和其他相关方。

2）确定和识别过程中存在的风险。医疗器械的风险存在产品整个寿命周期中，应确定这些风险对医疗器械安全有效性的影响。

3）确定各过程如何按顺序和相互作用运行。组织可以使用例如模块图、矩阵和流程图等方法和工具支持过程顺序和相互作用的开发。

（2）过程的策划

1）确定对过程的要求；

2）确定过程的所有者：为每个过程分配职责和责任人，通常过程的责任者应当由一个人担当；

3）确定过程的准则和方法；

4）确定过程的风险控制要求和方法；

5）确定过程的监视和测量要求；

6）确定所需的资源和信息；

7）根据确定的目标规定验证过程，验证的结果可能需要重新策划。

（3）过程的实施和监视测量

组织应按策划的安排实施全部的过程，包括对过程的监视、测量和控制。需要注意本文件 4.1.3d）的要求：对过程的监视和分析是在任何情况下都应进行的，而测量是在"适当时"进行，这就需要在策划时对哪些过程需要进行测量加以规定。如温度、压力、时间等过程参数对产品质量具有直接的影响，而且可以量化，即符合"适当时"的条件。

（4）过程的分析

组织应分析从监视和测量中获得的过程数据，必要时，使用统计技术的方法。应将过程绩效监视和测量的结果与过程要求比较，以确认过程的有效性和是否需要纠正措施。

（5）过程的有效性

根据分析的结果，实施必要的措施防止发生偏差和问题，或消除已经出现的偏差和问题的原因，防止同类偏差和问题再发生，从而增强过程实现预期目标的能力，保持质量管理体系的有效性。组织可以通过一系列活动保持所建立的质量管理体系的有效性，如内部审核、管理评审、纠正和预防措施以及独立的外部评定等。在满足顾客和法规要求的能力方面，组织保持质量管理体系的有效性，包括对内外部情况变化的有效反应。外部变化如法规要求变化、不良事件报告、顾客反馈；内部变化如关键人员、设施的变化，制造过程和设备、产品以及软件的变化。

（6）建立和保持所需的记录

记录的作用一是为产品符合性要求和法律法规要求提供证据；二是在有需要的时候实现可追溯性；三是可以开展必要的数据分析和趋势性分析；四是为了采取纠正预防措施。组织应按本文件4.2.5的要求建立和保持记录。

4.1.2.6　当质量管理体系发生更改时，组织应识别所需的更改要求，并对更改的影响进行评价，以确保更改不影响质量管理体系有效运行或产生非预期结果。评价内容包括：

1）更改对质量管理体系的影响程度，如质量方针、质量目标的更改；

2）更改对该质量管理体系中所生产的医疗器械的影响，如设备、生产线的更改；

3）组织在实施更改前，应依据质量管理体系要求和法律法规要求进行，并对更改事项进行风险评估，确保医疗器械安全有效。

组织应根据适用的法规要求和更改的重要程度，针对更改确定与外部方（如顾客和监管机构）沟通的需要。

4.1.2.7　组织应对任何影响产品符合要求的外包过程加以识别和控制。外包是指利用外部资源来完成和实现组织的某个过程，它不同于一般的采购。用最通俗易懂的语句来讲："外包是我要你做，你按我要求做好；采购是我用你做好的产品"。采购和外包传递要求的方式不同，采购和外包控制的内容不同，对采购控制的总要求是：确保采购的产品符合规定的采购要求。而对外包的控制却因外包的内容而异，即应按与外包内容相应的标准条款的要求进行控制。对外包过程的控制可采用采购控制＋过程控制的方式，如某个人工关节制造商把产品辐照灭菌外包给某辐照中心去进行，外包过程首先应该按本文件7.4采购要求来控制，如评价外包单位的能力，提出外包要求的信息，如何验证外包过程的结果。但当组织通过本文件7.4采购要求不能够完全具备对外包过程的控制能力，则应辅之以其他的方法进行控制。如外包设计过程，可参照本文件7.3设计和开发的要求进行控制；外包过程是灭菌或设备安装服务可参照本文件 7.5 生产和服务提供的内容对其控制。

外包过程控制应包括书面质量协议，并应按本文件 7.4 规定的采购控制进行管理。控制水平的确定应以外包活动对医疗器械安全性能的风险和合规风险为依据。外包并不能免除组织对外包活动的责任。组织必须对外包活动进行监督，以确保外包活动按照约定的要求进行。

质量协议应为双方同意并批准的条款，内容取决于外包活动和这些活动的风险。质量协议可以有多种形式，包括采购订单或采购订单附件提供的信息（例如条款和条件、规范、图纸、其他关于质量要求或角色和职责的信息、适用的法规要求的文件化信息）或形成正式文件的单独质量协议。

4.1.2.8　随着软件业的迅猛发展，越来越多的组织采用软件用于质量管理体系的实施、监视、测量和分析。软件应用涉及产品的设计开发、测试、生产、标记、流通、库存管理、文件管理、数据管理、投诉处置、设备校准和维护、纠正措施和预防措施等。本文件的 4.1.6 明确要求"组织应将用于质量管理体系的计算机软件应用的确认程序形成文件"，首次引入用于质量管理体系的软件系统的确认和再确认的要求。当软件确认或再确认无法实施，或者即使能实施，但成本很高或效果不佳时，且风险发生的危害程度在可接收的范围内，组织可选择接收风险。应保留确认的记录。

通常认为下列软件不属于本文件范畴：

——组织应用的软件与质量管理体系或产品要求的符合性无关，或与适用的法规要求的符合性无关，如财务核算软件；

——不影响医疗器械质量、性能或安全的用于行政工作的软件，如文字处理软件。

ISO 13485：2016 要求对软件进行确认的包括质量管理体系中使用的软件（本文件 4.1.6）、生产和服务提供过程中使用的软件（本文件 7.5.6）以及用于监视和测量要求的软件（本文件 7.6）。本章 7.23.2.4 中对此类软件的确认方法作了具体的说明，有关软件确认的更多信息可参考 ISO/TR 80002‑2。

4.2　文件要求/总则

4.2.1　标准条文

4.2　文件要求

4.2.1　总则

质量管理体系文件（见 4.2.4）应包括：

a)　形成文件的质量方针和质量目标；

b)　质量手册；

c)　本文件所要求的形成文件的程序和记录；

d)　组织确定的为确保其过程有效策划、运行和控制所需的文件，包括记录；

e)　适用的法规要求规定的其他文件。

4.2.2 理解与实施要点

4.2.2.1 质量管理体系文件能够进行质量管理信息的交流和沟通，为计划、过程和过程的结果提供证据，能够传播和保护组织经验，实现知识共享。本条款阐述了组织应制定质量管理体系文件的范围。

4.2.2.2 文件是指信息及其承载媒介，用于沟通信息、统一行动、指导过程的文件和用于过程及结果证实的记录都是文件。媒介可以是纸张，磁性的、电子的、光学的计算机盘片，照片或标准样品，或它们的组合。

4.2.2.3 一个组织的质量管理体系文件应包括：

1）质量方针和质量目标。质量方针和质量目标要文件化，但并不强求写在质量手册中。特别是标准要求在组织的相关职能和层次上建立质量目标，可能形成由一系列各类各层具体目标构成的系统，这样的目标系统写在质量手册中可能过于繁杂。质量方针和目标可以单独形成文件或在其他类型的文件中予以表述。

2）质量手册。质量手册是必须要编制的。质量手册的版式和结构是由每个组织决定的，同时也取决于组织的规模、文化及其复杂程度。

3）本文件要求形成文件的程序和记录。本文件中要求形成文件的程序有 30 处，另外还有 26 处要求组织对某些规定要求形成文件；有 53 处提出要求保持质量记录。广义的文件包括记录，记录是一种特殊文件，但应区别文件和记录的不同点，采用不同的控制方法。

4）组织为确保与质量管理体系有关的过程有效策划、运行和控制所需要的文件，包括记录。这类文件的类型和层次是多种多样的，可由组织根据实际情况自行确定，以便于过程的运作为宜。文件的类型包括规范、指南、质量计划、形成文件的程序、作业指导书和图样等：

——规范：阐明要求的文件。

——指南：声明推荐的方法或建议的文件。

——质量计划：对特定的客体，规定由谁及何时应用程序和相关资源的规范。

——程序：为进行某项活动或过程所规定的途径。

——作业指导书：为保证过程的质量而制定的程序。

——图样：给出操作依据的文件。

5）"适用的法规要求"主要是与组织生产经营活动有关的法规要求。医疗器械组织在文件编制时，除了要符合标准所规定的文件要求外，还要考虑符合相关国家或地区法规所规定的文件要求，组织在编制文件时应予以识别。如美国 FDA 21CFR 820.120 规定要求形成标签控制程序，NMPA 规定的医疗器械备案、注册所需要申报的资料等。

4.2.2.4 质量管理体系文件的结构和详略程度和物理证据形式等应与组织的规模、产品的性能、过程的复杂程度、适用的法规要求以及人员的能力等相适应，不能以认证为目的或为外部检查而将质量管理体系过度文件化。

4.3 质量手册

4.3.1 标准条文

> **4.2.2 质量手册**
>
> 组织应编制质量手册，质量手册包括：
>
> a) 质量管理体系的范围，包括任何删减或不适用的详细说明和理由；
>
> b) 质量管理体系的形成文件的程序或对其引用；
>
> c) 质量管理体系过程之间的相互作用的表述。
>
> 质量手册应概述质量管理体系的文件结构。

4.3.2 理解与实施要点

4.3.2.1 组织的质量管理体系的规范称之为质量手册（ISO 9001：2015，3.8.8）。质量手册是向组织内部和组织外部提供关于质量管理体系符合性信息的文件。质量手册用于描述质量管理体系的诸要素，包括为实现质量方针和质量目标的管理职责的相关活动、资源管理、产品实现过程的控制、测量和分析活动、改进活动等诸方面的要求。

4.3.2.2 质量手册的内容应包括以下3个方面：

1) 质量管理体系覆盖的产品、过程（活动）、部门（机构）和场所等范围的描述。如果法规允许对设计开发控制条款进行删减，则该法规可以作为说明删减合理性的理由，此点必须在质量管理体系中加以说明。对有认证需求的组织，质量管理体系的范围应与审核范围、认证范围相一致。

2) 形成文件的程序可以全部纳入质量手册，也可以在质量手册中引用，可根据组织规模的大小和过程的繁简程度确定。

3) 明确质量管理体系各过程的流程关系及相互作用。质量手册是否按标准条款号编排不重要，重要的是用最适合的方式实现对组织质量管理体系的准确描述，同时又符合标准的所有要求。质量手册不按标准条款号编排时，应在一个附表中列出手册条款对应的标准条款，以便于证明组织文件化的质量管理体系符合标准所应用的条款要求，同时也便于组织使用和审核时使用。

4.3.2.3 质量手册是组织内部实施质量管理体系的纲领性文件，也可以向组织外部提供，以表明组织在质量管理体系方面的承诺和责任。组织实施质量管理体系的目的是产品的安全性和有效性。

4.3.2.4 质量管理体系中使用的文件结构通常分为四级：一级文件为质量手册，二级文件为程序文件，三级文件为各类操作规程、工作指引等，四级文件为记录。

4.4 医疗器械文档

4.4.1 标准条文

4.2.3 医疗器械文档

组织应为每个医疗器械类型或医疗器械族建立并保持一个或多个文档，该文档应包含或引用证实符合本文件要求和适用的法规要求所形成的文件。

文档的内容应包括但不限于：

a) 医疗器械的概述、预期用途/预期目的和标记，包括所有使用说明；

b) 产品规范；

c) 制造、包装、贮存、处置和流通的规范或程序；

d) 测量和监视程序；

e) 适当时，安装要求；

f) 适当时，服务程序。

4.4.2 理解与实施要点

4.4.2.1 组织应根据每个医疗器械类型或医疗器械族建立和保持一份或多份文档，文档可包含或引用证明符合标准的要求和适用的法规要求所形成的文件（如技术法规、强制性标准）。建立医疗器械文档的目的是规范产品实现的全过程的控制要求，以防止生产过程中操作者的随意性。由于医疗器械产品是用于人类的，任何随意性的生产都有可能会带来医疗过程中的风险，从而给使用者和患者带来灾难性的危害。

4.4.2.2 医疗器械文档一般包括：

1) 医疗器械总体描述性文件。医疗器械的概述，包括分类、UDI-DI、UDI、产品原理、产品规格、产品结构、产品性能、原材料信息、过往器械信息、同类器械信息、新功能描述等。产品的预期用途描述，指根据组织提供的数据在产品标签上、使用说明书、市场推广或销售材料或声明中写明的用途，并且此描述是组织通过临床评价或性能评估确定的。产品的预期目的可包括将检测和/或测量什么；其功能（例如筛选、监测、诊断或辅助诊断、预后、预测、伴随诊断）；旨在检测、定义或区分特定的病症或风险因素；是否为自动化；是定性、半定量还是定量；所需样本类型；测试适合人群；预期使用者等信息。使用说明书应涵盖该产品安全有效的基本信息，包括正确安装、调试、操作、使用、维护、保养等内容；产品标签应在医疗器械或者其包装上附有用于识别产品特征和标明安全警示等信息的文字说明及图形、符号，包括器械的 UDI 信息。

2) 产品规范。所谓规范就是阐明要求的文件，产品规范就是阐明产品要求的文件，包括产品图纸、原材料、半成品、成品标准、软件标准和安全标准等。

3) 制造、包装、贮存、处置和经销的规范或程序。用于对产品实现过程提出具体操作方法和指引，包括设备操作规范、生产环境规范、生产作业指导书、包装作业指导书、灭菌过程细则（适当时）以及生产过程中涉及到的各过程的控制程序。

4）测量和监视程序。包括产品从原材料到成品，以及退回品的质量检验和试验等要求，确保产品符合规范的要求。

5）安装要求。当产品需要在客户处安装后才能使用的设备，则需要制定安装文件。安装的作业文件包括安装的流程、方法和要求等，指引组织或组织的供方或经销商对产品进行安装，并保留安装记录。

6）服务程序。当产品在售后需要提供后续服务时或顾客明确需要对产品提供服务要求时，则需要建立服务的控制文件，包括服务的流程和方法。服务的要求包括统计分析的要求、服务的记录要求等。

4.4.2.3 不同国家和地区对医疗器械的文档的要求不同，组织应按照识别的适用的法规要求形成医疗器械文档。

4.4.3 法规链接

【链接1】美国 FDA 21CFR Part 820、欧盟 MDR 对器械文档的要求

美国 FDA 21CFR Part 820

820.30 设计控制

·……

J）设计历史文件（DHF）。每一个制造商应建立和保持每一类型器械的设计历史文件。DHF 应包含或引用必要的记录，这些记录应能证明器械的设计是按照符合已批准的设计计划和本部分的要求来完成的。

820.181 器械主文档（DMR）

组织应保持器械主文档（DMR）。组织应按照 820.40 的要求提供并批准每个DMR，DMR 包括以下信息：

a）器械规范，包括适用的图纸、结构、配方、部件及软件的规范；

b）生产过程规范，包括适用的设备规范、生产方法、生产程序及生产环境规范；

c）质量保证程序和规范，包括接受标准和使用的质量保证设备；

d）包装和标签规范，包括使用和处理方法；和

e）安装、维护及服务的程序和方法。

820.184 器械历史记录（DHR）

组织应保持器械历史记录（DHR）。组织应建立并实施程序，以确保每批产品的DHR 得到保存，以证明器械的制造符合 DMR 和本规范（第 820 部分）的要求。DHR应包括以下内容：

a）生产日期；

b）生产数量；

c）交付的数量；

d）证明器械的制造符合 DMR 的检验记录；

e）用于各生产单位标识的最初标签和标记；

f）任何唯一器械标识符或通用产品代码，任何其他的器械标识和使用的控制编号。

资料来源：美国FDA医疗器械质量体系法规（21CFR 820）https：//www.fda.gov/cdrh/comp/gmp.html.

欧盟MDR
第10条

4．非定制器械的制造商应拟定并保持更新技术文档。应允许对于相关器械是否符合MDR要求进行评估。技术文档应包括附件Ⅱ和附件Ⅲ列出的要素要求。

鉴于技术进展，根据第115条内容，委员会有权批准授权法案修订附件Ⅱ和附件Ⅲ。

8．制造商应保存技术文档、欧盟符合性声明、适用时还有根据第56条颁发的相关证书及修订件和补充件的副本，在欧盟符合性声明中所涵盖的器械最后一次上市后，该文档应至少向主管机构开放10年。若为可植入器械，周期应至少为器械最后投放市场后的15年。

经主管机构要求，制造商应提供完整的技术文件或摘要。

为使授权代表能够完成第11（3）条中所述的任务，在欧盟境外注册的制造商应确保授权代表有永久可提供的必要文档。

资料来源：摘编译自欧洲议会和理事会，MDR EU 2017/745《医疗器械法规》，http：//www.docin.com/p-2125684106.html.

4.5 文件控制

4.5.1 标准条文

4.2.4 文件控制

质量管理体系所要求的文件应予控制。记录是一种特殊类型的文件，应依据4.2.5的要求进行控制。

形成文件的程序应规定以下方面所需的控制：

　　a）　为使文件充分和适宜，文件发布前得到评审和批准；

　　b）　必要时对文件进行评审与更新，并再次批准；

　　c）　确保文件的现行修订状态和更改得到识别；

　　d）　确保在使用处可获得适用文件的有关版本；

　　e）　确保文件保持清晰、易于识别；

　　f）　确保组织所确定的策划和运行质量管理体系所需的外来文件得到识别，并控制其分发；

　　g）　防止文件的损坏或丢失；

　　f）　防止作废文件的非预期使用，对这些文件进行适当的标识。

组织应确保文件的更改得到原审批部门或指定的其他审批部门的评审和批准，被指定的审批部门应能访问用于做出决定的相关背景资料。

对于至少应保存一份的作废文件，组织应规定其保存期限。此期限应确保至少在组织所规定的医疗器械寿命期内，可得到这些医疗器械的制造和试验的文件，而且还应不少于记录（见4.2.5）或适用的法规要求所规定的保存期限。

4.5.2　理解与实施要点

4.5.2.1　所有质量管理体系文件必须进行控制。员工是通过文件了解到有关的要求和作业的方法，只有使用适用的文件才能进行有效的工作。记录是一种特殊类型的文件，其特殊性表现在记录的表格是文件，一旦填写完毕就起到了提供所完成的活动的证据的作用，这时就转变为记录的范畴，不允许进行更改或更新。记录应按本文件4.2.5进行控制。用于文件控制的形成文件的程序应对以下内容作出规定：

1）发布前应得到评审和批准，以确保其适宜性和充分性，即文件的内容适合于组织的具体情况，过程识别充分，能起到正确指导过程控制和产品实现的作用。

2）必要时对文件进行评审与更新，可考虑以下时机：

a）当组织的内、外部环境出现重大变化时，内部环境变化如组织机构发生变化、生产工艺的变化等；外部环境变化如顾客需求的变化、市场形势的变化以及法律法规的变化等；

b）当医疗器械发生重大质量安全事故和重大顾客投诉时，如产品发生人身伤害事件、产品被召回等；

c）内、外部审核后，结合审核发现的问题进行评审；

d）定期进行评审的要求，通常一般不超过12个月，以确定文件是否需要更新；

e）新修订的标准发布后进行换版时。

3）组织应能识别所有文件的修订状态，如采用受控文件清单、修订一览表及标识等形式对文件修订状态进行控制。

4）组织应确保在使用场所能得到有关文件的适用版本。一般来说，适用的有关文件应是最新版本。但特殊情况下，由于不同的需要，某些旧版本的文件也可能是适用的。如某工序正在加工一些还在使用寿命周期内的老产品的配件，相关的图纸和工艺文件虽然已是旧版本的文件，但对于配件加工过程而言是适用的。

5）文件在使用中应妥善保护、保持清晰，信息不能有误。应能准确地识别不同用途的文件，通常的方式有文件名称、文件编号及其版本号等。

6）外来文件是来自组织外部的文件，如与产品有关的国家/地区的法律、法规、规章；各种标准、规范及其他要求；顾客提供的标准、图纸、图样等，组织需要对其进行管理。要控制外来文件的分发，即对外来文件进行跟踪识别，以确保使用适用文件的有关版本。值得注意的是，不是所有外部来的文件都是体系中的"外来文件"。常见的把外部任何函件都当作外来文件的情形，对体系有真正意义的文件倒不突出了。

7）组织应建立相应制度来防止文件的损坏或丢失。对损坏的文件，要按文件的控制要求及时进行更换，防止影响文件的正确使用，给生产过程中带来不必要的损失。对于丢失的文件，除了及时进行补发外，对涉及组织商业秘密的文件，如关键工序的操作、配方等，还应对丢失的文件进行风险评估，及时采取相应的补救措施。

8）当文件停止使用或更新后会产生作废文件，应对作废文件进行有效管理，目的是防止非预期使用。若由于法律、法规或其他原因需要保留作废文件，应有明确标识加以区别，其他作废文件应及时妥善处置，如销毁等，防止误用。

4.5.2.2 组织应确保文件更改后评审和批准由原审批部门进行，或指定其他部门进行，此时该被指定部门应能得到相关的背景资料作为依据。

4.5.2.3 组织应至少保留一份作废的受控文件，保存期限至少在组织所规定的医疗器械寿命期内，但不要少于记录或适用法规要求所规定的保存期限。如果作废的文件对于理解与文件有关的记录内容是必要的，则应当保留。文件的保留期限应当考虑下列因素：

——医疗器械预期投入市场的时间期限；

——考虑法规要求，包括责任；

——无限期地保存文件的必要性和适宜性；

——相关记录的保留期限；

——备用部件的可获得性。

4.5.2.4 当组织采用 OA 系统实施文件管理（或无纸化办公）时，应针对网络系统的特点制定控制程序，如授权、审批、更改、信息安全等。此时对 OA 系统的管理，既要满足本文件"4.2.4 文件控制"的要求，同时又要满足本文件"6.3 基础设施"的控制要求。对 OA 系统中所涉及的质量管理体系软件，组织还需按本文件 4.1.6 的要求，对软件进行确认或再确认。

4.5.3 实施案例

【例 7-1】某企业医疗器械质量管理体系程序文件清单

某企业医疗器械质量管理体系程序文件清单，见表 7-1。

表 7-1 医疗器械质量管理体系程序文件清单

序号	文件编号	程序名称	条款号
1	Q/TZ G21504—2023	文件控制程序	4.2.4
2	Q/TZ G21505—2023	记录控制程序	4.2.5
3	Q/TZ G20501—2023	质量策划控制程序	5.4
4	Q/TZ G21511—2023	信息沟通控制程序	5.5.3
5	Q/TZ G21602—2023	管理评审控制程序	5.6.1

表 7 - 1（续）

序号	文件编号	程序名称	条款号
6	Q/TZ G201723—2023	人力资源控制程序	6.2
7	Q/TZ G20607—2023	基础设施控制程序	6.3
8	Q/TZ G21406—2023	工作环境控制程序	6.4.1
9	Q/TZ G21416—2023	防止污染控制程序	6.4.2
10	Q/TZ G21417—2023	微生物控制程序	6.4.2
11	Q/TZ G20503—2023	产品实现过程策划控制程序	7.1
12	Q/TZ G21229—2023	风险管理控制程序	7.1
13	Q/TZ G201301—2023	与顾客有关的过程控制程序	7.2
14	Q/TZ G20203—2023	设计和开发控制程序	7.3
15	Q/TZ G20301—2023	采购控制程序	7.4
16	Q/TZ G20411—2023	生产过程控制程序	7.5.1
17	Q/TZ G21004—2023	服务控制程序	7.5.4
18	Q/TZ G20502—2023	生产和服务提供过程确认控制程序	7.5.6
19	Q/TZ G20502—2023	灭菌过程确认控制程序	7.5.7
20	Q/TZ G21512—2023	灭菌屏障系统确认控制程序	7.5.7
21	Q/TZ G20509—2023	标识和可追溯性控制程序	7.5.8，7.5.9
22	Q/TZ G20802—2023	产品防护控制程序	7.5.11
23	Q/TZ G20713—2023	监视和测量设备控制程序	7.6
24	Q/TZ G21512—2023	顾客反馈控制程序	8.2.1
25	Q/TZ G21001—2023	顾客投诉处理控制程序	8.2.2
26	Q/TZ G21516—2023	不良事件报告控制程序	8.2.3
27	Q/TZ G21603—2023	内部审核控制程序	8.2.4
28	Q/ TZ G20714—2023	过程的监视和测量控制程序	8.2.5
29	Q/ TZ G20715—2023	产品的监视和测量控制程序	8.2.6
30	Q/ TZ G20504—2023	不合格品控制程序	8.3.1
31	Q/TZ G21515—2023	忠告性通知发布和实施控制程序	8.3.3
32	Q/TZ G20410—2023	返工作业控制程序	8.3.4
33	Q/TZ G20505—2023	数据分析控制程序	8.4
34	Q/TZ G20506—2023	改进、纠正和预防措施控制程序	8.5.2，8.5.3

【例 7 - 2】某企业医疗器械法律、法规、标准及要求清单

某企业医疗器械法律、法规、标准及要求清单，见表 7 - 2。

表7-2 医疗器械法律、法规、标准及要求清单

序号	法律法规及其他要求名称	发布部门	发布日期	实施日期
1	GB/T 42061—2022/ISO 13485：2016 医疗器械 质量管理体系 用于法规的要求	国家市场监督管理总局、国家标准化管理委员会	2022-10-12	2023-11-01
2	GB/T 42062—2022/ISO 14971：2019 医疗器械 风险管理对医疗器械的应用	国家市场监督管理总局、国家标准化管理委员会	2022-10-12	2023-11-01
3	GB 9706.1—2007 医用电气设备 第1部分：安全通用要求	国家质量监督检验检疫总局、国家标准化管理委员会	2007-10-17	2008-07-01
4	GB 9706.15—2008 医用电气设备 第1-1部分：安全通用要求 并列标准：医用电气系统安全要求	国家质量监督检验检疫总局、国家标准化管理委员会	2008-12-15	2010-02-01
5	GB 9706.1—2020 医用电气设备 第1部分：基本安全和基本性能的通用要求	国家市场监督管理总局、国家标准化管理委员会	2020-04-09	2023-05-01
6	医疗器械监督管理条例	中华人民共和国国务院	2021-02-09	2021-06-01
7	医疗器械分类规则	国家食品药品监督管理总局	2015-07-14	2016-01-01
8	医疗器械注册与备案管理办法	国家市场监督管理总局	2021-08-26	2021-10-01
9	体外诊断试剂注册与备案管理办法	国家市场监督管理总局	2021-08-26	2021-10-01
10	医疗器械说明书和标签管理规定	国家食品药品监督管理总局	2014-07-30	2014-10-01
11	医疗器械生产监督管理办法	国家市场监督管理总局	2022-03-10	2022-05-01
12	医疗器械经营监督管理办法	国家市场监督管理总局	2022-03-10	2022-05-01
13	药品、医疗器械、保健食品、特殊医学用途配方食品广告审查管理暂行办法	国家市场监督管理总局	2019-12-24	2020-03—01

表7-2（续）

序号	法律法规及其他要求名称	发布部门	发布日期	实施日期
14	医疗器械附条件批准上市指导原则	国家药品监督管理局	2019-12-20	2019-12-20
15	医疗器械召回管理办法	国家食品药品监督管理总局	2017-01-25	2017-05-01
16	药品医疗器械飞行检查办法	国家食品药品监督管理总局	2015-06-29	2015-09-01
17	医疗器械使用质量监督管理办法	国家食品药品监督管理总局	2015-10-21	2016-02-01
18	医疗器械通用名称命名规则	国家食品药品监督管理总局	2015-12-21	2016-04-01
19	医疗器械标准管理办法/第33号令	国家食品药品监督管理总局	2017-04-17	2017-07-01
20	医疗器械生产质量管理规范	国家食品药品监督管理总局	2014-12-29	2015-03-01
21	医疗器械临床试验质量管理规范	国家药品监督管理局、国家卫生健康委员会	2022-03-24	2022-05-01
22	医疗器械不良事件监测和再评价管理办法	国家市场监督管理总局、国家卫生健康委员会	2018-08-13	2019-01-01
23	医疗器械唯一标识系统规则	国家药品监督管理局	2019-8-23	2019-10-01

4.6 记录控制

4.6.1 标准条文

4.2.5 记录控制

应保持记录以提供符合要求和质量管理体系有效运行的证据。

组织应建立程序并形成文件，以规定记录的标识、存储、安全和完整性、检索、保留时间和处置所需的控制。

按照适用的法规要求，组织应规定记录中包含的保密健康信息的保护方法并予以实施。

记录应保持清晰、易于识别和检索。记录的更改应保持可识别。

组织保存记录的期限至少为组织所规定的医疗器械的寿命期，或适用的法规要求所规定的保存期限，且从组织放行医疗器械起不少于2年。

4.6.2　理解与实施要点

1）阐明所取得的结果或提供所完成活动的证据的文件称为记录（ISO 9000：2015，3.8.10）。记录可用于正式的可追溯活动，并为验证、预防措施和纠正措施提供证据。记录是一种特殊类型的文件，与本文件"4.2.4　文件控制"所要求的文件有所不同，通常记录不需要控制版本。表7-3给出了文件和记录之间的区别。

表7-3　文件和记录之间的区别

区别	记录	文件
作用	为产品符合要求和过程有效提供证据； 为有追溯性的场合提供证实； 为采取纠正和预防措施提供客观证据	指导过程运行，实现信息交流，统一组织行动
更改性	不可以随意更改。如因笔误造成必须更改时，应采用划线更改并在划线处签署更改者姓名	可以修订和更改
控制要求	记录有标识、储存、保护、检索、保留和处置所需的控制	文件有编制、审核、批准、更改等所需的控制

表格不是记录，表格是规范性文件，当表格填写了内容后，成为证据性文件，则称为记录。

2）本文件中有53处明确提出了对记录的要求，其他过程是否需要记录由组织根据需要决定。记录可分为下列三种类型：

——与设计和制造过程有关的，影响特定类型的所有医疗器械记录；

——与单个医疗器械或一批医疗器械制造或销售有关的记录；

——证明整个质量管理体系有效运行的记录（体系记录）。

3）组织应制定形成文件的程序，以确保对记录进行有效控制。程序中应包括标识、存储、安全和完整性、检索、保留时间和处置等活动要求。如果组织采用电子化记录，电子存储备份记录也是记录管理的一部分，应针对网络系统的特点采取必要的措施，如信息安全、修改、传递、查阅权限等。

4）记录应保持清晰、字迹清楚，记录应编号，易于识别和检索。如发现记录填写错误应划改，保留原记录内容，并签名及注明日期，必要时注明理由；如果使用电子记录来代替纸质的记录，电子版的记录应当包括时间标记、不可修改、系统形成的检查跟踪日志，以便对记录更改进行追溯。该日志可包括授权使用者身份、创建、删除、更改/更正、时间和日期、链接和嵌入的备注。

5）手写的记录应用墨水或其他不可擦掉的书写剂书写，被授权填写记录的人员应清楚地填写记录，并签名及注明日期。不要提前或滞后做记录；不要使用其他人的名字签名或其他等效的方法记录；使用表格记录时应当填写所有需要填写的地方或进行核对。

6）当医疗器械法规有要求时，组织应对记录中包含的保密健康信息加以规定，并制定实施保护方法，以防止保密健康信息的泄漏。含有保密健康信息的记录可能是临床报告表、顾客投诉、医疗器械系统（如体外诊断设备、血糖仪、血液分析设备、透析设备）中的电子信息，也可能是来自可用性研究或设计确认的临床信息及用于生产定制医疗器械的患者信息。这些信息应保密并符合产品输入国对隐私的法规要求。

7）记录的保存期限应不少于组织所规定的医疗器械的寿命期，或适用的法规要求所规定的保存期限，而且还应从组织放行医疗器械起不少于2年，并可追溯。在确定记录的保存期限时，除了考虑器械的寿命期，还应当考虑法律因素包括责任、义务，以及无限期保存记录的必要性或合理性。

5 管理职责

5.1 管理承诺

5.1.1 标准条文

> **5 管理职责**
>
> **5.1 管理承诺**
>
> 最高管理者应通过以下活动，对其建立、实施质量管理体系并保持其有效性的承诺提供证据：
>
> a) 向组织传达满足顾客要求以及适用的法规要求的重要性；
>
> b) 制定质量方针；
>
> c) 确保制定质量目标；
>
> d) 进行管理评审；
>
> e) 确保资源的可获得性。

5.1.2 理解与实施要点

5.1.2.1 管理职责的各条款都是向组织的最高管理者提出的要求。"在最高层指挥和控制组织的一个人或一组人"就是最高管理者（ISO 9000：2015，1.1.1）。由此，最高管理者不仅限于组织最高权限的一位领导，可以是组织最高管理层的若干领导。若质量管理体系的范围仅覆盖组织的一部分，最高管理者则是指挥并控制组织的这部分的一个人或一组人。管理职责可以大家共同承担，关键是职责要清楚，分工要明确。

5.1.2.2　最高管理者应承诺建立和实施质量管理体系，这些承诺至少通过以下5项活动予以证实：

1）最高管理者有责任向组织内部的全体员工传达满足顾客要求和适用的法规要求的重要性，提高全员的质量意识，创造一个使员工充分参与质量管理体系的各项活动，从而实现组织质量目标的环境。

2）以书面方式确定质量方针。质量方针是最高管理者承诺的概括描述，也是质量管理体系要遵循的理念。质量方针应鲜明反映组织对顾客和法规要求的态度。

3）以书面方式确定质量目标。质量目标是实现最高管理者承诺的实施步骤，也是组织策划质量管理体系的方向。质量目标实现的趋势数据是分析、检查组织质量管理体系有效性的重要依据。

4）定期进行管理评审，确保质量管理体系的适宜性、充分性和有效性。通过管理评审这种直达最高管理者的内部沟通特殊形式，最高管理者可以全面掌握组织质量管理体系运行状态和改进方向。

5）为了使质量管理体系有效进行，满足顾客的需要和期望，组织的最高管理者应针对每一项质量活动确定资源要求并提供充分的资源。资源包括经过培训的人员、资金、设施、设备、技术、方法、工作环境、信息等。

5.1.2.3　质量管理体系是一系列相互关联的过程，为确保各过程运行有效，最高管理者还应考虑以下方面的内容：

——为有效地实现策划的结果，确保各过程的顺序和相互作用；

——确保过程的输入和输出活动得到明确的规定和控制；

——监视输入和输出活动，以验证每一个过程的相互联系和有效运行；

——识别危险（源）并管理风险；

——进行数据分析，便于各过程的必要改进；

——识别过程的管理者，赋予他们职责和权限，并管理每个过程，以实现过程目标。

5.2　以顾客为关注焦点

5.2.1　标准条文

> **5.2　以顾客为关注焦点**
> 最高管理者应确保顾客要求和适用的法规要求得到确定和满足。

5.2.2　理解与实施要点

5.2.2.1　最高管理者应确保顾客要求得到确定并予以满足。组织的生存和发展依存于顾客，顾客的存在是组织的根基。只有顾客需要，组织才能生存和发展。因此，最高管理者应将了解和满足顾客要求作为组织的追求。顾客要求是通过产品的质量特性来反映的。组织只有理解和把握了顾客当前的需求，才能够提供顾客所需要的产品。但是组织不应满足于此，因为顾客对产品的要求是动态的、发展的，所以组织还需要收集和了解顾客对产品未来的、潜在的需求，这样才能设计、生产出顾客欢迎的产品。当组织关注顾客当前的需求时，只解决了组织当前的生存问题；只有当组织关注顾客未来的需求、用组织开发的新产品去引导市场时，才能从根本上解决组织长远的发展问题。

5.2.2.2 最高管理者应确保适用的法规要求得到确定并予以满足。确保是指在最高管理者倡导下，组织确实能够识别并满足适用的法规要求。为了确保医疗器械的安全性和有效性，各个国家和地区都制定了严格的医疗器械市场准入制度和相关的法规体系，只有满足这些法规要求，产品才能上市销售。因此，满足法规要求，同样是组织生存和发展的基础。ISO 13485 是一个"协调标准"，它的首要原则就是组织需要满足相应的国家或地区的法规要求。如出口到美国的医疗器械产品要满足 FDA 21CFR 的相关要求；出口到欧盟的医疗器械产品要满足《医疗器械法规》（MDR）和《体外诊断医疗器械法规》（IVDR）的要求；出口到日本的医疗器械产品要满足 PAL 的要求等。

5.2.2.3 需要强调的是，与一般产品相比，医疗器械的顾客是一个多元的概念，一台医用 X 射线诊断机的顾客包括许多方面：使用者是拍照技师、用以诊断看片的是放射科医师、受益者是患者、维护 X 射线机是维修技师、出资购买者是医院，他们都是 X 射线机制造商的顾客，但他们的需求和期望是不同的、多样的。因此，以顾客为关注焦点对医疗器械供应商来说具有更大工作难度和复杂性。

5.3 质量方针

5.3.1 标准条文

5.3 质量方针

最高管理者应确保质量方针：

a) 适应组织的宗旨；

b) 包括对满足要求和保持质量管理体系有效性的承诺；

c) 为制定和评审质量目标提供框架；

d) 在组织内得到沟通和理解；

e) 在持续适宜性方面得到评审。

5.3.2 理解与实施要点

质量方针是由组织的最高管理者正式发布的组织关于质量方面的宗旨和方向。最高管理者通过质量方针的正式发布，确立组织在质量方面的宗旨和方向，履行其承诺。质量方针通过形成文件并正式发布，在组织内沟通理解和应用，达到统一思想、指挥行动的目的。

（1）质量方针的要求

1）与组织的宗旨相适应。组织的宗旨即组织存在的价值。质量方针要与组织的宗旨相适应，就是要在质量方针中反映组织的价值观，形成全体员工的关注点，显示组织对外的质量承诺，争取顾客的信任。质量方针是为实现组织总方针（宗旨）服务的，应与经营管理、财务管理、风险管理、环境管理、职业健康安全管理等其他方面的追求相辅相成，协调一致。

2）要有两个方面的承诺。一是要满足顾客和医疗器械适用的法规要求，体现组织的产品和服务的性质，使质量方针具有明确的定位。二是要保持质量管理体系的有效性，以促进方针、目标的实现。

3）为质量目标提供框架。质量方针是组织在质量方面的追求方向，是质量管理理念的体现，并通过质量目标来实现。质量方针为制定和评审质量目标提供框架，组织应对质量方针的持续的适宜性进行定期或不定期的评审，以确保质量方针能适应组织的宗旨、满足顾客要求和适用的法规要求，并使质量管理体系得到有效的保持。

4）方针的沟通和理解。质量方针应在组织内进行沟通，使各级人员意识到自己所从事的活动的重要性，以及为实现本岗位的质量目标所做的贡献。最高管理者应通过各种方式、途径向全体员工传达质量方针，并要确保员工理解其内涵。在适宜时，质量方针可以被相关方所获取，起到展示组织形象、明示质量方面组织追求的作用。

5）质量方针应得到评审以确保其适宜性。由于组织的内、外部环境总是在不断变化，因此组织的质量管理体系也在不断地变化，组织应根据变化或定期地进行评审，以使质量方针持续地符合组织的实际。对质量方针的定期评审通常可与管理评审同时进行，也可根据具体情况不定期进行，如召开专门会议进行评审。如果质量方针需要变更，则最高管理者根据评审结果变更质量方针，批准后再予以发布。

（2）建立质量方针

组织可考虑下列输入以建立质量方针：

——对质量和质量管理体系的持续有效性的承诺和满足顾客要求和法规要求；

——质量目标内容和组织的目标与顾客要求之间的关系；

——质量管理体系达成的预期结果及所需的资源。

5.3.3 实施案例

【例7-3】某医疗器械企业的质量方针

以质量求生存，以科技促发展，以管理创效益，以信誉赢市场

释义：按照ISO 9001、ISO 13485、FDA GMP 21CFR Part820要求，建立和实施文件化的管理体系，确保产品质量达到标准，产品技术不断更新；管理方面符合规范要求，服务方面确保满足顾客要求，以此保证公司的产品和服务在同行业中被得到认可，从而为顾客提供安全、有效的医疗器械产品和服务，确保在国内外市场赢得口碑。

5.4 策划/质量目标

5.4.1 标准条文

> **5.4 策划**
>
> **5.4.1 质量目标**
>
> 　　最高管理者应确保在组织的相关职能和层次上建立质量目标，质量目标包括满足适用的法规要求和产品要求所需的内容。质量目标应是可测量的，并与质量方针保持一致。

5.4.2 理解与实施要点

　　1）组织应在相关职能、层次上建立质量目标。组织内机构、部门、岗位只要承担质量管理的职责，就有必要确定这些机构、部门、岗位的预期目标。质量目标横向应在相关职能上建立，也就是要在同一层次的部门、岗位上确定与其职责相应的目标（即横向到边）；质量目标纵向应在管理职责的不同层次上建立，也就是要在组织最高管理层、中层职能机构、中层机构的下设部门（科、室、车间/工段/班组等），具体职能岗位等管理权限由高到低的不同层次上建立（即纵向到底）。在组织管理的较高层次上，质量目标可能复杂些；在生产过程和服务提供的实施现场，质量目标可以简单和直接些（即斜向支持）。

　　2）质量目标应包括满足适用的法规要求和产品要求所需的内容，要在重要的产品特性上达到目的，同时又要满足适用的法规要求。本文件所要求的质量目标，不仅是质量管理体系的质量目标，还有医疗器械及其相关服务的质量目标。

　　3）质量目标应是可测量的，测量后应获得量值。要测量的目标是否能够达到，如果不能，将如何改进，测量可以定量也可以定性，如考评、测评、评价等。测量的方法和内容要规范科学，包括测量的时机、样本的抽取和数量等，以保证质量目标测量结果的代表性。质量目标尽可能量化，要确定实现目标的时间框架，以便于测量。定性的质量目标如果能够进行评价，也是符合要求的，如某个产品年内获得CE认证。但是，组织一般必须做到的不应列为目标，如"不合格品不放行""以诚待客"等。

　　4）质量目标要与质量方针保持一致，实现预期的结果。

　　5）质量目标应具有先进性和可实现性。质量目标包括保持型目标（如已经达到100％或从质量成本的综合考虑）、改进型目标（如一次合格率从90％提高到92％）、力争型目标（特别是外部环境存在不确定性因素影响，如某年获得某某奖项）。从定义上看，质量目标是可追求的，可追求的就应该是先进性的。但质量目标应该是现实的，制定时应考虑组织现有的水平和同行业的情况，在现实的基础上考虑一定的提升空间，使质量目标既高于现实，又经过努力可以达到，真正起到改进质量管理体系的作用。

　　6）适当时进行更新。质量目标不是一成不变的，应是与时俱进的，有可能目标定得不合理需要更新，也有可能一个阶段或一段时间目标完成后，又要设置新的或更高的质量目标。所以，最高管理者应根据组织情况和质量目标实施情况等，组织相关职能部门负责人定期或不定期（可以结合管理评审）评审质量目标的适宜性。如果质量目标需要变更，则最高管理者根据评审结果变更质量目标，批准后再予以发布。

7）质量目标是质量管理体系策划的输入之一。

5.4.3 实施案例

【例7-4】质量目标举例

（1）行政办质量考核目标

1）员工培训计划完成率100％；

2）文件发放及时率100％。

（2）生产部质量考核目标

1）生产作业计划按期完成率＞96％；

2）产品一次检验合格率＞98％。

（3）采购部质量考核目标

1）进货检验合格率＞96％；

2）采购计划按时完成率＞96％。

（4）技术部考核目标

1）新产品设计开发完成率（按计划考核）；

2）针对不合格采取纠正、预防措施及时率98％。

（5）品质部考核目标

1）在用监视测量装置完好率＞95％；

2）售后产品退换保持在0.1％（以月销售量为基础）。

（6）销售市场部质量考核目标

1）合同执行率100％；

2）顾客投诉、咨询回复及时率100％。

5.5 质量管理体系策划

5.5.1 标准条文

5.4.2 质量管理体系策划

最高管理者应确保：

a) 对质量管理体系进行策划，以满足4.1的要求以及质量目标；

b) 在策划和实施质量管理体系变更时保持其完整性。

5.5.2 理解与实施要点

5.5.2.1 质量管理体系的成功运作，与质量管理体系策划关系重大。这种策划应以实现质量方针和质量目标为目的，采用过程方法和系统的管理方法，并满足4.1的要求。本文件共涉及6处策划，即质量管理体系策划（本文件5.4.2）；产品实现的策划（本文件7.1）；设计和开发策划（本文件7.3.2）；生产和服务提供的策划（本文件7.5.1）；监视、测量、分析和改进过程的策划（本文件8.1）；内部审核方案的策划（本文件8.2.4）。其中，质量管理体系策划是组织的一项战略决策式的策划，其结果可能是质量手册和程序文件，后面5处是具体操作性的策划，是质量管理体系策划的一部分，应满足本条款策划的要求。

5.5.2.2　质量管理体系策划一般在下列情况下进行：

1）质量管理体系的建立和实施的初始阶段；

2）当质量管理体系不能适应有关标准和法律法规的要求时；

3）为满足新的要求，调整、充实现存的质量管理体系；

4）组织的质量方针、组织机构、资源及市场等情况发生重大变化时；

5）管理体系一体化：与组织的其他管理体系（如环境管理体系）相融合时，对质量管理体系的调整；

6）通过管理评审发现改进机会时。

5.5.2.3　策划的要求

1）策划结果应确保质量管理体系总要求（见本文件4.1）的实现；

2）策划的内容是本文件4.1所提出的各项活动；

3）策划要围绕质量目标及质量目标的实现进行，质量目标是策划的依据之一；

4）策划的结果应形成适于操作的文件；

5）当对质量管理体系进行更改策划时，应确保质量管理体系在更改前、更改中和更改后均能适合其当时所处的环境，应确保质量管理体系的完整性。例如对体系的组织机构进行调整，在进行变更策划时，可先行制定一些相应的规定（可能是阶段性的），对机构变化后的职责重新明确，使质量管理体系各项活动在体系的变更期间仍能保持正常、有序地进行，直至质量管理体系变更完成，常态运行。

5.5.3　实施案例

【例7-5】某公司 ISO 13485：2016 体系认证实施计划

某公司 ISO 13485：2016 体系认证实施计划，见表7-4。

表7-4　ISO 13485：2016 体系认证实施计划（2023-07-01～2024-01-31）

序号	项　目	目　的	时　间	主要工作内容及保障措施	负责人
1	总体策划	确定总体工作计划、领导小组职能及近期重点工作	2023-07-01～2023-07-02	成立体系建设领导小组，形成工作计划、文件清单、职能要素图	总经理办公室

表7-4（续）

序号	项 目	目 的	时 间	主要工作内容及保障措施	负责人
2	清理整顿原有文件	体系建设要与管理基础相结合，为文件编制做准备	2023-07-03～2023-07-08	按照工作计划，对需要纳入体系的原有文件进行识别和确认	管理者代表、总经理办公室、行政部
3	收集、整理法规	体系要充分体现法规的符合性	2023-07-09～2023-07-13	初步识别与体系有关的法规，为起草文件做准备	管理者代表、总经理办公室
4	文件编写培训	了解体系文件编写要求	2023-07-14	文件编写人员、部门负责人、内审员参加	总经理办公室
5	文件编写	建立体系运行的依据	2023-07-15～2023-08-25	编制手册、程序文件，编写人员按分工进行	管理者代表、总经理办公室
6	文件修订、评审	审核文件的符合性和适宜性	2023-08-26～2023-08-31	1.整合手册和程序文件；2.审核修订评审程序文件；3.识别所需的三级文件	管理者代表、总经理办公室
7	文件批准、发布	体系试运行	2023-09-01	1.领导批准手册、程序文件并发布；2.制定对体系文件的培训计划	总经理
8	体系试运行	评价体系的符合性、有效性，检验体系文件的适宜性	2023-09-02～2023-10-31	1.按照管理手册、程序文件的要求进行管理；2.制定、完善三级文件	管理者代表、总经理办公室
9	内审员培训	掌握 ISO 13485：2016 的要求及审核的程序、技巧	2023年10月中旬（3天）	确定内审员名单，由某公司培训，内审员经培训考试合格后颁发证书（人数10人）	某公司、管理者代表
10	文件修改	确保文件的适宜性和符合性	2023-11-01～2023-11-10	组织相关人员进行座谈、讨论，评审文件，必要时进行修改	管理者代表、总经理办公室
11	内审	评价体系运行的符合性、有效性	2023-11-11～2023-11-20	由管理者代表牵头，组织内部审核	管理者代表、总经理办公室
12	采取纠正措施	实现体系的有效实施和保持	2023-11-21～2023-12-05	由部门负责人对内审中发现的不符合采取纠正措施	管理者代表
13	管理评审	评价体系的充分性、适宜性、有效性	2023-12-06	由最高管理者主持进行，形成评审报告	总经理

表 7-4（续）

序号	项 目	目 的	时 间	主要工作内容及保障措施	负责人
14	第三方审核	评价体系建立情况	2023-12-20～ 2023-12-23	由认证机构按认证程序进行	管理者代表
15	采取纠正措施	实现体系的有效实施和保持	2023-12-24～ 2024-01-05	由各部门负责人对外审中发现的不符合采取纠正措施	管理者代表
16	获取证书	—	2024 年 1 月	形成纠正措施证实材料报认证机构，获取证书	管理者代表

【例 7-6】某公司关于成立质量管理体系认证工作领导小组的文件

×××有限公司文件

××〔2023〕××号

关于成立公司质量管理体系认证工作领导小组的通知

各部门、车间：

为全面提高公司的质量管理水平，增强市场竞争力，加快融入国际市场的步伐，经研究，决定成立公司 GB/T 42061—2022/ISO 13485：2016 医疗器械质量管理体系认证工作领导小组。成员如下：

组长：×××

副组长：×××

成员：×××、×××、×××、×××、×××、×××、×××

特此通知。

二〇二三年七月一日

5.6 职责、权限与沟通/职责和权限

5.6.1 标准条文

> **5.5 职责、权限与沟通**
> **5.5.1 职责和权限**
> 　　最高管理者应确保职责和权限得到规定、形成文件并在组织内沟通。
> 　　最高管理者应将所有从事对质量有影响的管理、执行和验证工作的人员的相互关系形成文件，并应确保其完成这些任务所必要的独立性和权限。

5.6.2　理解与实施要点

1）组织通常以文件形式（如岗位职责规定、职责分配表等）明确与质量有关人员的职责和权限。全体员工应就所规定的职责和权限进行沟通和交流，以确保各职能和层次不但熟悉自己的职责，而且相互了解彼此的职责范围和接口，避免职权矛盾，以便于质量管理体系的有效运作和控制。

2）对从事对质量有影响的管理、执行和评价验证工作的人员，如车间主任、质量部门负责人、检验员、实验员、内审员等应确定其相互关系，为其完成任务提供必要的独立性和权限，确保他们在工作中不受行政因素、经济压力、人情关系在内的各种因素的干扰，而偏离受控条件。质量部门负责人不能同时兼任生产部门负责人，这也是法规的要求。

5.7　管理者代表

5.7.1　标准条文

5.5.2　管理者代表

最高管理者应在管理层中指定一名成员，无论该成员在其他方面的职责如何，应使其具有以下方面的职责和权限：

a)　确保将质量管理体系所需的过程形成文件；

b)　向最高管理者报告质量管理体系的有效性和任何改进的需求；

c)　确保在整个组织内提高满足适用的法规要求和质量管理体系要求的意识。

5.7.2　理解与实施要点

5.7.2.1　最高管理者应在管理层（通常为中层、高层人员）中指定一名人员为管理者代表。管理者代表的职责可完全与质量管理体系活动相关，或与组织其他部门和职责相关。如果管理者代表有其他的工作职责，其他的工作职责和与质量管理体系相关的职责不应当有利益冲突。

5.7.2.2　管理者代表的职责和权限应包括：

1）组织建立和实施本组织质量管理体系，确保质量管理体系所需的过程按策划的要求形成文件；

2）定期和不定期向最高管理者报告质量管理体系的有效性（如产品质量情况、顾客反馈、满足法规要求和质量目标的实现情况等）和任何改进的需求；

3）通过对组织内部的全体员工采取会议、培训、内部刊物交流等各种方式，不断提高员工对满足法规和质量管理体系要求的意识。

管理者代表还可就组织质量管理体系相关事项与外部沟通和联系。如与政府医疗器械、质量监督管理部门、质量管理体系认证机构、管理体系顾问公司的联络等。

5.7.3 实施案例

【例7-7】上海某医疗器械生产企业管理者代表授权书

管理者代表授权书

_____（企业负责人，以下简称授权人）现代表企业委任_____为本企业管理者代表（以下简称管理者代表），任期自_____年_____月_____日至_____年_____月_____日止。授权人根据《上海市医疗器械生产企业管理者代表管理暂行办法》授权管理者代表在医疗器械生产企业质量管理活动中，根据企业负责人授权，承担以下职责：

1）贯彻执行医疗器械的法律、法规、规章和质量标准；

2）组织建立和实施本企业质量管理体系，并保证质量体系的科学、合理与有效运行；

3）建立企业质量管理体系的审核规程，按计划组织管理评审，编制审核报告并向组织管理层报告评审结果；

4）组织推进质量管理培训工作，提高企业员工的质量管理能力，强化企业的诚信守法意识；

5）组织上市产品质量的信息收集工作，及时向企业负责人报告有关产品投诉情况、产品存在的安全隐患，以及在接受监督检查等外部审核中发现的质量体系缺陷等；

6）负责在企业接受医疗器械生产质量体系审核或跟踪检查以及日常监督检查时，与检查组保持沟通，提供相关信息、资料，并为检查工作提供便利；

7）组织对质量管理体系检查发现的不合格项目进行整改及采取相关措施，按规定时限向检查实施机构和组织生产地址所在的监管部门报告；

8）在产品发生重大质量问题时，应主动向所在地的区（县）分局报告相关情况，并同时抄告市药品监管局；

9）负责将医疗器械生产企业的相关信息通过网络平台报送药品监督管理部门，并按要求提供医疗器械生产质量体系运行情况；

10）其他业务权限_____。

本授权书自授权人、管理者代表签署之日起生效。本授权书一式三份，一份交药品监督管理部门备案，一份由医疗器械生产企业保存，一份由医疗器械生产企业管理者代表保存。

_____ 公司： （公章）

企业负责人（授权人）签名：

_____年_____月_____日

法定代表人签名：

_____年_____月_____日

管理者代表签名：

_____年_____月_____日

5.8 内部沟通

5.8.1 标准条文

> **5.5.3 内部沟通**
>
> 最高管理者应确保在组织内建立适当的沟通过程，并确保对质量管理体系的有效性进行沟通。

5.8.2 理解与实施要点

5.8.2.1 沟通就是信息的交换、传递。有效的信息沟通，是确保执行力的前提条件。质量管理体系运行中有许多信息需要沟通。沟通的目的是：统一要求，取得共识，促进理解、目标一致，使行动更加协调有效。

5.8.2.2 最高管理者应确保在组织内建立适当的沟通过程，沟通过程涉及沟通方式、时机、内容、对象等。沟通方式可以多种多样，应与沟通对象的文化水平和其他技能相适应，通常包括：

1）文件、记录、简报、通知、公告、内部刊物；

2）质量例会、专项会议、座谈活动；

3）电子邮件、微信群、QQ群、局域网和网站传递信息等。

5.8.2.3 内部沟通的内容，重点是质量管理体系的有效性，应将策划的质量管理活动的实施情况和结果情况及时告知相关人员，如质量监视和测量活动的情况，内部审核、管理评审的结果，质量方针和目标的实现程度等。其目的最终也是确保质量管理体系的有效性。

5.9 管理评审/总则

5.9.1 标准条文

> **5.6 管理评审**
> **5.6.1 总则**
>
> 组织应将管理评审程序形成文件。最高管理者应按照形成文件的策划的时间间隔对组织的质量管理体系进行评审，以确保其持续的适宜性、充分性和有效性。评

审应包括评估改进的机会和质量管理体系变更的需求，包括质量方针和质量目标变更的需求。

应保留管理评审的记录（见4.2.5）。

5.9.2 理解与实施要点

5.9.2.1 管理评审应形成文件的程序，该程序应对管理评审的周期、评审内容、评审形式、评审记录要求等做出明确规定。管理评审是最高管理者根据组织的战略方向开展的活动，以确保质量管理体系的适宜性、充分性和有效性。管理评审的时机应进行策划，策划的时间间隔和频次由组织确定，但最长间隔不能超过12个月，包括：

——定期的管理评审；

——特殊情况下应随时策划，增加管理评审活动。这样的随机应包括内、外部环境出现重大变化时，出现重大质量安全事故以及出现安全和性能严重投诉或产品被召回时，其他研究和决定质量管理体系的重大改进时。

5.9.2.2 管理评审的目的是确保质量管理体系持续的适宜性、充分性和有效性。而评审的内容也正是质量管理体系是否适宜、充分和有效，在以上三个方面，质量管理体系又需要进行哪些改进和变更。其中质量方针和质量目标的评审与更新也是管理评审活动的主要内容。

5.9.2.3 组织应将管理评审的输入和输出结果形成记录。管理评审的记录包括评审活动策划的记录，如评审计划、评审通知等；包括评审活动实施的记录，如会议签到、评审过程记录；包括评审结果的记录，如管理评审报告、管理评审决定的改进措施及验证记录等。

更多管理评审内容详见本书第九章。

5.10 评审输入

5.10.1 标准条文

5.6.2 评审输入

管理评审的输入应包括但不限于由以下方面产生的信息：

a) 反馈；

b) 投诉处置；

c) 向监管机构报告；

d) 审核；

e) 过程的监视和测量；

f) 产品的监视和测量；

g) 纠正措施；

> h) 预防措施；
>
> i) 以往管理评审的跟踪措施；
>
> j) 可能影响质量管理体系的变更；
>
> k) 改进的建议；
>
> l) 适用的新的或修订的法规要求。

5.10.2 理解与实施要点

为确保覆盖整个质量管理体系，宜采用一致的方法以确保评审覆盖下列内容。评审输入是为管理评审提供充分的信息，是管理评审有效实施的前提条件，评审应包括但不限于以下信息：

1) 反馈。顾客和相关方的反馈来自市场和有关产品和服务方面的信息，这些信息包括顾客和相关方的需求、期望和改进的建议，也包括监管部门的产品抽查结果。

2) 投诉处置。对产品和服务方面的投诉的处置，如对每个已销售型号的产品的投诉数量、投诉类型以及投诉过程有效性的评审。

3) 向监管机构报告。给监管机构的报告包括不良事件、忠告性通知和其他满足法律法规要求的报告或信息或产品的检测数据等。

4) 审核。按计划进行内部审核或外部审核包括监管机构开展的体系考核的数量，审核的输出、审核形成措施的状态，以及审核过程有效性的评审。

5) 过程的监视和测量。包括过程效率、不合格项、过程偏差和主要过程更改及更改状态，可以理解为管理的质量状况，可运用统计技术进行数据分析。

6) 产品的监视和测量。包括新产品引进和产品的更改。

7) 纠正措施。包括新采取的纠正措施、当前纠正措施的状态、已关闭的纠正措施、纠正措施的时效性以及纠正措施有效性的评审。

8) 预防措施。包括新采取的预防措施、当前预防措施的状态、已关闭的预防措施、预防措施的时效性以及预防措施有效性的评审。

9) 以往管理评审的跟踪措施。以往管理评审所确定的措施的实施情况及有效性，主要关注可追溯性及闭环效果。

10) 可能影响质量管理体系的变更。组织质量管理体系的内外部环境是不断变化的，如果这些变化影响到了质量管理体系的适宜性、充分性和有效性，那必须进行管理评审，以确定质量管理体系需要作出的变更，从而实现体系的改进。

11) 改进的建议。由于各种原因而引起的有关产品、过程和体系需要改进或变更的建议。在管理评审输入的时候就应该提出改进的建议，以便通过评审，作出最终的改进决定。不应该在管理评审输出的时候还停留在改进建议上，评审输出的是决定和措施，是明确了改进要求。

12) 适用的新的或修订的法规要求。法规是组织必须遵循的底线，因此识别新法规及法规变化是至关重要的，只有识别出新法规或修订法规中的新要求，才能制定相应措施，符合新法规及修订法规的要求。针对法规的变化，可组织专项管理评审，围绕法规变化，重新策划并实施产品及过程的质量管理。

更多管理评审内容详见本书第九章。

5.11 评审输出

5.11.1 标准条文

5.6.3 评审输出

管理评审的输出应予记录（见 4.2.5）并包括经评审的输入和与以下方面有关的任何决定和措施：

    a) 保持质量管理体系及其过程适宜性、充分性和有效性所需的改进；

    b) 与顾客要求有关的产品的改进；

    c) 响应适用的新的或修订的法规要求所需的变更；

    d) 资源需求。

5.11.2 理解与实施要点

5.11.2.1 评审的输出是对质量管理体系持续的适宜性、充分性和有效性的改进决策，是组织实施改进的基础，也是组织对质量管理体系乃至经营方针作出战略性决策的重要基础。

1）管理评审的输出应该包括：

——对组织质量管理体系及其过程（包括管理评审间隔）的适宜性、充分性和有效性的总体评价结论，质量管理体系变更的需要、改进的机会，质量方针和质量目标改进的需求和体系运行情况的说明及其对所需的改进的决定和措施。

——与顾客要求有关的产品改进决定的措施，包括针对顾客规定的明示和未明示的要求及适用法规的要求，对整机或零部件的特性的改进，如对产品安全有效性的改进。

——适用于组织的新法规或修订的法规要求引起的变更，包括体系的变更、过程的变更、产品和服务的变更等。

——有关资源需求的决定和措施。组织应针对内外部环境的变化或潜在的变化考虑当前或未来的资源需求，为质量管理体系的持续适宜性、充分性和有效性提供基本保障。

2）管理评审的输出应予记录，用于本条款中规定的与质量管理体系或产品改进有关的决定和措施以及对新的或修订的适用法规要求变化和所需的资源。这些记录可以是组织控制的任何格式，如会议记录、会议纪要等，并且应识别以下内容：

——评审日期；

——管理评审参会者，包括最高管理者或者其代表和其他要求的参加者；

——对本文件5.6.2中要求的管理评审输入信息的评审概述；

——基于本条款规定所作出的决定和采取的措施；

——实施采取措施的人员的职责和完成这些措施的日期；

——管理评审记录的批准；

——管理评审记录的分发的记录；

——关于组织质量管理体系适宜性、充分性和有效性的声明；

——计划下一次管理评审的时间间隔。

5.11.2.2　组织应对管理评审输出落实情况进行跟踪、验证，确保质量管理体系持续的适宜性、充分性和有效性。

更多管理评审内容详见本书第九章。

6　资源管理

6.1　资源提供

6.1.1　标准条文

6　资源管理

6.1　资源提供

　　组织应确定并提供所需的资源，以：

　　a)　实施质量管理体系并保持其有效性；

　　b)　满足适用的法规要求和顾客要求。

6.1.2　理解与实施要点

1）资源作为质量管理体系过程重要的输入，是实现过程预期结果、实现过程增值的条件。资源的性质和数量由所涉及的过程决定。资源是体系的物质基础，是组织的实力，足够的资源提供和保持是实施质量管理体系并保持其有效性的先决条件。

2）组织的管理层应识别并提供为贯彻组织的质量方针、实现组织的目标、满足包括适用的法规要求和顾客要求所需的充足资源。法规可能会对某些特殊岗位的人员、资质等提出特殊的要求；或者出于合同的要求，顾客对人员会有一定的要求，组织都应当予以满足。

3）人力资源、基础设施、工作环境作为最基础的资源，本文件对其规定了要求。其他资源，如资金、技术、信息、供方和合作者、自然资源等虽然未在本文件中明确要求，组织也应充分关注。

4）提供资源是组织的责任，不管所涉及的过程是由组织自身完成还是外包。

6.2 人力资源

6.2.1 标准条文

6.2 人力资源

基于适当的教育、培训、技能和经验，从事影响产品质量工作的人员应是胜任的。

组织应将确立能力、提供所需的培训和确保人员的意识等一个或多个过程形成文件。

组织应：

a) 确定从事影响产品质量工作的人员所需具备的能力；

b) 提供培训或采取其他措施以获得或保持所需的能力；

c) 评价所采取措施的有效性；

d) 确保组织的人员知晓所从事活动的关联性和重要性，以及如何为实现质量目标做出贡献；

e) 保留教育、培训、技能和经验的适当记录（见4.2.5）。

注：对于拟提供培训或采取其他措施，其有效性的检查方法与该工作相关的风险相适应。

6.2.2 理解与实施要点

6.2.2.1 组织应根据质量管理体系各工作岗位、质量活动及规定的职责对人员能力的需求，选择能够胜任的人员从事该项工作。影响产品质量工作的人员可能包括管理、设计、工艺、技术、采购、生产操作、检验等岗位的工作人员，这些人员可能是组织的内部员工，也可能是来自组织外部的承包方人员。

6.2.2.2 组织应将确定人员能力的方法、所需的培训需求、培训计划、培训效果评价、专业人员资格鉴定以及确保增强员工的责任意识、法规意识、质量意识和顾客意识的过程形成文件，若涉及一个或多个过程，可形成一份或多份文件。

6.2.2.3 组织需要考虑员工的经验、资格、能力，特别是其工作领域能影响提供给顾客的医疗器械的安全性和有效性的员工。组织应从以下4个方面对岗位能力的需求做出适当的规定和评价：

1) 教育，通常指学历教育，特别是有关专业技术方面的教育背景，如体外诊断试剂生产实施细则中对专业人员的要求是学习药学、医学、诊断实验、化学、生物技术等；

2) 培训，通常指技术、业务、技能的专项培训和法规培训，如对内审员、检验人员、计量员、特种作业人员、合规人员的培训等；

3) 技能，通常指做事的动手能力，用掌握的技术、方法、技巧等完成特定的工作任务，如设备调校、设备修理、设备使用、软件编写等；

4）经验，通常指从事某项工作的时间，可通过相似经历获得，如从事医疗器械工作经历、质量管理工作经历、产品检验工作经历等。

6.2.2.4　组织可根据需要，制定和实施培训计划，采用内培或外培的方式，或采取其他措施，如采用招聘人员、组织内部调剂等方法获得或保持所需的能力。实施培训，首先应分析培训需求。可以根据组织质量管理体系及其过程有效实施的需求，根据工作岗位需求，以及人力资源要求、管理评审、纠正和预防措施和内部审核活动的结果确定是否应该进行培训。

6.2.2.5　为了确保质量绩效，应确保相关岗位人员是具备相应能力的，组织应对人员的能力进行持续评价，评价的方法可包括试用期评估、定期的绩效考核等。当出现不满足要求的情形时，组织可以采取招聘、培训、轮岗等多种方式，确保相关岗位人员是具备相应的能力。组织应对培训和所采取措施的有效性进行评价，评价的方式可能有考试、考核、面谈、绩效考评等。确定培训有效性水平应考虑完成任务或过程不充分的风险。

6.2.2.6　根据需要，组织可采用培训，组织质量、生产、协调等各种相关层次会议，各种宣传方式等，确保组织的人员认识所从事活动的关联性和重要性，以及如何为实现自己工作的质量目标作贡献。

6.2.2.7　组织应保存证明相关人员能力的有关记录，至少包括在 4 个方面（教育、培训、技能和经验）的适当记录。根据需要，记录可以简单也可以复杂，可包括员工所接受的培训和培训结果的内容。过一段时间，应重新评价任何进一步的教育和培训的有效性以确保所获得的能力是持续的。

6.2.2.8　本条款的"注"解释了用于为工作提供培训或采取其他措施有效性的检查方法与该工作相关的风险相适应。如要检查培训对象对培训计划的感觉如何，可用问卷的方式来测定，这属于低层次的检查方法；如要检查培训活动给组织带来什么影响，则可通过事故率、产品合格率、产量、销售量、成本、利润、离职率、迟到率等指标来测定，这属于高层次的检查方法。培训对组织而言是一种重要的人力资本投资，同其他投资一样，既有利益，亦会有风险。因为风险和收益是共存、不可分割的。培训费用都是昂贵的，它不但包括培训材料，有形的协助手段和外部师资费用，还包括主管和受训者的时间、纠正措施和培训期间的生产损失，组织如果没有对培训进行合理规划和有效管理就会导致培训无效、培训质量不高、培训目的无法达成以及培训投资效益低下的后果。因此，组织宜识别所需要培训的风险程度，对其培训有效性采用不同的检查方法。

6.2.3　实施案例

【例 7-8】某企业对从事影响产品质量工作人员的任职要求（部分）

1　品质部经理

1.1　职位要求

a）本科及以上学历，生物工程、医学、微生物学类相关专业；

b）具备 5 年以上医疗器械质量管理经验者优先考虑；

c）熟悉 ISO 13485 及国内外医疗器械相关法规、技术标准和业务流程；

d）良好的团队合作精神和沟通技巧，具备抗压能力。

1.2　工作职责

a）负责公司质量方针和质量目标，实施和维护质量体系的所有资源；

b）负责组织实施进料检验，确保原料及配件的质量；

c）负责实验室的全面管理，确保各项检验、检测结果的真实性；

d）负责质量异常的处理跟踪、呈报、协调，并做质量分析；

e）负责组织实施对不合格品和客户退货进行检验鉴别；

f）负责组织分类保管各类质量记录和客户投诉、抱怨资料；

g）负责公司产品的注册等工作。

2　研发部经理

2.1　职位要求

a）研究生以上学历，从事医疗器械产品研发与管理工作 5 年以上；或本科学历，从事医疗器械产品研发与管理工作 10 年以上；

b）熟悉第二、三类无源医疗器械（侵入器械、植入器械、接触人体器械）立项、研发、申报资料的编写与注册工作；

c）熟悉医疗器械相关法规和技术标准；

d）通过大学英语六级考试，能熟练查阅英文文献；

e）具有良好的团队管理、组织与沟通协调能力。

2.2　工作职责

a）负责医疗器械新产品的需求策划、开发计划、方案制定和实施工作；

b）负责产品研发进度，协调各分部件研发的沟通、支持和实施，跟踪和解决相关技术问题；

c）组织实施项目各阶段的技术论证和评审，推进项目的技术进步；

d）负责产品标准的制定，产品检验和产品注册的实施；

e）负责产品的知识产权保护，包括设计方案的专利风险分析与创新设计的专利保护等。

3　生产部经理

3.1　职位要求

a）机械、电子、仪器仪表、生物医学工程相关专业，大学本科及以上学历，5 年以上电子仪器仪表、医疗设备相关的生产管理经验；

b）擅长生产过程控制及现场管理，精通生产制造的各个环节；

c）熟悉 ISO 134853 及国内外医疗器械相关法规、技术标准和业务流程；

d）具有良好的领导能力、生产计划管理能力、组织协调能力、分析问题和解决问题能力，以及强烈的工作责任心；

e) 具有良好的成本意识和成本控制能力；

f) 具有大型企业生产管理经验者优先，管理过 20 人以上生产团队者优先。

3.2 工作职责

a) 依据公司整体经营战略要求，负责生产部门的日常管理和生产活动的组织实施；

b) 负责医疗器械生产线设备规划、维护、修理等管理工作；

c) 负责医疗器械新产品工艺流程的建立及导入生产，确保生产质量符合研发输出的要求；

d) 负责制定生产部门的主要目标和计划，包括编制年度生产计划、生产作业计划，进行生产调度管理和控制；

e) 根据生产订单合理安排生产任务，保证供货量及其质量，完善生产报表记录及统计，分析处理生产过程的异常；

f) 负责生产部门内部工作流程建设、生产环境管理，参与公司相关生产管理制度的制定与执行；

g) 与财务、采购等部门合作，做好生产环节成本控制；

h) 与市场、质量等部门合作，做好市场售后服务、产品质量问题跟踪处理等工作。

4 销售部经理

4.1 职位要求

a) 市场营销、生物医学、临床医学或医学工程以及相关专业本科及以上学历；

b) 3 年及以上在医疗器械行业工作经验，熟悉医疗器械的销售流程；

c) 了解医疗器械相关法律、法规，通过大学英语四级以上考试；

d) 能吃苦耐劳，工作积极主动，自信、乐观、有团队合作的精神，具有良好的沟通及表达能力；

e) 具有一定医疗器械销售经验或拥有医疗资源者优先。

4.2 工作职责

a) 对目标市场调研分析，追踪商机并制定销售方案和实施计划；

b) 根据产品和区域的特点，负责招募和管理区域代理商、平台商；

c) 负责广泛建立所负责区域的医疗机构、主管部门、行业协会等公共关系；

d) 负责收集与公司销售有关的所有信息，为新产品或产品改进提供客户需求分析和相关信息；

e) 签订销售目标责任书，并负责达成；

f) 销售合同的谈判、签订、执行与推动落实；

g) 负责指导和管理代理商进行客户开拓、投诉处理和新产品推广；

h) 按月度、季度、年度对分管客户进行评估，并跟踪代理商产品流向，拟制、总结周工作计划，做出负责区域的合理销售预测。

5 微生物检验员

5.1 职位要求

a) 药学、微生物、生物学相关专业大专及以上，1年以上微生物检验经验优先考虑；

b) 能熟练操作洁净室各种检测仪器；

c) 能熟练进行微生物、无菌检测；

d) 持有GMP质量检验员上岗证或无菌检验员资格证书，具有药品或医疗器械GMP验证经验者优先考虑；

e) 熟悉医疗器械质量管理规范，能制定相关部门质量管理体系文件；

f) 能对产品、菌片、净化车间、水质等微生物进行检测。

5.2 工作职责

a) 严格按照质量标准及检验操作程序对原辅料、包装材料、中间产品、成品、工艺用水进行微生物限度检查，并出具检验报告书，对检验的真实性、结果的准确性负责，不得弄虚作假，编造数据；

b) 负责人员、洁净厂房、压缩空气、超净工作台、取样（车）间的监测；

c) 负责原辅包材（含微生物限度检查的样品）、工艺用水的取样；

d) 负责本岗位检测方法、相关设备的验证工作。参与相关验证工作，负责验证工作中样品的微生物限度检测；

e) 负责实验室本岗位所用仪器、设备的管理；

f) 负责培养基、检定菌、菌液的管理；

g) 负责检验记录、报告的复核。

6 合规负责人

6.1 职位要求

a) 全日制本科以上学历，取得学位；法律、医学、药学相关专业；

b) 通过大学英语六级以上考试，能够独立查找和阅读英文环境下的文献、相关注册资料和法规；

c) 3年以上医疗器械注册/备案/合规工作经验和从事医疗器械质量管理工作经验；

d) 具有良好的语言沟通能力。

6.2 工作职责

a) 在器械放行之前，应根据质量管理体系要求，检查器械的符合性和一致性；

b) 按照监管部门的法规要求，审核医疗器械的产品技术、注册、备案和合规资料；

c) 定期浏览、收集和跟进目标市场国家的医疗器械监管相关法规，并与监管部门进行沟通和反馈，解决各项具体监管问题或要求；

d) 其他与医疗器械注册、合规有关的工作。

6.3 基础设施

6.3.1 标准条文

6.3 基础设施

为达到符合产品要求、防止产品混淆和确保产品有序处置，组织应将所需的基础设施的要求形成文件。适当时，基础设施包括：

a) 建筑物、工作场所和相关设施；

b) 过程设备（硬件和软件）；

c) 支持性服务（如运输、通讯或信息系统）。

若维护活动或缺少维护活动可能影响产品质量，组织应将此类维护活动的要求包括执行维护活动的时间间隔形成文件。适当时，要求应适用于生产设备、工作环境控制设备和监视测量设备。

应保留此类维护的记录（见 4.2.5）。

6.3.2 理解与实施要点

6.3.2.1 基于产品实现要求、适用的法规要求和顾客要求，在生产、检验、贮存、运输和售后服务等过程中，为达到符合产品要求、防止产品混淆和确保产品有序处置，组织应将所需的基础设施的要求形成文件。

6.3.2.2 基础设施是指组织运行所必需的设施、设备和服务体系。基础设施是组织实现产品符合性的重要物质基础。依据组织提供的产品和服务的类型，基础设施的种类一般可包括：

1) 质量活动所必需的建筑物、工作场所［如办公楼（室）、和车间厂房、储存场所、化工装置等］和与之配套的相关设施（如水、汽、电供应、通风照明、空调系统等）。

2) 过程设备（如机器或含有计算机软件的各类控制和测试设备，以及各种工具、辅助工具等），是实现产品直接过程所用的设备。

3) 支持性服务（如通信技术及设施、运输设施、信息系统、交付后活动的维护网点等）。近年来，网络已经普及到所有组织，许多组织建立了 ERP 管理平台，有些组织的业务甚至已经完全依赖信息系统。信息系统不仅支撑着组织的财务部门，也支撑着组织的物流部门、生产部门、设计部门、检测部门。在当今云计算、大数据、移动互联网、物联网、人工智能的时代，信息系统已成为支持性服务的重要设施。

6.3.2.3 应当有为所有用于生产和环境控制的设备的维护、保养、清洁、检查形成文件的程序。应当确定必要的调试和维护保养的时间间隔。维护保养计划应当张贴在设备上或靠近设备处或易于获得。维护保养工作应当按计划进行，并保护相关维护记录。

6.3.2.4 组织的基础设施和设备的配置要考虑适用于生产设备、工作环境控制设备和监视测量设备的要求。

1）生产设备的添置应和产品工艺要求相适应，组织应建立生产设备台账，并保存生产设备的使用说明书，建立生产设备保养规程，明确保养内容，制定生产设备保养、维修计划，该计划经相关人员批准，按生产设备保养、维修计划和生产设备保养规程提供相关设备保养和维修记录。

2）对环境和设备有特殊要求的基础设施，应符合国家标准、行业标准和国家有关规定：如生产X射线机的组织或生产涉及X射线的组织应取得"放射工作许可证"；生产无菌医疗器械的组织，生产场地应符合《医疗器械生产质量管理规范附录无菌医疗器械》的要求，净化车间应按照医疗器械相关行业标准定期进行检（监）测，并保存记录。

3）监测和测量设备。生产医疗器械组织应设有独立的检验室和检验区域，其环境应符合产品检验的要求，如温度、湿度、电源条件等。按注册标准和工艺文件规定的要求配置过程检验、产品性能检测和安全检测项目所要求的监视和测量设备，生产无菌医疗器械的组织应配备无菌检测装置，包括在万级保护下百级菌检室、培养箱、蒸汽灭菌器、风速仪、压差计、尘埃粒子计数仪等。

6.3.2.5　组织应确保所使用的建筑物得到适宜的设计具有足够的空间便于清洁、维护和其他必要的操作（如针对昆虫控制措施的操作）。厂房的布置应留有足够的空间位置，以便于进行日常的搬运，并可避免原材料、半成品零件、报废材料、返工品、改进的或修理的器件及其他不合格材料、最终产品、生产设备、检验设备、文件和图纸之间的混淆。

6.3.2.6　基础设施的维护记录可包括：设备台账、设备维护计划、设备维护保养记录、设备安装记录及建筑规划和图纸、设施布置图等。

6.4　工作环境和污染控制/工作环境

6.4.1　标准条文

6.4　工作环境和污染控制

6.4.1　工作环境

组织应将为达到符合产品要求所需工作环境的要求形成文件。

如果工作环境条件可能对产品质量有不良影响，组织应将工作环境要求以及监视和控制工作环境的程序形成文件。

组织应：

a）　将对特定人员的健康、清洁和着装要求形成文件，此类人员与产品或工作环境的接触可能影响医疗器械的安全或性能；

b）　确保需要在工作环境内的特殊环境条件下临时工作的所有人员是胜任的或在胜任人员监督下工作。

注：更多信息见 GB/T 25915（所有部分）和 GB/T 25916（所有部分）。

6.4.2　理解与实施要点

6.4.2.1　产品生产的工作环境可影响产品质量。必要的工作环境是组织实现产品符合性的支持条件。如果确定工作环境条件对产品质量会产生明显的不利影响，组织应制定形成文件的程序，以明确工作环境要求并监视和控制工作环境。在工作环境中能影响产品质量的最重要的因素是过程设备、由设施本身所形成的环境以及在环境中工作的人员。

6.4.2.2　工作环境条件可包括：

1）社会因素（如非歧视、安定、非对抗）；

2）心理因素（如减压、预防过度疲劳、保证情绪稳定）；

3）物理因素（如温度、热量、湿度、照明、洁净度、振动、防静电、磁屏蔽、电磁干扰等）。

社会因素和心理因素可能影响到一个组织是否具有和谐稳定的组织内部环境，将会影响到员工的积极参与，对一个体系能否正常有序运行非常重要，需要组织处理好各部门和岗位接口、职责分明、奖惩分明，营造一个公开、公平、合理、和谐的人文环境和企业文化。

6.4.2.3　产品实现中的环境控制

1）对工作环境控制的必要性及实施控制的程度决定于所生产的产品的类型及其风险水平。控制工作环境意味着指导、管理、协调和监视影响环境条件的活动和可变的因素，以确保工作环境满足产品实现过程的要求。对有些具有共同特性的医疗器械，比如无菌医疗器械、植入性医疗器械、体外诊断试剂等，国家/地区的都有相关的实施要求，在这些要求中如果对工作环境提出了十分明确的要求，组织就应当按规定的要求执行。

2）工作环境有各式各样的参数、指标和控制要求，每个参数都应进行评价以确定如果失控可能增加的在产品使用中造成的风险。如通过产品的风险管理活动的记录可实现对环境控制程度和必要性的追溯。如果在产品的制造过程中环境条件是至关重要的，组织应当对产品暴露的工作环境确定要求，应保持对环境参数包括对不连续生产时间（如在夜间或周末）的监控记录。环境参数、指标项和控制项可包括温度、湿度、风速、空气过滤、压差、光线、声音、振动、水质、工作台面和过程设备的清洁要求，以及工作环境中人员的数量等。

6.4.2.4　人员

1）如果人员的健康、清洁和着装状况因素可能对产品有不利影响，这些人员应着适宜的服装和保持清洁，有良好的健康状况。因为每个人都散发微生物和微粒，构成污染的风险，从而影响医疗器械的安全或性能。组织应该明确对这些特定人员着装、清洁和健康要求并形成文件，可能进入洁净间的人员包括：生产人员、管理人员、技术人员、检验人员、设备维修人员、顾客以及外部参观人员等。组织应记录与产品或工作环境接触的时间，包括并未实际生产产品的时间，如晚上、双休日和节假日。

2）健康情况能对产品产生不利影响的人员，在其康复以前，应离开操作岗位，或不要进入生产区域。应当提示和鼓励他们向其管理人员报告其健康情况，这一点对于生产无菌的和使用前需要灭菌的医疗器械产品特别重要。

3）组织应当为在特殊环境条件（如房间的温度或湿度高低控制程度会导致较长时间的暴露在房间中而引起危害，在房间或工作区域内利用排气扇来确保有害气体控制在可接受的程度）或受控条件下工作的人员提供特殊的培训和（或）监督。任何人员，包括与生产、维护、清洁、维修等相关的临时人员，如果没有接受过在受控条件下完成特殊任务的培训，不允许进入这样的工作区域，除非在训练有素的人员监管下，否则不允进入受控环境。

6.4.2.5　关于洁净室及其相关受控环境的资料见 ISO 14644 和 ISO 14698（GB/T 25915 和 GB/T 25916）。

6.4.3　法规链接

【链接2】对人员的健康、清洁和服装的要求

根据原国家食品药品监督管理总局发布的《医疗器械生产质量管理规范附录无菌医疗器械》和《医疗器械生产质量管理规范附录植入性医疗器械》，无菌医疗器械企业和植入性医疗器械企业对人员的健康、清洁和服装的要求：

2.1.2　应当建立对人员的清洁要求，制定洁净室（区）工作人员卫生守则。人员进入洁净室（区）应当按照程序进行净化，并穿戴工作帽、口罩、洁净工作服、工作鞋。裸手接触产品的操作人员每隔一定时间应当对手再次进行消毒。裸手消毒剂的种类应当定期更换。

2.1.3　应当制定人员健康要求，建立人员健康档案。直接接触物料和产品的人员每年至少体检一次。患有传染性和感染性疾病的人员不得从事直接接触产品的工作。

2.1.4　应当明确人员服装要求，制定洁净和无菌工作服的管理规定。工作服及其质量应当与生产操作的要求及操作区的洁净度级别相适应，其式样和穿着方式应当能够满足保护产品和人员的要求。洁净工作服和无菌工作服不得脱落纤维和颗粒性物质，无菌工作服应当能够包盖全部头发、胡须及脚部，并能阻留人体脱落物。

6.5　污染控制

6.5.1　标准条文

6.4.2　污染控制

适当时，为了防止工作环境、人员或产品的污染，组织应对受污染或潜在受污染产品的控制进行策划并将安排形成文件。

对于无菌医疗器械，组织应将控制微生物或微粒物污染的要求形成文件，在组装或包装过程中保持所要求的洁净度。

6.5.2 理解与实施要点

6.5.2.1 如果组织因某种原因接受某些返回的产品，则需要建立特殊的安排并形成文件，用于控制使用过的产品，以防止污染其他产品、工作环境或人员。这些特殊的安排也应包括确保如果返回产品退回去贮存或再出售，不与新产品混淆或等同。特殊安排的情形包括组织在收到这类产品时标上如"用过产品"的特殊标识；对已经或可能被污染的产品、工作台或人员建立搬运、清洁和消毒的程序；追溯性要求以及记录等。

6.5.2.2 微生物的污染途径通常有以下 4 种：

1）自身污染，由于患者或工作人员自身带菌而污染。

2）接触污染，由于与非无菌的用具、器械和人的接触而污染。

3）空气污染，由于空气中所含细菌的沉降、附着或被吸入而污染。

4）其他污染，由于昆虫等其他因素而污染。

细菌还可能产生毒性物质、色素等代谢产物，从而引起热源反应，它具有很强的耐热活性，并能通过过滤器，溶解于水、不易挥发。因此，消除污染和控制污染源是无菌医疗器械生产环境管理过程中的重中之重，组织应当特别注意微生物或微粒的污染水平。如果工作环境可能对产品的符合性产生不良的影响，组织应确保对工作环境进行控制以限制产品的污染并为所有实施的操作提供适当的环境条件，此类产品的组装和包装都应当在有规范要求的、合格的、可控的环境下进行。

6.5.2.3 对于无菌医疗器械在其组装和包装过程中环境洁净度的要求，ISO 14644《洁净室以及相关环境控制》的第四部分作了明确的规定；CFDA 也颁布了《医疗器械生产质量管理规范附录无菌医疗器械》规范性文件，对无菌医疗器械的生产洁净室和洁净级别作了详细规定。组织需要符合国家和地区的法规对工作环境的强制要求，并将控制微生物和微粒污染要求形成文件。

6.5.3 法规链接

【链接3】无菌医疗器械生产洁净室（区）设置要求

2.2 厂房与设施

2.2.1 应当有整洁的生产环境。厂区的地面、路面周围环境及运输等不应对无菌医疗器械的生产造成污染。行政区、生活区和辅助区的总体布局应当合理，不得对生产区有不良影响。厂区应当远离有污染的空气和水等污染源的区域。

2.2.2 应当根据所生产的无菌医疗器械的质量要求，确定在相应级别洁净室（区）内进行生产的过程，避免生产中的污染。空气洁净级别不同的洁净室（区）之间的静压差应当大于 5 Pa，洁净室（区）与室外大气的静压差应大于 10 Pa，并应有指示压差的装置。必要时，相同洁净级别的不同功能区域（操作间）之间也应当保持适当的压差梯度。

2.2.3 植入和介入到血管内的无菌医疗器械及需要在10 000级下的局部100级洁净室（区）内进行后续加工（如灌装封等）的无菌医疗器械或单包装出厂的配件，其末道清洁处理、组装、初包装、封口的生产区域和不经清洁处理的零部件的加工生产区域应当不低于10 000级洁净度级别。

2.2.4 与血液、骨髓腔或非自然腔道直接或间接接触的无菌医疗器械或单包装出厂的配件，其末道清洁处理、组装、初包装、封口的生产区域和不经清洁处理的零部件的加工生产区域应当不低于100 000级洁净度级别。

2.2.5 与人体损伤表面和黏膜接触的无菌医疗器械或单包装出厂的配件，其末道清洁处理、组装、初包装、封口的生产区域和不经清洁处理的零部件的加工生产区域应当不低于300 000级洁净度级别。

2.2.6 与无菌医疗器械的使用表面直接接触、不需清洁处理即使用的初包装材料，其生产环境洁净度级别的设置应当遵循与产品生产环境的洁净度级别相同的原则，使初包装材料的质量满足所包装无菌医疗器械的要求；若初包装材料不与无菌医疗器械使用表面直接接触，应当在不低于300 000级洁净室（区）内生产。

2.2.7 对于有要求或采用无菌操作技术加工的无菌医疗器械（包括医用材料），应当在10 000级下的局部100级洁净室（区）内进行生产。

2.2.8 洁净工作服清洗干燥间、洁具间、专用工位器具的末道清洁处理与消毒的区域的空气洁净度级别可低于生产区一个级别，但不得低于300 000级。无菌工作服的整理、灭菌后的贮存应当在10 000级洁净室（区）内。

2.2.9 洁净室（区）应当按照无菌医疗器械的生产工艺流程及所要求的空气洁净度级别进行合理布局，人流、物流走向应当合理。同一洁净室（区）内或相邻洁净室（区）间的生产操作不得互相交叉污染。

2.2.10 洁净室（区）空气洁净度级别指标应当符合医疗器械相关行业标准的要求。

2.2.11 洁净室（区）的温度和相对湿度应当与产品生产工艺要求相适应。无特殊要求时，温度应当控制在18 ℃～28 ℃，相对湿度控制在45%～65%。

2.2.12 进入洁净室（区）的管道、进回风口布局应当合理，水、电、气输送线路与墙体接口处应当可靠密封，照明灯具不得悬吊。

2.2.13 洁净室（区）内操作台应当光滑、平整、不脱落尘粒和纤维、不易积尘并便于清洁处理和消毒。

2.2.14 生产厂房应当设置防尘、防止昆虫和其他动物进入的设施。洁净室（区）的门、窗及安全门应当密闭，洁净室（区）的门应当向洁净度高的方向开启，洁净室（区）的内表面应当便于清洁，不受清洁和消毒的影响。100级的洁净室（区）内不得设置地漏。在其他洁净室（区）内，水池或地漏应当有适当的设计和维护，并安装易于清洁且带有空气阻断功能的装置以防倒灌，同外部排水系统的连接方式应当能够防止微生物的侵入。

2.2.15 洁净室（区）内使用的压缩空气等工艺用气均应当经过净化处理。与产品使用表面直接接触的气体，其对产品的影响程度应当进行验证和控制，以适应所生产产品的要求。

2.2.16 洁净室（区）内的人数应当与洁净室（区）面积相适应。

资料来源：国家食品药品监督管理总局《关于发布医疗器械生产质量管理规范附录无菌医疗器械的公告》（2015 年第 101 号），2015 年 7 月 10 日发布。

7 产品实现

7.1 产品实现的策划

7.1.1 标准条文

---

7 产品实现

7.1 产品实现的策划

　　组织应策划和开发产品实现所需的过程。产品实现的策划应与质量管理体系其他过程的要求相一致。

　　组织应在产品实现过程中，将风险管理的一个或多个过程形成文件。应保留风险管理活动的记录（见 4.2.5）。

　　在策划产品实现的过程中，适当时，组织应确定以下方面的内容：

　　a) 质量目标和产品的要求；

　　b) 针对产品建立过程、文件（见 4.2.4）的需求和提供资源的需求，包括基础设施和工作环境；

　　c) 针对产品所要求的验证、确认、监视、测量、检验和试验、处置、贮存、流通和可追溯性活动以及产品接收准则；

　　d) 为实现过程及其产品满足要求提供证据所需的记录（见 4.2.5）。

　　此策划的输出应以适合于组织运行方式的形式形成文件。

　　注：更多的信息见 GB/T 42062。

7.1.2 理解与实施要点

　　7.1.2.1 组织应策划和开发产品实现所需的过程。任何一种产品实现之前，组织都应对该产品的实现过程进行控制，再依据策划结果的安排，对产品的设计开发、制造（服务提供）、交付及交付后的活动实施必要的过程控制，确保最终向顾客提供满足要求的产品。本文件要求的"产品实现"策划贯穿以下过程：

——确定顾客要求和顾客沟通（本文件7.2）；

——设计和开发（本文件7.3）；

——采购（本文件7.4）；

——生产和服务提供（本文件7.5）；

——监视和测量设备的控制（本文件7.6）；

——医疗器械的交付，包括医疗器械的包装防护。

产品实现也包括某些医疗器械产品交付后的服务活动，如顾客服务、备用件的供应和技术支持。

7.1.2.2 产品实现过程是质量管理体系过程中的核心过程，与组织质量管理体系的其他过程有着密切的联系，因此，对产品实现的策划，应注意与质量管理体系其他过程的要求相协调，同时应符合本文件"4.1 总要求"。如某公司的质量方针包含了"行业领先"的内容，而其产品设计开发时选定的产品技术特性要求，仅仅是国内二流水平，在产品实现策划时确定的产品质量目标是不可能达到行业领先的水平。这样，产品的质量目标与公司质量体系方针是不协调的。产品实现策划与其他质量管理体系过程要求不一致，可能会给组织整体满足预定的方针和目标要求带来不利影响。

7.1.2.3 为确保医疗器械安全性的基本要求，本文件要求组织在产品实现的过程中实施风险管理并形成文件。针对风险管理所进行的活动应保持记录。ISO 14971为医疗器械风险管理的应用提供了指南。组织应把风险管理看作是质量管理体系的一个组成部分。风险管理的功能是判定医疗器械的危险或危险情况，评估和评价风险、控制风险并监视控制风险的有效性。风险管理的过程包括风险分析、风险评价、风险控制、生产和生产后活动。风险管理活动的结果可能影响组织的如下产品实现过程：

——帮助确定采购控制的性质和程度；

——影响供方批准的活动；

——重要设计输入的提供；

——评价设计输出的准则；

——确定设计更改的必要性；

——帮助确定生产和过程控制要求和监视测量设备的控制以及接收活动。

风险管理活动输出可能会影响产品实现之外的决定和活动，如管理评审的决定、人员培训、基础设施、监视和测量、不合格品的处置、纠正和预防措施等都能受到风险管理活动输出信息的影响，组织应予以重视。

7.1.2.4 确定产品的寿命期可部分地控制所识别出的剩余风险，这种剩余风险在医疗器械超期使用时，可使风险增加至不可接受的水平。为对文件和记录（本文件4.2.4和4.2.5）进行控制，本文件要求规定医疗器械的寿命期。医疗器械的寿命期的确定可以技术、法律、商业和其他事项为基础。确定医疗器械寿命期的合理性可考虑如下因素：

1）医疗器械的存放期限。医疗器械的寿命期可以依照产品的存放期限来定。如果产品存放期限已过，说明产品不安全了。如一次性使用输液器，一般灭菌的有效期为2年，超过此期间产品可能会滋生病菌，安全没有保证。

2）从产品质量、临床、使用综合评价。有时不能单纯从医疗器械产品本身的质量考虑寿命期，还要从临床手术和病人使用角度综合评价产品的寿命期。特别是植入性医疗器械，还要考虑器械在患者体内整个植入周期所产生的剩余风险。如人工髋关节，其中关键件股骨头的材质大多是钛合金、钴铬钼合金或不锈钢。如果单纯从材料本身来看，其机械强度、耐腐蚀性极佳，产品寿命期应该很长；但是，临床置换手术的质量、术后并发症以及病人的正确使用等因素对关节的寿命影响很大。因此，人工关节的寿命期要综合考虑判定。

3）从整机的关键部件、原材料寿命来考虑。每一种医疗器械产品都由一些关键部件、元器件或关键材料构成。如果这些部件、元器件或材料到了一定年限已经老化失效，则整机也就不能正常工作了。因此，组织可以依据关键部件、元器件和关键材料的寿命确定整机的寿命期。如心脏起搏器，其植入体内的电池的失效期是考虑心脏起搏器寿命的重要因素。

4）可靠性试验。通过可靠性试验可获得产品寿命期的理论数据。如通过对整机或零部件的失效模式的确定，可以进行可靠性的增长试验（疲劳试验），确定其平均无故障工作时间（即MTBF），从而确定产品寿命期的理论值。

5）经验判定。可凭借产品研发、生产、使用的经验，考虑医疗器械寿命期。如医疗器械的使用周期和频次、包装材料的稳定性、备品备件的费用和可获得性、用户维护保养的能力等，可作为医疗器械寿命期的考虑因素。

6）合同或法规责任。合同的承诺、产品安装调试的实施、产品维护保养的实施等因素。

7.1.2.5 适当时，对产品实现的策划要确定如下内容：

1）确定产品的质量目标和要求。组织应该根据顾客的要求和适用的法规要求等，针对产品制定具体的、有针对性的产品质量特性要求。组织还应考虑涉及相应产品的质量目标，以及如何实现这些目标。组织在确定产品质量特性要求时，还应充分考虑本组织是否具备相应的条件和能力，确保产品满足顾客要求和适用的法规要求。最后要落实到某个医疗器械的技术规范，是自行设计还是购买专利和技术，还是合作合资取得产品技术，甚至产品设计外包。

2）确定产品实现所有的过程、文件和资源的需求。

a）根据最终产品的要求确定产品实现所需的过程及过程之间的流程关系和相互作用。策划的输出可以是流程图。

b）确定哪些过程需要制定有效控制所必需的准则和方法，按照本文件4.2.1d)"为确保其过程有效策划、运行和控制所需的文件"的要求，确定所需要的文件。策划的输出可以是作业指导书、程序文件、工艺流程卡、服务规范等。

c）根据产品实现过程的有关活动的需要，确定人员能力的需求，并通过采取措施，使人员能力满足要求。策划的输出可以是人力资源需求计划和培训计划。

d）根据需要和组织的实际情况，确定必要的基础设施、工作环境方面的资源需求，采取措施使基础设施和工作环境满足要求。策划输出可以是基础设施需求计划、技术履行方案、监视和测量设备配备计划等。

3）为了确保产品满足顾客要求和适用的法规要求，应围绕产品所要求的验证、确认、监视、测量、检验和试验、处置、贮存、流通和可追溯性活动进行策划，并确定产品接收准则。接收准则可以是检验规范、产品标准（国家标准、行业标准、企业标准）、服务标准等。接收标准是产品放行、交付的依据，组织应根据这些准则在产品和服务的不同阶段安排并实施必要的活动。

4）记录是信息源，也是质量保证的一种形式。组织应经过策划，确定产品实现过程所需的相关记录，这些记录是为产品实现过程的有效运行和证实产品满足要求提供证据的。特别是本文件明确提出了除记录要求的条款外，组织在产品实现过程中，还需要哪些记录，应通过本条款进行确定。

7.1.2.6　产品实现策划的输出形式应适合于组织的运作方式，通常以文件形式提供。对医疗器械制造商来讲，策划的结果可以是"质量计划""项目计划"或其他形式。针对特定的产品，规定由谁及何时应使用哪些程序和相关资源的文件称之为质量计划，这些计划都是产品实现策划的输出和成果。

应当区别质量策划和质量计划两个不同的概念。质量策划是一项活动，是一项确定质量目标，同时规定实现目标的过程、方法、路径和必备资源的活动。质量计划是一份或一套文件，是针对具体项目、产品、过程，对由具备哪些资格的人、在什么时机、利用什么资源管理过程和实现过程作出明确规定的文件。质量策划的活动可能包含编制质量计划，质量计划是质量策划输出的一种形式。

7.1.3　实施案例

【例7-9】风险管理控制程序

风险管理控制程序

1　目的

通过对风险的估计、评价、控制和管理活动，实现产品的预期应用和预期用途，将风险降低到可以接受的水平。

2　范围

本文件规定了医疗器械产品风险管理的控制要求。

本文件适用于公司医疗器械产品实现的全过程风险控制。

3　规范性引用文件

下列文件中的内容通过文中的规范性引用而构成本文件必不可少的条款。其中注日期的引用文件，仅该日期对应的版本适用于本文件；不注日期的引用文件，其最新版本（包括所有的修改单）适用于本文件。

Q/TZ G21004　服务控制程序

Q/TZ G21512　顾客反馈控制程序

Q/TZ G20411　生产过程控制程序

ISO 14971：2019　医疗器械　风险管理对医疗器械的应用

ISO/TR 24971：2020　医疗器械　ISO 14971 应用指南

4　职责

4.1　管理者代表

a）负责风险管理活动的领导，在考虑相关标准、法规的情况下，制定风险的可接受性准则；

b）负责保证提供适当的资源；

c）负责配备经过培训的人员；

d）负责定期评审风险管理活动的结果，保证其持续的适宜性和有效性。

4.2　技术部

a）负责组织风险分析和风险评价的活动，制定风险管理计划；

b）负责聘请相关学科专家参加风险分析工作，保证在产品的设计阶段将风险降低到可以接受的程度。

4.3　生产部

a）负责风险控制措施的有效实施；

b）负责生产过程中的产品信息并进行评价。

4.4　品质部

负责测量、监控和改进的策划和实施，保证风险分析得到有效控制。

4.5　销售部

a）负责售后监督程序的实施；

b）评审在生产后的阶段中得到产品的信息，并按医疗器械管理法规的要求报告不良事件。

5　控制要求

5.1　总则

5.1.1　本公司依据 ISO 14971：2019 的要求，建立并保持形成文件的风险管理过程，该过程包括以下要素：

——风险分析：应在设计和开发的策划阶段开始，在设计和开发的全过程实施；

——风险评价：应在设计和开发的全过程中实施；

——风险控制：应在产品生产和服务过程中实施；

——生产和生产后的活动信息：应在生产过程监控、售后服务、维护、售后监督和警戒系统中实施。

5.1.2 风险管理的组织

风险管理过程由管理者代表领导，开发、生产、市场、质量管理部门负责人及相关人员，市场销售及售后服务人员，医学专家及该领域有经验的专家组成。各部门的职责在本程序第4章做出了规定。

5.1.3 人员资格

从事风险管理的人员应具备特定医疗器械（或类似医疗器械）及其使用的知识和经验，应保持培训和资格鉴定纪录。

5.1.4 风险管理计划

对于特定的医疗器械产品和附件，技术部应组织制定风险管理计划，包括：

a）策划的风险管理活动范围，识别和描述医疗器械和计划中每个要素中所适用的生命周期阶段；

b）职责和权限的分配；

c）风险管理活动的评审要求；

d）风险可接受准则，基于公司用于确定可接受风险的方针，包括在伤害发生概率不能估计时的接受风险的准则；

e）评价综合剩余风险的方法，以及基于公司确定可接受风险的方针的综合剩余风险的可接受准则；

f）风险控制措施实施及其有效性的验证活动；

g）与生产和生产后信息的收集和评审相关的活动。

风险管理计划的内容要求及格式参见附录A。

5.1.5 对全部风险管理的活动的结果应予以记录，并保存在风险管理文档中。

5.2 风险分析

5.2.1 风险分析程序

依据 ISO 14971：2019，风险分析按以下步骤进行：

——预期用途和可合理预见的误使用与安全有关的特性识别（见5.2.2）；

——危险和危险情况的识别（见5.2.3）；

——风险估计（见5.2.4）；

——风险评价（见5.2.5）。

5.2.2 预期用途/预期目的和与安全有关的特征的判定

按 ISO/TR 24971：2020 附录A给出的问题清单，对所考虑的产品及其附件，描述预期用途/预期目的以及任何合理可预见的误用，并将所有可能影响其安全性的定性或定量特征列出清单、确定界限。

5.2.3 识别已知或可预见的危险或危险情况

按 ISO 14971：2019 附录C给出的可能的危险或可能导致危险情况的事件和情形及其形成因素示例，编写在正常和故障两种条件下，与器械有关的已知的或可预见的危险清单。

5.2.4　估计每种危险情况的风险

本公司依据产品的特点，通过对危险结果的严重程度 S 及危险发生的概率 F 分别进行分析、评估，用以上两个因子的乘积作为风险等级 RL，并进一步判定其可接受的程度。

a) 危险后果的验证程度 S 的评估：

依据 IEC 601‑1‑4，将危险结果的严重程度分为 4 级：

——轻度伤害：不受伤害或轻度伤害，$S=1$；

——中度伤害：中等伤害，$S=2$；

——严重伤害：一人死亡或重伤，$S=3$；

——灾难性伤害；多人死亡或重伤，$S=4$。

b) 危险发生的概率 F 评估，可定性的分为 6 个等级；

——极少发生：危险仅可能发生于双重以上故障状态时，$F=1$；

——非常少发生：危险仅可能发生于双重故障状态时，$F=2$；

——很少发生：危险可发生于单一故障状态时（较低概率），$F=3$；

——偶然发生：危险可发生于单一故障状态时（较高概率），$F=4$；

——有时发生：危险可发生于无失效时（较低概率），$F=5$；

——经常发生：危险可发生于无失效时（较高概率），$F=6$。

c) 风险等级 RL＝严重程度 S×发生频率 F

RL＝1～4：可忽略的风险，不需要进一步的行动；

RL＝5～8：容许的风险，建议预防措施；

RL＝9～11：不希望的、有条件的容许风险，要求采取预防措施；

RL＝12～24：风险不可接受。

5.2.5　风险评价

5.2.5.1　对于每个判定的危险（源），应用规定的风险可接受性准则，判断风险是否降低到可以接受的程度（见表 7‑5）。

5.2.5.2　医疗器械的风险水平可划分为以下 3 个区域：

——广泛的可接受区（RL＝1～4）：风险很低，可以忽略不计。

——合理可行降低区（ALARP）：考虑技术和经济的可行性，将风险降低到实际可行的最低水平；对风险和收益进行比较，判断风险是否可以被接受。

RL＝5～8：容许的风险，已采取合理可行的降低措施；

RL＝9～11：在降低不现实，收益大于风险，在采取预防措施的条件下接受。

——不容许区（RL＝12～24）：风险不可接受。

5.2.5.3　在风险可接受性决策时，首先对每项危险（源）应考虑：

a) 风险是否如此之低，以致不需要采取降低风险的措施。

b) 如果风险不可忽略：

——首先应采取降低风险的措施，将风险降低到合理可行降低区（ALARP）；

——对风险和收益进行比较，判断风险是否可以接受。

c）一旦所有风险都成为可接受的，评价所有剩余风险是否对收益的平衡是可以接受的。

表7-5 风险可接受性准则

缩略词	含　义		
RE	（Risk Evaluation）		
S	严重程度 （Severity of Hazard）	1	轻度伤害：轻伤或无伤
		2	中度伤害：中等伤害
		3	严重伤害：一人死亡或重伤
		4	灾难性伤害：多人死亡或重伤
F	发生概率 （Frequence of Failure Occurrence）	1	极少发生：双重以上故障状态下才可能发生
		2	非常少发生：双重故障状态下才可能发生
		3	很少发生：单一故障状态下可能发生（较低概率）
		4	偶然发生：单一故障状态下可能发生（较高概率）
		5	有时发生：无失效时可能发生（较低概率）
		6	经常发生：无失效时可能发生（较高概率）
RL	风险等级（Risk Level）＝严重程度 S×发生频率 F 1～4：可忽略的风险，不许进一步的行动； 5～8：容许的风险，建议预防措施； 9～11：不希望的、有条件的容许风险，要求预防措施； 12～24：风险不可接受		

5.3　风险控制

5.3.1　风险控制措施

需要降低风险时，应按以下顺序，依次采用一个或多个风险控制措施：

1）设计。

a）通过设计保证固有的安全性是降低风险的最直接手段，技术部在产品的设计阶段就必须做到使风险降低到可以接受的程度。

b）危险后果越严重，就必须设计更多的附加保护装置，以降低危险（源）发生的概率。

c）对有专用安全标准的产品，产品的设计必须严格贯彻标准要求的前提下，结合产品的特点采用适当的设计手段保证设计的安全性。

2）在器械本身或生产过程中采取必要和可能的预防措施。

在保证设计的安全性之后，其剩余的风险主要依靠生产过程中有针对性地采取工艺措施、过程控制、监视和测量等其他质量管理体系要素的有效运行来进一步降低。

3）告知安全信息。

在使用说明书中将采取上述措施后的剩余风险告知使用者。产品出厂后的剩余风险，某些与使用者有关而不能由生产厂完全控制，如使用环境要求、产品的非预期使用、不适当的维护、合理的可预见的误用等，则应在使用说明书中予以明确规定，并通过售后服务使风险尽可能降低。

5.3.2 风险控制措施的实施

对 5.3.1 所述的风险控制措施加以实施，措施的实施应予以验证、记录，并应对措施的有效性应予以验证、记录。

用于控制风险的措施、实施验证及其有效验证的记录应记入风险管理文档。

5.3.3 剩余风险评价

使用风险管理计划中规定的准则，对采取风险控制措施后的剩余风险进行评价。

如果剩余风险不符合准则要求，应采取进一步的控制措施；如果剩余风险可以接受，将有关的说明信息写入随带文件（使用说明书）中。

5.3.4 受益、风险分析

如果应用风险管理计划中规定的准则，判断剩余风险不可接受，而进一步降低风险又不实际，需要对受益/风险进行分析。

应依据产品的预期用途/预期目的，分析医疗受益是否超出风险；

a）如果受益超过风险，风险可以接受，进行 5.3.3，并将有关的说明信息写入随带文件中。

b）如果受益不超过风险，风险不可以接受，需要时应重新考虑产品的预期用途/预期目的。

5.3.5 风险控制措施产生的风险

对风险控制措施进行评审，判定在采取降低风险的控制措施的同时是否引入了其他危险或危险情况，如有新危险或危险情况产生，则应评定相应的风险。

5.3.6 风险控制的完整性

评审风险控制活动，以确保所有已识别危险情况产生的风险是否均得到了评价，并记入风险管理文档。

5.4 综合剩余风险的评价

所有风险控制措施已经实施并验证后，应使用风险管理计划中规定的准则，判断全部剩余风险是否均可以被接受。

5.5 风险管理过程的评审

5.5.1 设计评审、设计验证和设计确认等过程确认后，管理者代表应组织相关部门对风险管理过程进行评审，并视需要聘请专家参与。评审应确保：

a）医疗器械风险管理计划规定的活动已被适当实施；

b）综合剩余风险是可接受的；

c）已有适当的方法获得相关生产和生产后信息。

5.5.2 管理者代表负责根据风险过程评审的结果，编制风险管理报告。风险管理报告的内容要求及格式参见附录 B。

5.6 生产和生产后的活动

本公司按照 Q/TZ G21004、Q/TZ G21512、Q/TZ G20411 给出的有关规定，以评定在生产和生产后的阶段中获得有关产品的信息，对可能涉及安全性的有关信息进行评价，特别是：

——是否有事先未识别的危险或危险情况出现；

——是否由危险情况产生的已估计的风险不再是可接受的；

——是否相对预期用途的受益，综合剩余风险不再是可接受的；或

——是否普遍公认的最新技术水平已经发生变化。

如出现上述情况之一，应作为输入反馈到风险管理过程。

根据生产和生产后与安全有关的信息，在风险管理的适当阶段，应考虑对产品进行评审。如果剩余风险或其可接受性已发生变化，应对已实施的风险控制措施的影响进行评价。

评价结果应记录在风险管理文档中。

附录 A（资料性） 风险管理计划的内容要求及格式（略）

附录 B（资料性） 风险管理报告的内容要求及格式（略）

7.2 与顾客有关的过程/产品要求的确定

7.2.1 标准条文

> **7.2 与顾客有关的过程**
>
> **7.2.1 产品要求的确定**
>
> 组织应确定：
>
> a) 顾客规定的要求，包括对交付及交付后活动的要求；
>
> b) 顾客虽然没有明示，但规定的用途或已知的预期用途所必需的要求；
>
> c) 与产品有关的适用的法规要求；
>
> d) 确保医疗器械的规定性能和安全使用所需的任何用户培训；
>
> e) 组织确定的任何附加要求。

7.2.2 理解与实施要点

7.2.2.1 组织与顾客有关的过程涉及医疗器械新产品的设计和开发的输入、输出过程；顾客对现有产品交付的期望，包括用户培训；与交付的产品或签订的订单有关的顾客反馈和沟通，包括与监管机构的沟通。组织提供给顾客的产品和服务的要求可覆盖很多的因素，如：

——产品投放市场的国家或地区法律或法规的要求；

——产品的预期用途和性能期望；

——与产品设计开发相关的因素；

——产品交付计划；

——未明示的顾客期望；

——医疗器械的规定性能和安全使用所需的认知和技能。

7.2.2.2　与产品有关的要求可包括 5 个方面：

1）顾客提出的要求，包括对交付及交付后活动的要求。这类要求可以通过合同、协议、订单和口头要求获得医疗器械的种类、配置、组成、用途、技术参数指标，有时还包括产品的交付和交付后活动的要求（如交货方式、交付地点、结算方式、售后的培训、维护与保养等服务）。组织应对顾客以任何方式提出的要求进行全面的了解，确保对顾客要求的全面理解。在对顾客要求全面理解的基础上，组织对自身所具备的人力、物力、技术能力等条件进行审查，确定是否具备可以满足顾客要求的能力，以便采取措施满足顾客的要求。

2）顾客虽然没有明示，但规定用途或已知预期用途所必须达到的要求。这方面的要求通常是指与产品有关的隐含的要求，对这类要求组织也应加以确定。如规定用途中涉及人体工效的和感官方面的需求，安全、舒适、美观、环境等，即使顾客没有明示，也是组织必须考虑的。对于已知的预期用途，如设备之间的接口、兼容、扩容以及零件的通用性、互换性、软件的更新等，顾客虽然没有提出，但对预期用途是必要的，也应加以确定。

3）与产品有关的适用的法规要求。医疗器械的使用可能涉及人身安全、环境污染、标准计量、卫生防疫等方面甚至国际上人权方面的法律、法规。如进入欧盟市场的医疗器械都必须进行医疗器械 CE 认证，以表明医疗器械分别符合《医疗器械法规》（MDR，EU 2017/745）、《体外诊断医疗器械法规》（IVDR，EU 2017/746）的基本要求；进入美国市场的医疗器械需要根据《联邦食品、药品和化妆品法案》的要求进行 FDA 注册；进入日本市场的医疗器械需要根据《药事法》的要求进行 PMDA 注册等。由于与产品有关的法律法规具有动态性、地域性等特征，因此组织应及时跟踪并掌握适用的法律法规的变更信息，并及时获取适用的法律法规。特别是拓展医疗器械国外市场时，应及时识别适用的与医疗器械产品有关的法律法规。

4）确保医疗器械的规定性能和安全使用所需的任何用户培训。对用户培训有多种形式，如提供明确的使用说明书和标签、操作光盘或在公司网站上提供可下载的操作视频；还有利用商业电视，建立培训网络；也可以采用为用户提供现场培训或举办培训班的形式进行培训。具体采用何种培训方式需要结合产品的操作难度和产品风险程度及风险分析的结果确定。

5）组织确定的任何附加要求。附加要求应是组织自身的行为。组织为了实现以顾客为关注焦点的原则，需要在某些项目上做一个突破，来达到超越顾客期望的要求。为了在市场竞争的环境中生存，组织也需要不断改进其产品，来满足顾客当前和未来的要求。所以附加要求的确定，需要组织做相应的技术投入和资金投入。确定附加要求时需执行组织相应的程序规定，以保证技术和资金到位，达到组织预期的目标。

7.2.2.3 组织在确定以上 5 个方面的要求时，应该根据该组织的实际，首先识别（寻找）和确定本组织的顾客群，即市场开发工作，在了解顾客具体情况的基础上，结合医疗器械行业的技术发展状况确定与产品有关的要求。这体现了质量管理体系与组织的经营管理和市场开发的有机结合。

7.3 产品要求的评审

7.3.1 标准条文

7.2.2 产品要求的评审

组织应评审与产品有关的要求。评审应在组织向顾客做出提供产品的承诺（例如提交标书、接受合同或订单以及接受合同或订单的更改）前进行并应确保：

a) 产品要求已得到规定并形成文件；

b) 与以前表述不一致的合同或订单要求已得到解决；

c) 满足适用的法规要求；

d) 依照 7.2.1 识别的任何用户培训是可获得的或按计划是可获得的；

e) 组织有能力满足规定的要求。

应保留评审结果及评审所引起的措施的记录（见 4.2.5）。

若顾客没有提供形成文件的要求，组织在接受顾客要求前应对顾客要求进行确认。

若产品要求发生更改，组织应确保相关文件得到修改，并确保相关人员知道已更改的要求。

7.3.2 理解与实施要点

7.3.2.1 组织对所有顾客的订单、合同和期望都必须进行理解和评审。评审的对象为产品的要求。评审的目的是保证组织已正确理解了与产品有关的要求、适用的法规要求已经得到满足，并确保组织有能力实现这些要求。如果有些要求在组织通常的工作过程中没有覆盖，特别是任何被认为是不现实或不可能达到的要求，组织有必要与顾客进行沟通，以达成共识。

7.3.2.2 评审的时机。组织应在向顾客做出提供产品的承诺之前进行评审，如在投标、接收合同或订单、接收合同或订单的修改以及广告公开发布之前进行。承诺的方式除接收合同或订单外，也可以是其他形式，如科研课题申请书、可行性分析报告等，包括口头承诺。

7.3.2.3 评审的内容

1) 产品要求得到明确和清晰的规定。其主要内容是根据本文件"7.2.1 产品要求的确定"中规定的5个方面的内容要求而确定。通过评审，解决与5个方面的要求之间可能存在的模糊或矛盾的情况（如顾客提出的要求可能与相关的法规要求相矛盾或顾客提出的要求不具备可操作性等）。一旦产品要求确定，组织就需要满足。

2）与以前表述不一致的合同或订单的要求已经解决。即组织与顾客双方对产品有关的要求不存在不一致的、矛盾的、含糊的理解，双方的责任、权利及义务都是清楚的。如在签订通过招投标所确定的项目的合同之前，要对以往投标书上发生了变化的内容进行及时评审与调整。

3）满足产品输出国适用的法规要求［见本文件7.2.1c)］，包括强制性标准的要求。法规要求可能与医疗器械本身（医疗器械法规、电气安全/电磁兼容/RoHS要求等）、生产（如环境安全、质量管理体系）及医疗器械的交付、处理和贮存（如语言、特定用户、特殊安全措施、流通和授权代表的要求等）相关，组织在产品实现过程中必须满足这些要求。

4）确定的所有用户培训是可获得的或按照计划可获得的。医疗器械最主要和最基本的要求就是安全性和有效性，因此对用户的培训十分重要，组织应确保对用户的培训是可获得或按照计划可获得的，组织应对培训的有效性进行评估。

5）组织经过评审确保自己有能力满足规定的要求。组织如果没有能力实现这些与产品有关的要求，不要勉强签订合同，否则会导致最终的结果不能满足顾客的要求，且要承担相关的违约责任和经济损失，甚至影响到其他顾客或社会对组织的信任。

7.3.2.4　顾客提供订单的方式多种多样，如书面订单、传真、口头协议、电话订单、QQ或E‑mail的方式，沟通中最常见的问题是双方误解了订单的内容或使用方式。为此，组织应制定与顾客沟通的程序，以识别和解决这类误解。针对传真、口头协议、电话订单、QQ或E‑mail方式接收到的订单，组织可通过以下处理办法，使顾客的要求得到确认：

——对于电话订单，采用预先打印好的表单来记录订单内容，然后将其反馈给顾客进行确认；

——对于口头订单，应记录在案并复读给顾客听，得到其肯定，或将记录传真给顾客，由其书面确认；

——直接将信息输入计算机，然后进行确认。确认可以是口头的，或通过传真、QQ或邮件形式进行，并将信息直接保存到磁盘上或打印出来。

7.3.2.5　产品要求变更控制。产品要求变更时，应确保相关文件（合同、产品标准、技术与制造规范等）得到修改，确保与变更相关的人员知道已变更的要求。

产品要求变更时的处理要注意以下两点：

1）顾客提出更改时，组织应让顾客出具书面凭证，并评审。

2）组织提出更改时，应根据需要通知顾客，得到顾客确认（如签字确认）后执行。对已实现的部分产品，应与顾客协商，妥善处理。

7.3.2.6　评审的方式和内容可由组织确定相应的程序，可以分A、B、C类，在授权与参与人员方面，对不同合同采取不同的评审方式。如 A 类合同是大批量、非常规、高价值等，B 类合同是常规产品，C 类合同是小批量、常规产品的口头订单等。评审方式不要求形式与做法的统一，可采取传递会签评审、会议评审、审查批准等，视组织具体情况而定，关键是确保评审的效果。

7.3.2.7 评审结果及评审所引起的措施的记录。

评审活动可能存在两种结果，一种情况是通过了评审，做出提供产品或服务的承诺，可以签订合同和订单，评审结果可能要采取必要措施或无须采取措施；另一种情况是评审后不能签订合同或订单。上述评审结果及评审所引起的措施记录组织应予以保持。

评审的记录视评审情况而定。对一些顾客要求简单且容易满足顾客要求的合同或订单，可以在合同或订单上做出注释，授权评审人的签名和注明评审日期就可以了。对较为复杂的合同或订单，组织可以自己制定专门的评审记录单，应较详细说明评审意见，参加评审人员都应签名并注明评审日期。

7.4 沟通

7.4.1 标准条文

7.2.3 沟通

组织应就以下方面与顾客的沟通进行策划并将安排形成文件：

a) 产品信息；

b) 处理问询、合同或订单，包括更改；

c) 顾客反馈，包括投诉；

d) 忠告性通知。

组织应按照适用的法规要求与监管机构沟通。

7.4.2 理解与实施要点

7.4.2.1 组织与顾客进行有效的沟通是准确和充分理解顾客要求，并满足顾客要求，获得顾客信息反馈的重要途径。组织应当对如何进行顾客沟通做出安排，包括与顾客沟通的内容、时机、方法、沟通后应采取的措施，以及沟通的责任单位和职责等。

7.4.2.2 组织与顾客的关系是通过产品和服务联系起来的。因此与顾客沟通的时机和内容主要也是围绕着产品和服务而言，包括以下内容：

1) 产品信息。此时的沟通是组织在对顾客提供产品和服务之前向顾客传递的信息。组织通过产品信息的宣传、传播，使顾客了解该组织的产品和服务，特别针对潜在的顾客，此时的沟通具有竞争的意义。通常，产品信息的沟通是通过各种媒介进行，包括：产品广告、目录、宣传册、电子显示屏等。组织应确保与产品有关的信息的真实性，不能误导顾客，也不能提出没有能力的承诺。

通常，人们习惯于将此时的沟通称为"售前服务"。

2）问询、合同或订单的处理。此时的沟通是在组织与顾客已有接触、洽谈合同及向顾客提供产品或服务过程中（包括交付过程）有关信息的沟通，包括对合同变更情况的沟通。

通常，人们习惯于将此时的沟通称为"售中服务"。

3）顾客反馈，包括顾客投诉。此时的沟通是产品或服务交付给顾客以后沟通，包括主动沟通和被动沟通。主动沟通是组织主动了解顾客对产品的感受情况，如组织主动上门服务、征询意见；被动沟通是顾客对产品或服务不满意，包括顾客抱怨或投诉，这种意见可能是直接的也可能是间接的。顾客反馈往往包括对产品或服务进一步的需求信息和改进意见，是产品或服务改进的重要输入，组织应予以重视。

通常，人们习惯于将此时的沟通称为"售后服务"。

4）关于忠告性通知，本文件"术语和定义"章节中已给出了明确的定义。当已售出的医疗器械未能达到预期用途及可能对病人的伤害或潜在的伤害或违背法规要求，组织应根据问题的严重程度决定是否发布忠告性通知，这也包括产品召回并报告当地或国家行政主管部门。

其程序包括如下内容：

——组织确定授权人员实施忠告性通知的发送、产品的召回；

——即使关键人员缺席，也有能使程序实施的管理安排；

——明确采取的纠正措施；

——明确召回产品的处置；

——必要时向地方或国家行业行政主管部门报告，确定联络方式。

忠告性通知或产品召回包括如下内容：

——医疗器械名称、规格型号；

——医疗器械标识；

——发出忠告性通知或产品召回的理由；

——可能危害的通知及采取的措施。

7.4.2.3 组织与监管机构的沟通一是有助于组织对法规要求的理解，在监管机构指导下组织可正确地落实法规要求，少走弯路、节约资源、提高效率；二是有助于组织发生问题后可及时解决问题，把风险降到最低程度。组织需要及时收集并识别与其角色相适应的所属国家或地区的法规要求。举例来讲，国内医疗器械生产角色的组织需要识别的法规至少包括生产质量管理规范、现场检查指导原则、医疗器械标签和说明书、临床试验和临床评价、供应商审核指南、医疗器械注册和备案、医疗器械召回、不良事件报告、飞行检查以及质量公告等法规要求，组织可根据这些法规要求和监管机构建立相应的沟通机制。

7.4.2.4 组织与顾客的沟通方式涉及组织对最终用户的可追溯性的能力。这对有特殊追溯性要求的植入性医疗器械或其他由监管部门规定的有追溯性要求的高风险医疗器械尤其重要。

7.5 设计和开发/总则

7.5.1 标准条文

> **7.3 设计和开发**
> **7.3.1 总则**
>   组织应将设计和开发程序形成文件。

7.5.2 理解与实施要点

7.5.2.1 设计和开发的概念。设计和开发是指"将要求转换为产品、过程或体系的规定的特性或规范的一组过程"(ISO 9000：2005，3.4.4)。"特性"的定义是："可区分的特征"（ISO 9000：2015，3.10.1）；"规范"的定义是："阐明要求的文件"(ISO 9000：2015，3.8.7)。从这个定义可以看出，设计和开发是一组过程，其输入的是产品、过程或体系的要求，输出的是产品、过程或体系的特性或规范，如图7-1所示。设计和开发的对象可以是产品、过程或体系。因对象不同，设计和开发的性质也不相同，可以是产品、工艺、过程或体系的设计和开发。本文件的7.3是产品实现过程中的子过程，主要是针对产品的设计和开发过程提出的要求。

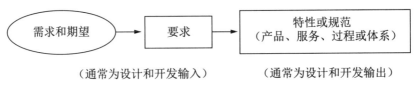

图7-1 设计和开发

7.5.2.2 为了确保产品设计和开发质量，为以后的产品质量打好基础，医疗器械生产企业必须建立设计和开发的形成文件的程序，对设计和开发过程进行有效的策划、运行和控制做出规定。

7.6 设计和开发策划

7.6.1 标准条文

> **7.3.2 设计和开发策划**
>   组织应对产品的设计和开发进行策划和控制。适当时，随着设计和开发的进展，应保持并更新设计和开发策划文件。

在设计和开发策划期间，组织应将以下方面形成文件：

a) 设计和开发的各个阶段；

b) 每个设计和开发阶段所需的一个或多个评审；

c) 适合于每个设计和开发阶段的验证、确认和设计转换活动；

d) 设计和开发的职责和权限；

e) 确保设计和开发输出对应设计和开发输入的可追溯的方法；

f) 所需的资源，包括必要的人员能力。

7.6.2 理解与实施要点

7.6.2.1 为确保设计过程得到适当控制和医疗器械的质量目标得以满足，需要对产品的设计和开发进行策划。策划应当与组织的质量管理体系的质量策划、产品实现要求包括设计和开发控制相一致。为了保证设计计划的实施，一般应确定如下的内容：

1) 确定设计和开发过程的各个阶段。产品和服务的设计和开发需要逐步展开，为了解决不同的关键问题，组织需要确定设计和开发的不同阶段。划分设计和开发不同阶段的目的是对不同阶段按策划的要求实施有效的控制，使最终产品和服务满足要求。

不同的组织、不同的产品复杂程度、不同的设计能力对设计和开发阶段的划分是不同的。有些产品设计开发过程比较简单，不一定需要划分和确定很详细的阶段，可以用产品设计和开发流程图的形式来表示产品设计和开发不同阶段和步骤，并注明不同阶段或步骤实施的责任人。

2) 评审的时机是在设计和开发策划时确定的，可以根据组织的实际情况和需要分级、分阶段地进行。评审可以是一次也可以是多次进行。比如一项简单的产品设计，一次评审就可以达到目的，而一项复杂的设计则可能需要多次评审才行。在设计和开发的转换阶段，必须进行评审，评审的结果可作为上一阶段的输出，下一阶段的输入。

3) 产品验证的方式和方法，所引用的国家或行业的强制标准；产品的确认的方式和方法，确定是否采用临床试验或临床验证的方式。和GB/T 19001相比，本文件提出了在设计和开发策划阶段，要对设计转换活动做出适当安排和控制。由于医疗器械产品的形态太复杂，无法规定设计转换活动的方式。所有的工艺形式、工艺过程、工艺阶段都会有不同的设计转换。医疗器械产品设计和开发多数情况不是一次性的，最终产品规范要成为今后成批生产的依据。因此，它的要求在工艺上是否可行、能否实现，它要求的部件、材料是否可获得，人员操作培训是否完成，这些问题必须在设计阶段得以验证，也即对其"工艺可行性"在适当阶段予以验证，确保产品技术规范可以正确地转化为产品生产规范。

4) 规定并明确参与设计和开发各个阶段工作的人员的分工、职责、权限和接口，特别是要确定负有批准权限的人员。对于多个项目组参加的设计开发或有外包设计开发的情况，特别要注意明确承担设计和开发不同任务的部门或小组之间（包括与外部组织之间）的接口与沟通。通常组织的接口要明确相关人员的职责和分工，技术接口要明确沟通方法、沟通时机和沟通内容。要确保职责与分工清晰明确，沟通安排适宜，沟通结果有效。

5）一个设计输入转换成具体的要求之后就是一个设计输出，一个设计输出也会成为下一个输出的输入。组织需要确保输出与输入的一致性，并用适当的方法确保设计输出和输入的可追溯性，可包括建立适当的资料表、管理和控制输入要求和输出文档的追溯。

6）所需的资源，包括人力资源和设备、设施以及检测手段。组织要建立起一支强有力的开发团队，否则产品的设计和开发将难以完成。同时，组织要具备一定的生产能力和检测手段，确保所设计的产品能够制造出来，而且要符合产品的质量要求。

7.6.2.2 设计和开发策划的结果可以是设计开发计划、任务书、实施方案、项目方案、可行性报告、风险分析报告等。如果在设计和开发过程中出现新的情况、新的要求，这些计划也需要根据新的情况进行必要的更新与修改。

7.7 设计和开发输入

7.7.1 标准条文

> **7.3.3 设计和开发输入**
>
> 应确定与产品要求有关的输入，并保留记录（见 4.2.5），这些输入应包括：
>
> a) 根据预期用途所确定的功能、性能、可用性和安全要求；
> b) 适用的法规要求和标准；
> c) 适用的风险管理的一个或多个输出；
> d) 适当时，来源于以前类似设计的信息；
> e) 产品和过程的设计和开发所必需的其他要求。
>
> 应对这些输入进行评审，以确保输入是充分和适宜的，并经批准。
>
> 这些要求应完整、清楚，能够被验证或确认，并且不能互相矛盾。
>
> 注：更多信息见 IEC 62366‑1。

7.7.2 理解与实施要点

7.7.2.1 设计和开发输入主要体现为产品的要求、规范和（或）与产品预期使用用途、结构、组成，包含的要素以及其他设计特征等有关规范的说明。设计和开发输入应当规定到必要的程度，以使设计活动能有效地开展，并为设计评审、验证和确认提供统一的基准。

7.7.2.2 设计和开发输入应最大限度描述所有要求。设计和开发输入可包括以下方面：

1）根据预期用途所确定的功能、性能、可用性和安全要求。产品功能是指产品所具有的特定职能，即产品总体的功能，如 CT 机的功能是用于临床诊断疾病的。性能指产品所具有的工作特征，通常以产品的技术参数和性能指标来描述。不同型号规格的 CT 机的功能相同或相近，但其技术参数和性能指标是有区别的，如 CT 值、分辨率、层厚与层距等。可用性是指在医疗器械的预期用途范围内，在特定的环境下，产品为特定顾客用于特定目的时所具有的有效性、效率和主观满意度。有效性是顾客完成特定任务和达成特定目标时所具有的正确和完整程度；效率是顾客完成任务的正确性和完成程度与所用资源（如时间）之间的比值；主观满意度是顾客在使用产品过程中所感受到的主观满意和接受程度。可用性实际上是从用户角度所看到的产品质量，也是产品竞争力的核心。安全性要求除包括产品的使用安全外，还包括产品的环境安全，如 CT 机的电磁兼容（EMC）和电磁场辐射（EMF）等。

产品的功能和性能等方面的信息主要来自本文件"7.2 与顾客有关过程"的输出。

注：有关可用性信息见 YY/T 1474—2016/IEC 62366：2007。

2）适用的法规要求和标准。医疗器械产品的安全、有效使用，依赖于安全、合理的产品设计和持续稳定的质量体系保证，这两方面都离不开医疗器械标准的支撑。医疗器械生产组织通过执行相关的医疗器械标准，符合相应的医疗器械标准来保证产品满足法规要求，保证产品的安全、有效。如我国近年来颁布实施的《医疗器械注册与备案管理办法》《体外诊断试剂注册与备案管理办法》《医疗器械说明书和标签管理规定》等属于医疗器械法规体系范畴。还有应用于医用电气设备的系列安全标准（IEC 60601 系列及其他相关标准）是保证医用电气设备类医疗器械安全最基本的技术法规。

该信息也可以来自本文件"7.2 与顾客有关过程"的输出。

3）适用的风险管理的一个或多个输出。本文件 7.1 要求组织在产品实现过程中，建立风险管理的形成文件的要求。落实在产品设计过程中的任务应是：在产品设计和开发过程中进行风险分析，评价风险的严重度、发生的频率，并做出是否可接受的决策，在设计和开发过程中采取措施将风险降低到可接受的水平。ISO 14971 为医疗器械的风险管理提供了指南。在设计阶段风险分析活动包括如下内容。

a）对新设计的医疗器械规定预期用途/预期目的。

b）对所有影响该医疗器械安全性的特征做出定量和定性的判定。

c）识别已知的和可预见的危险和危险情况。

d）估计每一种危险情况可能产生的一种或多种风险。

e）对每种风险进行评价，判定是否接受或降低风险。

f）采用设计手段把风险降低到可接受的水平，包括：

——用设计方法取得固有安全特性；

——提出在设计过程（如生产过程，使用过程）以后风险管理的任务；

——告知安全信息。

g）将风险分析的输出作为设计和开发的输入。

4）适当时，来源于以前类似设计的信息。适当时，结合拟开发的产品的特定情况，可将以前类似设计的成果直接作为输入。这些成果往往已被证明是成熟的、成功的或有效的。特别是对老产品的设计更改、升级换代的开发活动中，这种输入是很有益的。

为了满足这项要求，充分利用以前类似设计的信息，组织应当建立适当的数据库或保持组织的技术文档。

5）设计和开发所必需的其他要求。这里指的是设计开发策划中所确定的必须要求，如产品标准化要求、设计满足易制造加工、易使用维护、便于保障及需要配置的保障资源的要求等。

7.7.2.3　为了保证设计和开发输入的充分性与适宜性，组织应对设计输入的结果进行评审。评审其充分性是要关注其设计输入应该考虑的内容是否齐全清晰，对于顾客所期望的但没有表述出来而可能对设计有着重要影响的愿望是否给予了关注和考虑；评审其适宜性是要关注一些输入要求的设定是否合理，是否在现阶段具有可实现性等。通过这些评审可能会发现更多需要考虑的信息，充实和改进设计和开发的输入，确保设计和开发输入的充分性和适宜性。

7.7.2.4　设计和开发输入应完整、清楚，并要形成文件（记录）。要注意有关要素的互相关联和影响，要协调一致，不能自相矛盾，否则后续的设计过程将难以进行，输出将无法完全满足输入的要求。设计和开发输入是一个动态过程，在设计和开发评审完成后，必要时进行更新和再发布，应保留所有在设计和开发过程中对设计和开发更改的记录，还应当包括在其他设计和开发活动中通过反馈，识别出的任何不完整的、不清晰的或相互矛盾的要求的解决方案。

7.7.2.5　设计和开发输入活动可能涉及产品的包装要求。要考虑包装材料、包装过程条件和在生产、仓储和搬运过程中采用的存储和搬运条件。适当时，应考虑下列因素：

——与器械和包装过程的相容性；

——与灭菌过程的相容性；

——运输的危害实验/货运试验；

——无菌医疗器械包装材料的微生物屏蔽特性；

——初始包装的完好性以防止破损，并按要求保持无菌和清洁。

注：对最终灭菌的医疗器械包装相关的更多信息可在GB/T 19633获得。

7.7.2.6　设计和开发输入活动涉及的标签和语言要求的内容可在相关法规要求、通用标准和医疗器械标准中规定。如果产品将要提供给使用不同语言的国家，并且标签上使用的语言已有规定，建议标签的翻译文字应当由在所使用的语言方面有特殊专长，并且具有医疗器械的专业技术水平的人员来审定。

如适用，国际上协商一致的标记符号使用可降低翻译引起的问题。然而，只有在医疗器械上市地区的国家法规中接受的标记才可被使用。在使用标记之前，需要考虑产品的责任问题。这种超越语言功能的标记符号，虽然解决了多种语言翻译对准确含义的理解混乱，但可能会由于不以其本国语言提供的标记，而在紧急情况或其他异常情况下难以判断所需要的器械使用的安全性和适宜性。

7.8 设计和开发输出

7.8.1 标准条文

> **7.3.4 设计和开发输出**
>
> 设计和开发输出应：
>
> a) 满足设计和开发输入的要求；
>
> b) 给出采购、生产和服务提供的适当信息；
>
> c) 包含或引用产品接收准则；
>
> d) 规定产品特性，该特性对于产品的安全和正确使用是必需的。
>
> 设计和开发输出的方式应适合于对照设计和开发输入进行验证，设计和开发输出应在发布前得到批准。
>
> 应保留设计和开发输出的记录（见4.2.5）。

7.8.2 理解与实施要点

7.8.2.1 设计和开发的输出是设计和开发过程的结果，其输出的具体结果，无论是阶段性结果还是最终结果，均应符合输入的要求，并可以根据设计和开发的输入进行验证，为采购、生产、安装、检验和试验、服务等提供信息和依据。

7.8.2.2 设计和开发的输出形式，可以因设计要求、产品或服务性质的不同而异。硬件产品设计输出形成的文件通常包括：图样、规范、计算书、接收准则（产品标准）、各种清单或明细表（如原材料明细表、零部件明细表、标准件明细表等）、安装使用和维护说明书等；对于软件产品，输出的是计算机程序、设计/研究报告、论文等；对于流程性材料，输出的是产品配方、配比方案、工艺条件、工艺流程等；对于服务型产品，输出的是服务规范、项目方案、服务大纲、维修方案等。在互联网时代，无纸化输出将是设计开发输出的主要形式。

7.8.2.3 设计和开发输出的要求包括：

1）满足设计和开发的输入要求。设计和开发的输出应能满足设计和开发输入的预期，能够实现产品设计和开发活动的预期目的，这是设计和开发输出的总要求。设计输出可以是产品技术要求、产品规范、软件程序、服务程序、工艺总方案、工艺规程、用户资料、诊断指南以及产品安全作用的培训教程等阐述产品技术信息的文件。

2）给出采购、生产和服务提供的适当信息。设计和开发的输出应给出产品实现需采购产品的明确要求，如外购、外协件目录，采购执行的标准或技术文件，采购器材的特性分类等信息，以指导采购活动的有效开展。还应给出生产和服务提供表述产品特性的信息，作为产品和服务的目标和依据，这些信息可以是图样、技术条件、工艺规程、检验规范、样板、样件、产品的使用说明书、安装维修手册、用户培训教材，以及产品交付及交付后活动方面的要求等。其中，与生产和服务提供过程有关的信息中可以包括产品防护方面的具体要求，如对于某些医疗器械的电磁环境的具体要求、包装要求、运输和搬运要求以及特殊储存条件的要求等。组织在设计输出中应考虑这方面的要求。

3）包含或引用产品接收准则。设计输出应给出产品是否符合要求的判定依据，每项要求必须以可以验证的方式进行规定，如允许误差。可以根据设计给出的允许误差制定产品验收标准、验收规范、检验方法等。如果设计和开发的产品已经存在相应的接收准则，如国家或行业的产品标准、检验规范等，可在设计和开发输出中直接引用适用的接收准则；如果没有适用于产品的接收准则，则组织在设计和开发该产品时，应制定相应的接收准则，作为设计和开发输出的组成部分。我国《医疗器械监督管理条例》规定，医疗器械产品上市需进行备案或注册，由申请人或备案人编制拟注册或者备案医疗器械的产品技术要求，用以代替企业注册产品标准，也就是企业标准。

4）明确规定产品安全和正确使用所必需的产品特性。为了确保产品的安全和正确使用，设计和开发的输出中应明确规定对产品的安全和正确使用所必不可少的特性。应规定正确和安全使用的操作规则，物理参数和环境要求。例如，医疗器械的适用症和禁忌方面的信息；X光机的辐射特性和防干扰要求等。必要时，还要规定常见故障的一般判断和处置方法。这些通常在产品的使用维护说明书中加以规定。

7.8.2.4 更多的情况下，设计和开发的输出还应包括提交给医疗器械上市地区管理部门的文件，如备案、注册文件资料等。

7.8.2.5 设计和开发输出都应能对其输入进行对照验证，以便证实设计和开发的输出满足输入的要求。也就是说，对设计和开发输入中确定的与产品有关的要求，在其设计和开发的输出中应能找到对应的规定的要求。比如输出的是样品，应可以通过试验验证其是否满足设计输入的要求；输出的是图样，应可以通过产品的实现验证其正确性；输出的是计算机软件，应可以通过模拟环境测试验证其是否具有要求的功能；输出的材料的配方，应可以通过样品的试制和试验验证其满足材料的功能和功能等。但医疗器械的设计和开发的输出必须形成文件，并在发布前得到批准，必要时向有关人员开展设计交底。

7.8.2.6 设计和开发输出的记录作为设计开发输出文件的一部分，应能够验证设计和开发的输入，组织应予以保留，以证实设计开发的过程是按照批准的设计开发计划进行的。

7.9 设计和开发评审

7.9.1 标准条文

7.3.5 设计和开发评审

应依据所策划并形成文件的安排，在适宜的阶段对设计和开发进行系统性评审，以：

a) 评价设计和开发的结果满足要求的能力；

b) 识别并提议必要的措施。

评审的参加者应包括与所评审的设计和开发阶段有关的职能的代表以及其他专业人员。

应保留评审结果和任何必要措施的记录，包括所评审的设计、涉及的参加者和评审日期（见4.2.5）。

7.9.2 理解与实施要点

1）设计和开发评审是在设计和开发过程中的适宜阶段，对设计和开发结果进行系统的评审活动。这种活动应按照设计和开发的策划的安排进行。比如在产品初步设计和详细设计阶段进行产品设计评审，工艺设计阶段进行工艺评审，样机试验阶段进行产品质量评审等。

2）设计和开发评审的目的在于评价设计和开发各阶段的结果是否满足设计的要求，是否满足顾客要求、法规要求和组织的附加要求；识别存在问题，提出解决问题的措施，在早期避免产品的各种不合格，以确保设计和开发各阶段目标的适宜性、充分性和有效性。必要时可安排计划外适当阶段的评审（或再评审）。

3）设计和开发各阶段的评审应考虑如下内容：

——设计是否满足所有规定的产品要求；

——输入是否足以完成设计和开发的任务；

——产品性能的寿命周期数据是否符合预期的要求；

——产品设计和过程能力是否适宜；

——是否考虑了国家和行业标准的规定；

——是否满足产品风险分析中要求的风险管理；

——是否考虑了安全因素；

——产品对环境的潜在影响是什么；

——设计是否满足功能和操作要求（如性能和可靠性目标）；

——是否已选择了适宜材料和/或设施；

——材料、部件和/或服务要素是否具有充分适宜的兼容性；

——设计是否满足所有的预期的环境和地点条件；

——部件和服务要素是否规范？是否具有可靠性、可获得性和可维护性；

——是否具有公差和/或配合、互换性能和替代性能的规定；

——设计实施计划技术上是否可行（如采购、生产、安装、检验和试验）；

——如果在设计计算、建立模型或分析中使用了计算机软件，在配置文档控制中软件是否得到适宜的确认、批准、验证和在技术状态控制下放置；

——这类软件的输入和输出是否得以适宜的验证和形成文件；

——对设计和开发程序的设想是否有效；

——是否已进行了覆盖安全要素的风险分析（包括产品使用中潜在的危害评价和故障模式）；

——标记是否充分适宜；

——设计是否合理，并完成预期的医疗用途；

——包装是否充分适宜（特别是无菌医疗器械）；

——灭菌过程是否充分适宜；

——器械和灭菌方法是否相协调；

——在设计和开发过程中，更改和其效果控制的如何；

——问题是否得以识别并纠正；

——产品是否得到验证和确认目标；

——策划的设计和开发过程进展情况如何；

——设计和开发过程是否具有改进的机会。

4）设计和开发的评审方式因产品和组织承担的设计和开发的责任不同而不同。评审的方式可以采用会议评审、专家评审、逐级审查、同行评审等。简单的项目可以由授权人审批，即可视同评审。对于复杂的医疗器械产品，可能需要组织一个专家团队进行会审。参加评审的有关职能代表应是与产品和设计开发相应阶段有关的工作人员，不同阶段参加的人员可能是不一样的。如产品图样阶段参加评审人员有设计开发人员、检验试验人员、物料采购人员、生产制造人员等，产品样机阶段参加评审人员有设计开发人员、检验试验人员、生产制造人员以及其他专业人员等。这些"其他专业人员"是指能够了解所评审的设计开发信息的人员，如技术专家、监管机构人员、顾客和供方代表等。

5）对评审的结果及任何必要的措施的记录应予保留。应记录设计和开发不同评审阶段中所存在的问题，把问题反馈到有关设计人员或责任人中，有关设计人员或责任人应针对问题，分析原因，采取措施并予以实施。项目负责人应对实施措施的结果进行跟踪验证。评审结果应能表明设计和开发相关阶段的结果是否具有满足产品要求的能力，是否识别了有关问题。评审工作完成后应写出评审报告，记录评审人员，由评审工作负责人审核、批准。评审过程中的记录应以文件形式归档保存。

7.10 设计和开发验证

7.10.1 标准条文

7.3.6 设计和开发验证

为确保设计和开发输出满足设计和开发输入的要求，应依据所策划并形成文件的安排对设计和开发进行验证。

组织应将验证计划形成文件，验证计划包括方法、接受准则，适当时包括包含样本量原理的统计技术。

如果预期用途要求医疗器械连接至或通过接口连接至其他的一个或多个医疗器械，验证应包括证明当这样连接或通过接口连接时设计输出满足设计输入的要求。

应保留验证结果和结论及必要措施的记录（见4.2.4和4.2.5）。

7.10.2 理解与实施要点

7.10.2.1 验证是"通过提供客观证据对规定要求已得到满足的认定"（ISO 9000：2015，3.8.12）。设计和开发验证的目的是确保设计和开发的输出满足输入的要求。设计和开发的验证时机，应在设计和开发策划阶段进行安排，通常应在设计和开发的输出放行之前进行验证活动。验证的方式因产品的不同而不同，各阶段的验证也可能采用不同的方式。验证的基础是采用三个步骤方法，包括试验、检验和分析。任何证明符合设计和开发输入要求的方法都是验证设计要求可接收的方法，在很多情况下，各种方法都是可行的。

7.10.2.2 应围绕产品的安全性、有效性进行验证，需验证的对象包括产品标准的验证、对特殊过程的验证、对涉及安全的关键部件性能的验证、对接触血液的三类高风险产品所涉及的原料生物安全性的验证，并提供相应的验证资料。设计和开发的验证方法包括：

1）变换方法进行计算。对设计的数据或要求采取不同的方法进行计算和验证，如果用不同的计算方法都能达到同一的结果，证明计算方法是可信的。

2）与类似设计进行比较。将新设计结果与已证实的类似设计进行比较，即与同类产品或类似产品的设计作为参考，从中选择有参考意义的内容。

3）进行试验和演示。医疗器械设计验证常用的方法就是进行样机试制。按设计输出的资料去采购，加工、装配、调试，以使最后性能达到设计输入的要求，这是最有力的证据。也可以用模拟仿真进行试验。

4）检验。从医疗器械产品注册需要的角度来讲，整个医疗器械产品的验证就是医疗器械的技术检测。按照我国《医疗器械监督管理条例》的规定，第一类医疗器械产品备案和申请第二类、第三类医疗器械产品注册，应当提交产品检验报告。"产品检验报告应当符合国务院药品监督管理部门的要求，可以是医疗器械注册申请人、备案人的自检报告，也可以是委托有资质的医疗器械检验机构出具的检验报告"。所以，对整个产品而言，"产品检验报告"就是最重要的验证报告。对委托第三方有资质的检验机构进行产品检验的，组织需提供"产品技术要求"作为检验的依据。

注：我国《医疗器械监督管理条例》第七十五条规定："医疗器械检验机构资质认定工作按照国家有关规定实行统一管理。经国务院认证认可监督管理部门会同国务院药品监督管理部门认定的检验机构，方可对医疗器械实施检验。"

5）文件发布前进行评审（如规范、图纸、计划和报告）。由有经验的人员和专家对设计和开发文件进行评审。

7.10.2.3 组织应根据验证对象制定文件化的验证计划，验证计划包括验证项目、验证方法、验证依据、可接受准则、验证人员，适当时包括基于样本量原理的统计技术等信息，并组织实施。如果产品预期用途需要与其他医疗器械连接或配合使用，验证应该包含在这种状态下得到的结果。验证工作完成后应写出验证报告，由验证工作负责人审核、批准。验证过程中的数据和分析内容等记录应以文件形式归档保存。验证记录应包括验证方案、验证报告、评价和建议、批准人等。

7.10.3 法规链接

【链接4】医疗器械产品技术要求编写指导原则

医疗器械产品技术要求编写指导原则

为提高医疗器械技术审评的规范性和科学性，指导医疗器械注册人/备案人进行产品技术要求的编写，根据《医疗器械监督管理条例》《医疗器械注册与备案管理办法》《体外诊断试剂注册与备案管理办法》等规定，制定本指导原则。

一、适用范围

本指导原则适用于申请注册或备案的医疗器械产品，包括体外诊断试剂产品。

本指导原则仅对医疗器械产品技术要求的格式和内容提出一般要求，不对具体产品的具体要求进行规定。指导原则中给出的示例仅供参考，相关监管机构及注册人/备案人应根据具体情形进行细化。

二、基本要求

（一）产品技术要求的编制应符合国家相关法律法规。

（二）产品技术要求应采用规范、通用的术语。如涉及特殊的术语，需提供明确定义，并写入"4. 术语"部分。直接采用相关标准、指导原则中的术语或其他公认术语的，不需要在技术要求"4. 术语"部分重复列明。不应使用与上述术语名称相同但改变了原义的自定义术语。

（三）产品技术要求中检验方法各项内容的编号原则上应与性能指标各项内容的编号相对应。

（四）产品技术要求中的文字、数字、公式、单位、符号、图表等应符合相关标准化要求。

（五）如产品技术要求中的内容引用国家标准、行业标准的，应注明相应标准的编号和年代号。

三、主要内容

产品技术要求的内容一般包括产品名称，型号、规格及其划分说明（必要时），性能指标，检验方法，术语（如适用）及附录（如适用）。

（一）产品名称

产品技术要求中的产品名称应使用中文，并与申请注册或备案的产品名称相一致。

（二）型号、规格及其划分说明

产品技术要求中应明确产品型号、规格。对同一注册单元中存在多种型号、规格的产品，应明确不同型号、规格的划分说明（推荐采用图示和/或表格的方式），表述文本较多的内容可以在附录中列明。

对包含软件的产品，应明确软件发布版本和软件完整版本命名规则。

（三）性能指标

1. 产品技术要求中的性能指标是指可进行客观判定的成品的功能性、安全性指标。

对产品安全有效性不产生实质性影响的项目可不在技术要求性能指标处列明。例如，部分引流导管产品主要关注其畅通性，产品需要能有效连接吸引装置及使用端，并保证连接牢固，导管的直径、长度等信息必要时可作为产品描述性信息在技术要求附录体现，而不作为产品性能指标。其他如产品工程图等则不需要在技术要求中列明。

但某些产品的尺寸信息会对其安全有效性产生重要影响，宜在技术要求性能指标中规定，例如血管支架产品的长度、外径，骨科植入物的尺寸公差等。

2. 技术要求中性能指标的制定可参考相关国家标准/行业标准并结合具体产品的设计特性、预期用途且应当符合产品适用的强制性国家标准/行业标准。如产品结构特征、预期用途、使用方式等与强制性标准的适用范围不一致，注册人/备案人应当提出不适用强制性标准的说明，并提供相关资料。

3. 产品技术要求中的性能指标应明确具体要求，不应以"见随附资料""按供货合同"等形式提供。

（四）检验方法

检验方法是用于验证产品是否符合规定要求的方法，检验方法的制定应与相应的性能指标相适应。应优先考虑采用适用的已建立标准方法的检验方法，必要时，应当进行方法学验证，以确保检验方法的可重现性和可操作性。

通常情况下，检验方法宜包括试验步骤和结果的表述（如计算方法等）。必要时，还可增加试验原理、样品的制备和保存、仪器等确保结果可重现的所有条件、步骤等内容。对于体外诊断试剂类产品，检验方法中还应明确说明采用的参考品/标准品、样本制备方法、试验次数、计算方法。

（五）附录

对于第三类体外诊断试剂类产品，产品技术要求中应以附录形式明确主要原材料、生产工艺要求。

对于医疗器械产品，必要时可在附录中更为详尽地注明某些描述性特性内容，如产品灭菌或非灭菌供货状态、产品有效期、主要原材料、生产工艺、产品主要安全特征、关键的技术规格、关键部件信息、磁共振兼容性等。

（六）产品技术要求编号为相应产品的注册证号（备案号）。拟注册（备案）的产品技术要求编号可留空。

四、性能指标要求

根据《医疗器械注册与备案管理办法》《体外诊断试剂注册与备案管理办法》等文件规定，技术要求中的性能指标是指可进行客观判定的成品的功能性、安全性指标。

可进行客观判定的指标通常是指可量化或可客观描述的指标。例如，该指标可直接通过一个确定的且可验证其特性值的试验方法进行检验，并直接获得数据结果。

例如，血液透析器产品重要功能是对目标物质的清除，该功能实现的效果可直接通过测量被清除目标物质的剩余量获得验证，因此宜在技术要求规定，以表征其主要功能性；血管内导管产品要求其在使用过程中必须保持无泄漏，因此技术要求中宜规定产品无泄漏的性能要求，并给出客观、科学的试验方法，保证在规定条件下产品无泄漏；输液泵重要的功能性指标是输液流速和对应的精确度，技术要求中宜规定上述指标，同时应按照规定的方法进行验证以保证产品在临床中有效应用；影像型超声诊断设备成像分辨力是图像质量的重要技术指标，技术要求中宜规定该指标，并给出客观、科学的试验方法，以保证产品性能满足其宣称的功能性要求。

以下内容不建议在技术要求性能指标中规定：

（一）研究性及评价性内容

研究性内容一般是为了研究产品特点而开展的试验、分析的组合，通常为在产品设计开发阶段为了确定产品某一特定属性而开展的验证性活动。

例如，医疗器械货架有效期是指保证医疗器械终产品正常发挥预期功能的期限，产品设计开发阶段需完成产品货架有效期研究。对于无源医疗器械产品而言，有效期研究需设定老化试验条件，例如温度、湿度等，进行老化试验，并根据设定好的老化条件及老化后的产品性能、包装性能等数据计算并确定其货架有效期。对于有源医疗器械而言，可以对该产品进行使用状态列举，完整分析出临床使用的情况，直接进行产品的老化试验研究；也可以将产品（系统）分解为不同子系统/部件进行评价，应详细分析分解关系，在此基础上通过不同的分解方式（如将产品分为关键部件及非关键部件等）确定产品的使用期限。

除此之外，其他研究性内容还包括灭菌验证研究、疲劳研究、体外降解研究、人因验证研究、可靠性验证研究、磁共振兼容研究等。

评价性内容一般是指对产品所规定目标的适宜性、充分性和/或有效性的评价。这种评价既可采用多个试验组合进行综合评价，也可以采用其他方式（如历史数据、已上市产品信息等）进行评定。

例如，生物相容性研究（包括材料介导热原）一般认为属于评价性项目，可以采用多个生物学试验组合进行综合评价，也可以采用历史数据、已上市产品信息等多种数据，利用比对方式进行评价，还可以采用化学分析的方法结合毒理学数据进行判定。

再如，医用电器环境要求是评价产品在各种工作环境和模拟贮存、运输环境下的适应性，一般认为属于稳定性评价项目。可以制定不同的气候环境条件和机械环境条件来进行试验，或通过对关键部件的试验来评价整机的情况，也可以通过已上市同类产品比对方式进行判断。

其他评价性项目还包括病毒灭活效果评价、免疫原性评价等内容。

（二）非成品相关内容

技术要求规定的是成品相关性能，原材料、半成品性能指标及特征一般不建议在技术要求中体现。例如，某些原材料的力学性能、化学性能等。

五、格式要求 医疗器械产品技术要求格式见附件。

附：医疗器械产品技术要求格式（略）

资料来源：国家药品监督管理局《关于发布医疗器械产品技术要求编写指导原则的通告》（2022年第8号），2022年2月8日发布。

7.11 设计和开发确认

7.11.1 标准条文

> **7.3.7 设计和开发确认**
>
> 为确保形成的产品能够满足规定的应用要求或预期用途，应依据策划并形成文件的安排对设计和开发进行确认。
>
> 组织应将确认计划形成文件，确认计划包括方法、接收准则，适当时包括包含样本量原理的统计技术。
>
> 设计确认应选择有代表性产品进行。有代表性产品包括初始生产的单元、批次或其等同品。应记录用于确认的产品选择的理由说明（见4.2.5）。
>
> 作为设计和开发确认的一部分，组织应按照适用的法规要求进行医疗器械临床评价或性能评价。用于临床评价或性能评价的医疗器械不视为放行给顾客使用。
>
> 如果预期用途要求医疗器械连接至或通过接口连接至其他的一个或多个医疗器械，确认应包括证明当这样连接或通过接口连接时已满足规定的应用要求或预期用途。
>
> 确认应在向顾客放行产品使用前完成。
>
> 应保留确认结果和结论及必要措施的记录（见4.2.4和4.2.5）。

7.11.2 理解与实施要点

7.11.2.1 对通过验证的设计和开发的输出或形成的实物，还要在实际使用状态下进行确认。确认是"通过提供客观证据对特定的预期用途或应用要求已得到满足的认定"（ISO 9000：2015，3.8.13），目的是确保医疗器械满足使用者的要求和预期用途。这涉及预期使用者的能力和知识，操作指导，与其他体系的兼容性，产品使用的环境和产品使用的任何禁忌事项。

7.11.2.2 作为设计和开发确认的一部分，一些国家或地区法规要求临床评价。临床评价可包括一个或多个下列内容以确保医疗器械按预期情况运行。

——与设计和开发的医疗器械相关的科学文献的分析。

——能证明类似设计和（或）材料在临床上是安全的历史证明。

——临床调查（或实验）。

7.11.2.3 在设计和开发的产品实际使用状态下进行确认的方法可以是：

1）临床试验。医疗器械临床试验定义是指在具备相应条件的医疗器械临床试验机构中，对医疗器械在正常使用条件下的安全性和有效性进行确认或者验证的过程。对于成熟的医疗器械，法规规定可以免于临床试验。但是，即使免于临床试验，也不等于不要产品达到预期用途的客观证据。所以，即使免于临床的产品，还是需要用"临床使用""同类产品临床使用资料""其他方式客观评价"的方式获得可以使用的客观证据。

2）临床评价。医疗器械临床评价是指通过临床文献资料、临床经验数据、临床试验等信息对产品是否满足使用要求或者适用范围进行确认的过程。临床评价应通过临床试验等多种手段收集相应数据，临床评价过程中收集的临床性能和安全性数据、有利的和不利的数据均应纳入分析。临床评价的深度和广度、需要的数据类型和数据量均应与产品的设计特征、关键技术、适用范围和风险程度相适应，也应与非临床研究的水平和程度相适应。

3）临床试用（如法规要求，应进行临床评价）。

4）通过技术手段模拟使用情况。选择模拟使用确认应能提供足够的证据，以证实进行确认的产品在规定条件下满足预期用途和使用要求。

7.11.2.4 设计确认应选择有代表性产品进行。有代表性产品包括最初的生产单元、批次或其等同品。如果确认不是选择最初的生产单元、批次或其等同品，或不是在真实的或模拟的使用条件下进行，则确认可能起不到作用或起误导作用。

7.11.2.5 临床评价或性能评价只是作为医疗器械设计和开发确认的一部分，组织应按照适用的法规要求进行。如原国家食品药品监督管理总局根据《医疗器械监督管理条例》发布了"免于进行临床试验的医疗器械目录"，同时还规定可以采用相同医疗器械的临床资料或者数据进行医疗器械的临床评价。需要注意的是，免于临床试验的医疗器械，不等于不需要进行临床评价，只是方式不同；采用同品种医疗器械的资料，不是简单的拿来主义，而是必须对资料进行评审，以确定应用的合理科学。用于临床评价或性能评价的医疗器械不代表产品就是满足规定的预期用途或风险可接受，需通过评价才能得出结论，故产品不视于放行给顾客使用。

7.11.2.6 组织应根据确认对象制定文件化的确认计划，确认计划包括确认项目、确认方法、确认依据、可接受准则、确认人员，适当时包括基于样本量原理的统计技术等信息，并组织实施。如果产品预期用途需要与其他医疗器械连接或配合使用，确认应该包含在这种状态下得到的结果，证明适用要求和用途已经得到满足。确认工作完成后应写出确认报告，由确认工作负责人审核、批准。确认的记录包括设计和开发确认的结果和结论的记录；临床试验、临床评价记录；经确认发现不能完全满足规定使用要求或已知的预期用途要求的问题，并采取改进措施的记录。

7.11.2.7 确认应在向顾客放行产品使用前完成，如果医疗器械只能在使用现场进行组装和安装后进行确认，则该医疗器械直到正式转交给顾客之后才可认为是完成交付。

7.11.2.8 若预期用途要求医疗器械连接至或通过接口连接至其他医疗器械，确认应包括证实当这样连接时已满足规定的应用要求或预期用途。

用于体外诊断的医疗器械，性能评价可包括体外研究以确保医疗器械按照实验室的医疗分析所预期的情况运行或按照组织设定的以外的适宜环境下运行。

7.11.2.9 设计评审、设计验证、设计确认的区别。设计和开发的评审（review）、验证（verification）、确认（validation）都属于对设计和开发活动的检查和处置，是确保设计质量的重要手段。为了充分发挥其应有的作用，应对这三者的区别做出准确的理解。根据三者的目的、时机、方式、对象、参与人员的不同列表说明，见表7-6，其设计评审、设计验证、设计确认的关系可如图7-2所示。

表7-6 设计评审、设计验证、设计确认的区别

区别	设计评审	设计验证	设计确认
时机	设计的任何阶段	形成设计输出时	验证后交付前
目的	评价设计的能力，识别并解决问题	评定输出是否满足输入要求	评定产品是否满足使用要求
对象	对各阶段的输出	正式的设计输出	设计的产品实物
主要方法	会议评议	试验、计算、对比、文件发布前批准	临床评价（临床文献资料、临床经验数据、临床试验）
参与人员	与该阶段有关的职能代表	由设计活动人员参加	通常需要顾客参加

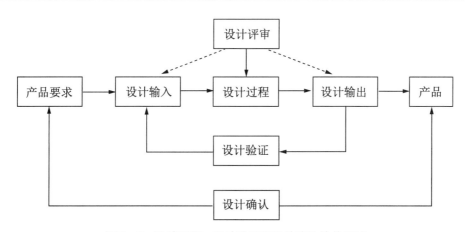

图7-2 设计评审、设计验证和设计确认的关系图

7.11.3 法规链接

【链接5】医疗器械临床评价报告格式

医疗器械临床评价报告[1]

产品名称：

型号规格：

临床评价人员[2] 签名：

完成时间：

---

1) 注册申请人需按照《医疗器械临床评价技术指导原则》的要求，将相关文件用于临床评价过程，形成医疗器械技术文档的组成部分。注册申请时，注册申请人可按照本指导原则的要求，编制并提交临床评价报告。

2) 临床评价报告应由评价人签名并注明日期。

一、产品描述和研发背景

   （一）申报产品基本信息

   （二）适用范围

   （三）研发背景与目的

   （四）工作原理和/或作用机理及涉及的科学概念

   （五）现有的诊断或治疗方法、涉及的产品（如有）及临床应用情况

   （六）申报器械与现有诊断或治疗方法的关系

   （七）预期达到的临床疗效

   （八）预期的临床优势

二、临床评价的范围

   （一）根据申报产品的技术特征、适用范围，明确临床评价涵盖的范围

   （二）可免于进行临床评价的产品组成部分

   1. 列入《免于进行临床评价的医疗器械产品目录》

   2. 论述其他组成部分与该部分联用不对产品安全有效性产生影响

三、临床评价路径

   注册人可根据申报产品的技术特征、适用范围、已有临床数据等具体情况，选择以上一种/两种评价途径开展临床评价。并在下文中进行勾选并填写相应内容。

   （一）通过同品种医疗器械临床数据进行分析、评价

   1. 通过等同器械的临床数据进行临床评价

   （1）申报产品与对比器械是否具有相同的技术特征和生物学特性
   是□　否□

   （2）是否有充分的科学证据证明申报产品与对比器械具有相同的安全有效性
   是□　否□

   2. 是否使用可比器械的临床数据支持部分临床评价
   是□　否□

   （二）通过临床试验数据进行分析、评价

   □在中国境内开展的临床试验

   □在境外开展的临床试验

   □多区域临床试验

四、通过同品种临床数据进行分析评价

   （一）通过等同器械的临床数据进行临床评价

   1. 对比器械的基本信息

表1 对比器械的基本信息

对比项目	对比器械1	对比器械2（如有）
产品名称		
注册证号		
结构组成		
适用范围		
生产企业		
技术特征		

2. 等同性论证

（1）申报产品与对比器械的对比

表2 申报产品与对比器械的对比表

对比项目	申报产品	对比器械	相同性/差异性	支持性资料概述（可以附件形式提供）
适用范围				
1.				
2.				
3.				
……				
技术特征				
1.				
2.				
3.				
……				
生物学特性				
1.				
2.				
3.				
……				

（2）若存在差异，证明申报产品与对比器械具有相同安全有效性的科学证据

①差异的总结

②差异的评价及判定（是否引发不同的安全性和有效性问题）

③针对差异性部分的科学证据列表

表3 针对差异性部分的科学证据列表

编号	证据内容概述（非临床/临床）	论证的问题
1		
2		
3		

④科学证据的支持性资料

支持性资料如包含实验室研究资料，可以附件的形式提交研究方案和报告，建议包括以下内容：研究项目、研究目的、研究方法/过程（包括样本描述、样本量、测试器械以及任何使用的标准等）、预先定义的通过/失败标准以及标准的设定理由、结果总结、定量测试的试验结果可包括平均值、标准差、最大值和最小值等、说明是否满足预先定义的接受准则、对测试失败和/或偏离提供简要的解释以及结果的讨论等。若上述内容在非临床资料中已提供，可直接引用。

支持性资料如包含申报产品或其代表性产品的临床数据，可参考下文"等同器械临床数据的总结与评估"的要求提供。对于申报产品的临床试验数据，可在本报告第四部分第（三）款中提交。

3. 等同器械临床数据的总结与评估

（1）临床数据汇总表

提供临床数据汇总表，从安全性、临床性能和/或有效性两方面对数据进行分类。值得注意的是，很多数据集同时包含安全性、临床性能和/或有效性数据。对于临床试验数据、临床文献数据、临床经验数据中的重复部分，需进行剔除。可根据各数据集的贡献，对其进行排序。

注册申请人需按照《医疗器械临床评价技术指导原则》的相关要求，进行文献检索，以附件的形式提交文献检索方案、报告以及检索出的文献全文。

对于临床经验数据，如适用，注册申请人需按照《医疗器械临床评价技术指导原则》的相关要求，以附件形式提交上市后监测报告、基于临床经验数据（如登记数据等）的研究方案和报告、不良事件汇总表、临床相关的纠正措施等。

对于临床试验数据，如适用，以附件的形式提交临床试验方案、临床试验报告等。

（2）临床数据的评价标准及其确定依据

注册申请人可参考《医疗器械临床评价技术指导原则》附件5建立评价标准，也可根据数据的实际情况选择适宜的评价标准（如牛津循证医学中心制定的临床证据水平评价标准等）。

（3）临床数据的相关性和贡献

注册申请人可以表格形式，逐一列明不同来源数据与申报产品的相关性，对产品临床评价关注问题的适宜性，对证明产品安全性、临床性能和/或有效性的贡献。

4. 等同器械临床数据的分析

临床数据的分析方法包括定性分析、定量分析。对于低风险产品、技术成熟的产品、渐进性设计变更的产品，常采用定性分析。

（1）临床性能和/或有效性

说明临床性能和/或有效性评估的分析方法及其选择理由。

通过定性或定量分析，论述纳入分析的数据如何共同论证产品的临床性能和/或有效性，即结果的一致性、临床性能和/或有效性的统计学意义和临床意义。

（2）安全性

说明安全性评估的分析方法及其选择理由。

通过定性或定量分析，论述纳入分析的数据如何共同论证产品的临床安全性，即结果的一致性、临床安全性的统计学意义和临床意义。

对不良事件进行分析：

①明确产品在各国上市时间、累计销售量、各类别类被不良事件发生数量、估计不良事件的发生率；

②分别列明预期不良事件、非预期不良事件，明确对非预期不良时间的风险控制措施；

③对于严重不良事件，应以列表的形式提供事件描述、原因分析、处理方式、处理结果、是否与产品有关等具体信息。

（二）通过可比器械的临床数据支持申报产品的部分临床评价

1. 对比器械的基本信息

对比项目	对比器械1	对比器械2（如有）
产品名称		
注册证号		
结构组成		
适用范围		
生产企业		
技术特征		

2. 可比性论证

申报产品与对比器械的对比

对比项目	申报产品	对比器械	相同性/差异性	支持性资料概述
适用范围				
1.				

（续）

对比项目	申报产品	对比器械	相同性/差异性	支持性资料概述
2.				
3.				
……				
技术特征				
1.				
2.				
3.				
……				
生物学特性				
1.				
2.				
3.				
……				

3. 可比器械临床数据的总结与评估

参考等同器械的相关要求编制。

4. 可比器械临床数据的分析

参考等同器械的相关要求编制。

（三）通过临床试验数据进行分析评价

1. 临床试验设计依据

2. 临床试验概述

注册申请人需概述临床试验的基本信息，包括临床试验机构信息、开展时间、临床试验目的、观察指标、入选/排除标准、样本量、随访时间和试验结果等。对于提交多个临床试验的情形，应阐述各临床试验之间的关系，试验产品是否存在设计变更，并将多个试验和亚组人群的安全性和有效性数据汇总。

3. 临床试验资料

注册申请人需以附件的形式提供伦理委员会意见，临床试验方案、知情同意书样稿、临床试验报告。

注：对于提交多个临床试验的情形，如适用，可进行定量分析。

（四）适用范围、说明书、标签等

阐明产品的适用范围、说明书和标签所述的临床使用信息是否均有适当的临床证据支持，是否包括可能影响产品使用的所有危害以及其他临床相关信息。

五、结论

临床证据与其他设计验证和确认文件、器械描述、标签、风险分析以及生产信息进行综合分析时，可证明：

（一）产品对安全和性能基本原则的符合性；

（二）注册申请人宣称的安全性、临床性能和/或有效性已被证明；

（三）与患者受益相比，器械使用有关的风险可接受。

对于预期需要开展上市后研究的产品，如《临床急需医疗器械附带条件批准上市技术指导原则》所述情形等，注册申请人可提交上市后研究方案概述。

六、临床评价人员

临床评价人员具有的专业水平和经验，包括产品技术及其使用；临床研究方法（如临床试验设计、生物统计学）；预期诊疗疾病的诊断和管理。

七、其他需要说明的问题（如适用）

资料来源：国家药品监督管理局《关于发布医疗器械临床评价技术指导原则等 5 项技术指导原则的通告》（2021 年第 73 号），2021 年 9 月 18 日发布。

7.12　设计和开发转换

7.12.1　标准条文

7.3.8　设计和开发转换

组织应将设计和开发输出向制造转换的程序形成文件。这些程序应确保设计和开发输出在成为最终生产规范前经验证适合于制造并确保生产能力能满足产品要求。

应记录转换的结果和结论（见 4.2.5）。

7.12.2　理解与实施要点

7.12.2.1　设计转换一般是指在完成产品的初步设计，经过小样本的试产，并取得最终产品，证明了设计产品的原理的效果以后，组织需要为未来的制造加工设计稳定可靠的工艺技术，以保证产品可以复制或者大批量生产，这个时候所做的设计开发工作，就是设计转换工作。

设计转换活动的输入包括但不限于：

——产品设计要求；

——产品技术规范；

——零部件技术规范；

——原材料技术规范；

——包装技术规范；

——产品风险分析报告；

——产品图纸；

——工艺流程图。

设计转换活动的输出包括但不限于：

——原材料检验规程；

——零部件检验规程；

——生产作业文件；

——过程检验规程；

——产品放行文件；

——产品包装、标识和储存文件；

——生产设备要求和检验仪器要求；

——产品验证报告；

——过程验证报告；

——试产报告。

7.12.2.2　开展设计转换活动一般在设计后期阶段，进行研制产品定型时开展；也可以在确定研制产品采用何种生产方式和生产规模时开展；也可以在产品已经投入生产上市，在需要扩大生产规模，改变生产方式时开展；也可以在改进和提高产品质量，采用新的工艺方法时展开。所以，设计转换可能不是全部或一次转换的，有时需要通过多次不断地转换，以形成最终的医疗器械生产规范。

7.12.2.3　开展设计转换既属于工艺技术的改变，也是产品在设计输出过程中的改变，所以设计转换的方式、过程、结果都应当经过验证，确认可行，包括人员经过培训之后，是否能满足生产和检验的要求，确保产品的质量。

7.12.2.4　设计转换活动应当将产品的每一技术要求正确转化成与产品实现相关的具体过程或程序：

（1）产品要求一定要转化为生产规范

——所有的产品要求必须通过生产规范得以实现；

——所有的产品要求必须通过生产过程控制规范得以控制。

（2）风险控制措施一定要转化为生产规范

——所有的风险控制措施必须转化到生产规范中；

——风险控制必须通过生产规范得以实现。

（3）技术规范一定要转化为生产规范

——产品技术规范必须转化为产品放行文件；

——原材料技术规范必须转化为原材料进料检验文件；

——零部件技术规范必须转化为零部件生产控制文件；

——包装和标识规范必须转化为包装作业文件。

（4）硬件设施一定要满足产品要求

——生产环境必须满足产品洁净度要求；

——生产设备的精度必须满足持续稳定的生产出满足要求和产品；

——测量设备的精度和量程必须满足产品要求的范围和精度。

7.12.2.5　设计转换活动的记录应当表明设计和开发输出在成为最终产品规范前得到验证，并保留验证记录及其转换的结果和结论，以确保设计和开发的输出适于生产。

7.13　设计和开发更改的控制

7.13.1　标准条文

> **7.3.9　设计和开发更改的控制**
>
> 　　组织应将控制设计和开发更改的程序形成文件。组织应确定更改对于医疗器械的功能、性能、可用性、安全、适用的法规要求及其预期用途的重要程度。
>
> 　　应识别设计和开发的更改。更改在实施前应经：
>
> a)　评审；
>
> b)　验证；
>
> c)　适当时，确认；
>
> d)　批准。
>
> 　　设计和开发更改的评审应包括评价更改对在制的或已交付的组成部件和产品的影响，以及对风险管理的输入或输出和产品实现过程的影响。
>
> 　　应保留更改及其评审和任何必要的措施的记录（见4.2.5）。

7.13.2　理解与实施要点

7.13.2.1　设计和开发更改的范围通常针对的是已完成的设计产品，但也应包括设计和开发过程中的阶段输出，如对经批准的设计任务书和设计方案等设计输入的更改，对图样和各类规范等设计输出的更改，以及后续运行过程中发生的更改。组织应将控制设计和开发更改的程序形成文件，以便确定更改的总体要求，这是非常重要的。

由于种种原因可能导致设计更改，如：

——设计阶段所产生的错误；

——在设计和开发后期发现的制造、安装和维修等环节的问题；

——监管部门技术评审提出的设计更改；

——顾客或供方要求的更改；

——法规要求的更改（安全性要求、标准升级、强制性标准的执行等）；

——在设计和开发评审（本文件7.3.5）、验证（本文件7.3.6）和确认（本文件7.3.7）阶段所要求的更改；

——纠正措施、预防措施（本文件8.5）所要求的更改；

——对产品功能、性能和可用性的改进；

——风险分析所要求的更改；

——上市后发生不良事件因设计缺陷引起的更改等。

7.13.2.2　改进一个特性可能会对其他方面产生不可预见的不利影响，为避免这种情况发生应考虑如下内容：

——产品是否仍符合经评审的产品要求；

——产品是否仍符合产品规范；

——产品所具有的有效性、效率和主观满意度（可用性）是否受影响；

——预期的使用用途是否会受影响；

——现有的风险评价是否受到不良影响；

——更改后是否会影响产品或系统的其他部件；

——是否需要进行进一步的接口设计（与其他产品或系统的物理接触）；

——更改是否会造成制造、安装或使用的问题；

——设计是否可验证；

——更改是否会影响产品符合法规的状况。

7.13.2.3　因为产品的设计和开发的输出是经过评审、验证和确认的，组织应根据更改的性质、复杂性以及更改可能造成的影响程度、风险程度以及法规要求，进行适当的评审、验证和确认活动。比如，当设计和开发的更改影响到产品要求时，影响到产品的关键、重要特性时，影响到原评审、验证和确认结果的准确性或影响众多的相关部分和环节时，组织应按照原产品设计和开发的评审、验证和确认的要求，在正式实施更改前对产品更改后的预期用途进行必要的评审、验证和确认，并在实施前履行批准手续。

7.13.2.4　有些情况下，对产品的某些特性进行更改，会对该产品其他组成部分的特性造成影响，这就需要综合考虑与其相关的组成部分（与之关联的零部件、配套件、工装等）是否也需要进行相应的设计更改。有些产品特性的更改是在产品已交付后进行的，更改时也应考虑对已交付产品的影响（通用性、互换性、维修性等）。因此，对设计和开发的更改进行评审时，除了对设计更改本身进行评审外，还应评价对产品的组成部分或已交付出产品的影响，包括对由于设计和开发的更改可能产生新的风险的评审。如有影响，应采取相应的补救措施，以确保产品满足规定的要求和法规的要求。简单的更改，可以用"批准"包含了评审、验证、确认的内涵；复杂的更改，可能需要提供从本文件7.3.2到7.3.8条实施的客观证据。

7.13.2.5　对获得批准更改的实施过程应予以记录。特别是对在更改评审中提出的对产品组成部分或已交付的产品有影响而采取的措施的实施情况应予以记录并保存，确保更改、处置到位，不留后患。

7.14 设计和开发文档

7.14.1 标准条文

> **7.3.10 设计和开发文档**
> 　　组织应为每个医疗器械类型或医疗器械族保留设计和开发文档。该文档应包含或引用证实符合设计和开发要求所形成的记录，以及设计和开发更改的记录。

7.14.2 理解与实施要点

7.14.2.1　组织应依据医疗器械的类型或医疗器械族进行医疗器械文档控制，并保存医疗器械设计和开发文档，以确保医疗器械设计和开发的可追溯性。设计和开发文档主要指设计和开发过程中所涉及的规范性文件、技术文件及其记录，包括但不限于：

1）设计开发文件。主要包括：项目建议书、项目任务书、项目计划书、项目输入清单、项目输出清单、风险管理制度及计划、可行性报告、产品技术报告、设计变更评审表及记录、试产报告、设计各阶段验证/确认记录及报告、设计各阶段评审记录及报告、设计转换记录、工艺验证记录、工艺纪律检查报告等。

2）物料清单（BOM）、设备清单。

3）产品技术标准。

4）技术图纸。

5）包装和标签，包括器械的 UDI 数据。

6）生产工艺指导书、操作规程、检验规程、安装、维护和服务的指导和程序等。

注：某些相同的设计和开发输出也是医疗器械文档（本文件 4.2.3）的一部分。

7.14.2.2　为了证实器械符合安全和性能要求，设计和开发文档还包括临床前研究报告和临床数据：

1）测试结果，如工程、实验室、模拟试验和动物试验，以及医疗器械或实质相似医疗器械适用的文献的评价。

2）有关测试设计、完整测试或研究方案、数据分析方法的详细信息，尤其需要下列详细信息：

——器械生物相容性，包括与患者或使用者直接或间接接触的所有材料识别。

——物理、化学和微生物特性。

——电气安全和电磁兼容性，如安规（LVD、EMC、EMF）报告（有源产品）。

——软件验证和确认（描述软件设计开发过程和软件确认证据。该信息通常包括所有内部和模拟或实际使用环境下进行出厂前验证、确认和测试的结果概要。它还应该解决所有不同的硬件配置，适当时在制造商提供的信息中识别的操作系统）。

注：有关医疗器械软件的设计和开发见 IEC 62304：2006＋A1：2015。

——稳定性，包括货架寿命。

——性能和安全性，适用时，包括网络安全（有源产品）。

3）临床评价报告及其更新、临床评价计划。

4）上市后临床跟踪（PMCF）计划和上市后临床跟踪评估报告或上市后临床跟踪不适用的任何合理性。

7.14.2.3　设计和开发文档还应包括特殊情况下的额外信息以支持证实满足相关GSPR：

1）含药器械，包括人血或人血的衍生物，技术文档必须识别这些物质的来源。

2）含灭活人源或动物源性组织或细胞或它们的衍生物的器械，技术文档必须识别所有人源和动物源的材料。

3）如果器械由预期摄入人体并在人体内吸收或局部弥散的物质或物质组合组成，则需提供包括试验设计、完整的试验或研究的方案，数据分析的方法、数据概要和试验结论等详细信息。

4）含有致癌、诱变、生殖有毒物质或内分泌干扰物质器械的理由。

7.14.2.4　设计和开发文档还包括上市后监督的技术文件：

1）上市后监督（PMS）计划：

——有关严重事件的信息，包括 PSUR 的信息和现场安全纠正措施；

——所述非严重事件的记录和有关任何不良副作用的数据；

——趋势报告的信息；

——相关专家或技术文献、数据库和/或登记表；

——信息，包括使用者、经销商和进口商提供的反馈和投诉；

——关于类似医疗器械的公用信息。

2）上市后监督报告（PMSR）。

7.14.2.5　不同国家和地区对设计和开发的文档要求不同，组织应按照识别的适用的法规要求形成医疗器械设计和开发的文档。如美国 FDA 21CFR 820QSR 规定的有关设计历史文件（DHF）、器械主文档（DMR）和器械历史记录（DHR）的要求；欧盟欧盟 MDR Annex Ⅱ＋Ⅲ的要求。

7.15　采购/采购过程

7.15.1　标准条文

7.4　采购

7.4.1　采购过程

组织应将确保采购的产品符合规定的采购信息的程序形成文件（见4.2.4）。

组织应建立评价和选择供方的准则。准则应：

a）　基于供方提供满足组织要求的产品的能力；

b）　基于供方的绩效；

> c) 基于采购产品对医疗器械质量的影响；
>
> d) 与医疗器械相关风险相适应。
>
> 组织应对供方的监视和再评价进行策划。应监视供方满足采购产品的要求的绩效。监视结果应为供方再评价过程提供输入。
>
> 对未实现采购要求的供方的处置应与所采购产品有关的风险相适应，并符合适用的法规要求。
>
> 应保留供方能力或绩效的评价、选择、监视和再评价的结果及由这些活动所引起的任何必要措施的记录（见 4.2.5）。

7.15.2 理解与实施要点

7.15.2.1 组织应建立形成文件的程序，规定对采购过程进行控制，确保采购产品符合规定的采购要求。当采购产品有法律、行政法规和国家强制性标准要求时，采购产品的要求不得低于法律、行政法规的规定和国家强制性标准的要求，如中国 RoHS2.0、欧盟 RoHS2.0、REACH 法规要求等。

7.15.2.2 对供方的控制可根据供方提供的过程、产品和服务的能力，确定评价、选择、绩效监视以及再评价的准则并加以实施。选择、评价供方的准则通常会考虑质量因素、价格因素、交付能力因素、服务因素、信誉等。

评价的方法可以书面调查、现场调查、招标等方式，评价内容通常包括：

1) 评价供方提供满足组织要求的产品的能力，主要包含：

a) 供方的产品质量，如样品的试用，对产品质量检测或试用，验证产品质量是否满足要求；

b) 供方的交付能力，如供方的规模、生产设备、生产周期、生产组织实施满足订单的能力；

c) 提供的产品的价格是否合理，如提供竞争性报价；

d) 供方的服务态度，包括合同的履约情况，产品交付和交付后的服务情况以及发生问题的处置能力，以及合作意愿等。

2) 评价供方的绩效，如采购物资的一次验收合格率、及时交付率、订单满足率、应急服务及时响应率等。

3) 评价采购产品对医疗器械质量的影响程度。如涉及医疗器械产品安全、性能的重要采购产品，则要开展第二方质量体系审核，过程评价、现场调查供方的质量管理体系机构设置、检测能力、质检人员配备及能力等；或者采信第三方质量体系认证证书等方式；调查质量信誉资料。

4) 评价采购产品与医疗器械产品所造成的风险相适应程度。如采购产品对医疗器械所造成的风险程度低，则实行常规管理就可以保证安全有效；如中度风险，则实行严格控制管理以保证安全有效；如具有较高风险，则需要采取特别措施严格控制管理以保证其安全有效。

经过选择和评价，供方能力如满足采购要求，可成为合格供方；合格供方清单应经授权人审批，合格供方清单应同时注明供应商和制造商。

7.15.2.3 监视供方的绩效，如供方提供的产品质量合格情况及其稳定性、交货及时性、履约程度、提交产品的服务以及第三方认证情况等，为再评价提供输入。对供方的再评价可以确定优秀、良好、合格、不合格等，以便对供方采取激励措施，促使供方的改进，发现和培育优秀供方。对不能满足组织要求的供方，其处置方法可包括通知供方、增加样品检查数量、提出启动供方纠正措施的要求、更换供方、撤销供方资格等，也可酌情采取继续观察、警告或降为次要供方的方法。但需注意对供方的处置方法的选择可基于风险的考虑，还要符合法规的要求。

7.15.2.4 当采购的产品不能满足采购要求时，组织应与供方一起解决问题，但前提必须是：

1）满足法规要求，法规要求是产品质量的最低要求，必须满足。

2）采购产品应与医疗器械产品所造成的风险影响程度相适应，如果医疗器械产品的关键物料无法满足采购要求时，组织需考虑对此类产品重新进行风险评估。

7.15.2.5 对任何影响产品符合要求的外包过程（本文件4.1.5），可按本条款的要求作为实施控制的手段之一。在确定外包过程的适当控制程度时，有两种情况经常需要考虑：

1）组织有能力独立实施某个过程，但出于商业或其他原因，决定将该过程外包：

在这种情况下，外包过程控制要求应事先明确，应将这些要求转化成对外包过程供应商的要求；

2）组织没有能力独立实施某个过程，决定将该过程外包：

在这种情况下，组织务必要保证外包过程的供应商能提供充分的控制，有时需要聘请外部专家来进行评估。同时，组织还应与外包方签订书面质量协议。

7.15.2.6 对供方能力和绩效评价、选择、监视和再评价结果以及由这些活动所引起的任何必要措施的记录，组织应予以保留。

7.15.3 法规链接

【链接6】医疗器械生产企业供应商审核指南

医疗器械生产企业供应商审核指南

医疗器械生产企业应当按照《医疗器械生产质量管理规范》的要求，建立供应商审核制度，对供应商进行审核和评价，确保所采购物品满足其产品生产的质量要求。

一、适用范围

本指南适用于医疗器械生产企业对其供应商的相关管理。

本指南所指供应商是指向医疗器械生产企业提供其生产所需物品（包括服务）的企业或单位。

二、审核原则

（一）分类管理：生产企业应当以质量为中心，并根据采购物品对产品的影响程度，对采购物品和供应商进行分类管理。

分类管理应当考虑以下因素：

1. 采购物品是标准件或是定制件；

2. 采购物品生产工艺的复杂程度；

3. 采购物品对产品质量安全的影响程度；

4. 采购物品是供应商首次或是持续为医疗器械生产企业生产的。

（二）质量合规：采购物品应当符合生产企业规定的质量要求，且不低于国家强制性标准，并符合法律法规的相关规定。

三、审核程序

（一）准入审核。生产企业应当根据对采购物品的要求，包括采购物品类别、验收准则、规格型号、规程、图样、采购数量等，制定相应的供应商准入要求，对供应商经营状况、生产能力、质量管理体系、产品质量、供货期等相关内容进行审核并保持记录。必要时应当对供应商开展现场审核，或进行产品小试样的生产验证和评价，以确保采购物品符合要求。

（二）过程审核。生产企业应当建立采购物品在使用过程中的审核程序，对采购物品的进货查验、生产使用、成品检验、不合格品处理等方面进行审核并保持记录，保证采购物品在使用过程中持续符合要求。

（三）评估管理。生产企业应当建立评估制度。应当对供应商定期进行综合评价，回顾分析其供应物品的质量、技术水平、交货能力等，并形成供应商定期审核报告，作为生产企业质量管理体系年度自查报告的必要资料。经评估发现供应商存在重大缺陷可能影响采购物品质量时，应当中止采购，及时分析已使用的采购物品对产品带来的风险，并采取相应措施。

采购物品的生产条件、规格型号、图样、生产工艺、质量标准和检验方法等可能影响质量的关键因素发生重大改变时，生产企业应当要求供应商提前告知上述变更，并对供应商进行重新评估，必要时对其进行现场审核。

四、审核要点

（一）文件审核。

1. 供应商资质，包括企业营业执照、合法的生产经营证明文件等；

2. 供应商的质量管理体系相关文件；

3. 采购物品生产工艺说明；

4. 采购物品性能、规格型号、安全性评估材料、企业自检报告或有资质检验机构出具的有效检验报告；

5. 其他可以在合同中规定的文件和资料。

（二）进货查验。生产企业应当严格按照规定要求进行进货查验，要求供应商按供货批次提供有效检验报告或其他质量合格证明文件。

（三）现场审核。生产企业应当建立现场审核要点及审核原则，对供应商的生产环境、工艺流程、生产过程、质量管理、储存运输条件等可能影响采购物品质量安全的因素进行审核。应当特别关注供应商提供的检验能力是否满足要求，以及是否能保证供应物品持续符合要求。

五、特殊采购物品的审核

（一）采购物品如对洁净级别有要求的，应当要求供应商提供其生产条件洁净级别的证明文件，并对供应商的相关条件和要求进行现场审核。

（二）对动物源性原材料的供应商，应当审核相关资格证明、动物检疫合格证、动物防疫合格证、执行的检疫标准等资料，必要时对饲养条件、饲料、储存运输及可能感染病毒和传染性病原体控制情况等进行延伸考察。

（三）对同种异体原材料的供应商，应当审核合法证明或伦理委员会的确认文件、志愿捐献书、供体筛查技术要求、供体病原体及必要的血清学检验报告等。

（四）生产企业应当根据定制件的要求和特点，对供应商的生产过程和质量控制情况开展现场审核。

（五）对提供灭菌服务的供应商，应当审核其资格证明和运营能力，并开展现场审核。

对提供计量、清洁、运输等服务的供应商，应当审核其资格证明和运营能力，必要时开展现场审核。

在与提供服务的供应商签订的供应合同或协议中，应当明确供方应配合购方要求提供相应记录，如灭菌时间、温度、强度记录等。有特殊储存条件要求的，应当提供运输过程储存条件记录。

六、其他

（一）生产企业应当指定部门或人员负责供应商的审核，审核人员应当熟悉相关的法规，具备相应的专业知识和工作经验。

（二）生产企业应当与主要供应商签订质量协议，规定采购物品的技术要求、质量要求等内容，明确双方所承担的质量责任。

（三）生产企业应当建立供应商档案，包括采购合同或协议、采购物品清单、供应商资质证明文件、质量标准、验收准则、供应商定期审核报告等。

资料来源：国家食品药品监督管理总局《关于发布医疗器械生产企业供应商审核指南的通告》（2015年第1号），2015年1月19日发布。

7.16 采购信息

7.16.1 标准条文

> **7.4.2 采购信息**
>
> 拟采购产品的采购信息应表述或引用，适当时包括：

a) 产品规范；

b) 产品接收、程序、过程和设备的要求；

c) 供方人员资格要求；

d) 质量管理体系要求。

组织应确保在与供方沟通前所规定的采购要求是充分和适宜的。

适用时，采购信息应包括书面协议，该协议明确了在影响采购产品满足规定的采购要求的能力的任何更改实施前，供方应将采购产品方面的更改通知组织。

按照7.5.9规定的可追溯性要求的范围和程度，组织应以文件（见4.2.4）和记录（见4.2.5）的形式保持相关采购信息。

7.16.2 理解与实施要点

7.16.2.1 采购信息是实施采购过程中组织与供方一致性理解的要求，是采购过程中必须重视的又一个重点。采购信息一般体现在采购文件和资料中，如采购计划、采购清单、采购合同或协议、法定要求等。而采购信息中有关采购内容的表述均来自设计输出和产品实现的策划。如果口头采购时，也需要明确表述有关要采购产品的信息。

7.16.2.2 采购信息的内容，适当时可包括：

1）产品规范。规范是指阐明要求的文件。产品规范是指阐明产品要求的文件，这里的产品是指组织生产实现过程中所需要的原辅材料、元器件、零件、部件等生产物料，组织应确定这些采购产品的放行、交付、接收所依据的验收准则或检验标准。采购产品除符合产品规范外，还应符合相关的法规要求。一般来讲，医疗器械产品注册证书上对原料和部件有明确记载的，是不允许随意变更的，如果需要变更则应当申请注册变更；如果产品规范中对原料的要求有明确规定，则必须达到，不得低于该规定；如果其他采购物品需要变更时，应当进行验证试验，证明变更不会对产品造成影响，并保留验证和变更的记录。

2）对产品接收、程序、过程和设备的要求：

a) 对产品接收的要求是指对供方提供的产品样件的批准。批准可由有资格有能力的组织、顾客或其代表或组织自己进行。在履行产品批准时，可采用由供方提供有关产品的样件以及检验和试验的记录，如型式试验报告、生产许可证；或由组织组织进行或参与进行产品的验证和鉴定，确保产品符合规定要求。

b) 对程序的要求，即对供方提供的产品在其实现过程中应执行程序的要求，如交验程序、抽样规定、争议处置等。

c) 对过程的要求，即对与采购产品有关的实现过程要求。如对产品的生产环境要求、清洁要求、贮存和运输的特殊条件，这些可能对医疗器械的预期使用用途、安全性、有效性产生重要影响。如当供方要在受控的环境区域内完成清洁操作，应当考虑有一个规定组织和供方职责限度的书面合同，以使产品不被清洁剂或员工污染或由于疏忽导致的未被清洁。这份合同应当包含形成文件的、详细的清洁程序以及清洁工作的员工的培训。

　　d）对设备的要求，即对采购产品的生产或监视测量设备能力的批准和认可的要求。

　　3）对人员资格的要求，即对供方从事与组织采购产品质量有直接影响的相关人员的能力、资质等要求。如产品实现过程中国家规定的焊接、探伤人员的资格要求，委托检验、试验/测试时对检验、试验人员的资格要求，外包设计和开发过程中对设计人员的资格要求等。

　　4）质量管理体系要求，即对供方覆盖采购产品的质量管理体系的要求。可以是符合 ISO 9001 标准完整体系的要求，也可以是经组织同意，删减后的质量管理体系的要求。如医疗器械企业要求供应商建立运行符合 ISO 13485《医疗器械　质量管理体系　用于法规的要求》的质量管理体系，并通过体系认证。对供方质量管理体系要求的证据，可以是第三方的体系认证，也可以是组织的第二方审核。

　　7.16.2.3　为确保采购信息满足拟采购产品的要求，组织在与供方沟通之前应通过适当方式的评审、批准，以保证明示的采购要求是充分与适宜的。口头采购的人员，在实施采购前，也应预先熟知采购要求。

　　7.16.2.4　采购信息的应用和管理是一个动态过程，由于各种原因，规定的采购要求可能发生变化。适当时，组织应与供方签订一份书面协议，协议应规定供方在采购产品出现变更之前及时通知组织，以便组织经过评审之后，能及时调整现有的采购策略，避免出现不必要的风险。

　　7.16.2.5　根据组织对采购产品可追溯性的要求，应规定和保持采购文件和记录。当评价采购产品的可追溯性要求时，要考虑什么样的采购信息和记录需要保持以便于追溯。例如，若订购的采购部件所依据的规范版本很重要，则应当将这样的信息作为采购文件或记录的一部分加以保持。

7.17　采购产品的验证

7.17.1　标准条文

7.4.3　采购产品的验证

　　组织应建立并实施检验或其他必要的活动，以确保采购的产品满足规定的采购要求。验证活动的范围和程度应基于供方评价结果，并与采购产品有关的风险相适应。

　　若组织觉察到采购产品的任何更改，组织应确定这些更改是否影响产品实现过程或医疗器械最终产品。

若组织或其顾客拟在供方的现场实施验证，组织应在采购信息中对拟验证的活动和产品放行方法做出规定。

应保留验证记录（见4.2.5）。

7.17.2 理解与实施要点

7.17.2.1 在生产需要的时候，应对采购的产品进行检验和验证。所谓"检验"的方法，一般是指按照相关标准和协议，通过实验室的检测，证明达到规定的性能指标的过程。但是，不是所有的采购产品都可以采用检验的方法，有时会遇到需要用专用设备而无法检验，或者因为成本原因不适合检验等情况，所以采用验证的方式来求证采购产品的可用性，供方质量的可控性。所谓"验证"方式，除了采用部分实验室检测以外，还可以包括计算、小样、试用、推演、确认等。

7.17.2.2 组织可根据采购产品的风险程度，采用以下一种或几种的组合，实施对采购产品的验证：

——查验产品的数量、包装、标识、合格证、出厂日期、外观等；

——抽样和全数检验；

——试用；

——在供方现场实施监视和测量。

验证实施的主体和场所包括：

——由组织在组织的场所实施验证；

——由顾客在组织的场所实施验证；

——由组织在供方的场所实施验证；

——由顾客在供方的场所实施验证。

7.17.2.3 当采购产品发生更改时，组织应对更改的部分进行评审、验证，确定更改是否影响产品的实现过程或医疗器械的最终产品。验证的方法包括对产品进行测试、检验，评审供应商提供的关于变更部分的检测报告等。验证合格的产品应重新纳入合格供方名录。

7.17.2.4 当组织或顾客确定在供方的现场对供方提供的产品进行验证时，组织应在向顾客传递的采购信息中明确规定验证的安排和产品的放行方式。验证的安排是指规定验证活动如何实施，验证点的设置，验证人员的职责与权限等规定。放行方式是指经验证同意产品放行的程序和需办理的手续。验证点的设置一般是在供方对最终产品检验之后，包装之前。对需要进行"确认"的外包服务，比如灭菌消毒的确认，应当在采购文件中规定服务方提供何种数据资料和记录。同时，还可以规定委托方是否需要抽样的灭菌效果检验等。值得注意的是：不管顾客是否对供应商的产品进行了验证，组织都要必须始终保证从供方处得到的产品符合顾客的要求。

7.17.2.5 组织应保存采购产品的检验、验证或其他活动中形成的采购产品的验证、检验记录。当组织委托供方进行验证时，应规定委托的要求并保持委托和验证的记录。

7.18 生产和服务提供/生产和服务提供的控制

7.18.1 标准条文

> **7.5 生产和服务提供**
>
> **7.5.1 生产和服务提供的控制**
>
> 　　生产和服务提供应予策划、实施、监视和控制以确保产品符合规范。适当时，生产控制应包括但不限于：
>
> 　　a) 编制生产控制程序和控制方法的文件（见4.2.4）；
>
> 　　b) 基础设施鉴定；
>
> 　　c) 实施过程参数和产品特性的监视和测量；
>
> 　　d) 获得和使用监视和测量设备；
>
> 　　e) 对标记和包装实施规定的操作；
>
> 　　f) 实施产品放行、交付和交付后活动。
>
> 　　组织应为每一台或每一批医疗器械建立并保留记录（见4.2.5），该记录提供7.5.9规定的可追溯性范围和程度的信息并标明制造数量和批准流通数量。应核验和批准该记录。

7.18.2 理解与实施要点

7.18.2.1 生产和服务提供过程控制的范围，是从组织内部的产品实现活动到产品放行、交付和交付后的活动的全过程。在考虑哪个控制条件适用于给定过程时，组织应当考虑其对质量或法规符合性的影响。如果没有控制，就会对产品质量和法规符合性有不利的或潜在的不利影响，则控制是必要的。控制的数量和详细程度应当与满足质量要求的过程的重要程度（如基于风险管理活动的输出）、产品实现人员的培训程度相适宜。

7.18.2.2 组织应策划生产和服务提供过程的受控条件。组织应在这些受控条件的约束下，实现生产和服务的提供。适当时，生产控制应包括但不限于：

1) 编制生产控制程序和控制方法的文件。对医疗器械生产来说就是要获得一整套生产作业文件，包括产品图样、电路原理图、接线图、印刷线路版图、产品说明书、包装图、零件明细表、采购清单及明细表，风险分析输出、产品技术规范等。这套资料应能满足从采购、加工、装配、调试、检验、包装、安装、使用、维修及用后处置各种活动的需要。

针对关键工序要有作业指导书规定作业技术，即通常所说的工艺文件，它不同于产品的技术规范，技术规范规定做成什么样的成品，工艺文件是指导用什么方法，使用什么工具，如何做成要求的产品，前者规定做什么，后者告诉如何做。如果一个简单的零件，具备一定资格的操作工可以按图（技术规范）加工成合格产品，此时就不必制定文件或文件中无须包括所有细节。作业指导书的形式可以是工艺规程、操作规程、检验规程、试验规程、安全技术措施、作业标准、操作手册等。通常在以下8种情况发生时，需要考虑编制作业指导书：

  a）当某个过程或活动尚不能被操作者所理解、掌握时，组织应编制作业指导书，为其提供指导；

  b）如果关键过程因操作失当，其后果可能比较严重，应编制作业指导书；

  c）对特殊过程，应事先编制作业指导书，以确保过程完全受控；

  d）对过程复杂、操作技能要求较高的过程，应有作业指导书予以指导；

  e）对操作人员变化较大，或需要操作者较多的过程，应用作业指导书对他们的操作予以统一；

  f）操作者为新职工、临时工，或缺少经验、文化水平或操作技能较低时，应用作业指导书对其进行培训和规范；

  e）对需要进行特殊控制的过程、控制要求比较特殊的过程，应有作业指导书；

  h）组织认为需要时。

  2）基础设施的鉴定。组织应根据生产和服务的需要，选择适宜的基础设施和生产设备、检测设备以及工模夹具等。根据医疗器械的特点，基础设施如厂房应当根据产品实际生产要求，进行必要的试验、验证、调整来满足生产要求；设备则应当按规定进行检验和校正，并通过实验验证确认设备达到预定用途，特别是在无菌生产环境下的设备运行时，不能对环境造成污染，组织应进行必要的确认。

  3）实施过程参数和产品特性的监视和测量。生产和服务提供过程的监视、测量活动包括对产品特性、过程参数、人、机、料、法、环等方面的监控。如果监测的是产品的特性，其监测活动应满足本文件8.2.6的要求。如果针对过程进行的监视、测量活动，应满足本文件8.2.5的要求。当这种监视和测量反映出来过程的波动会影响产品符合性的时候要及时采取措施，以确保产品符合要求。

  4）获得和使用监视和测量装置。应配备和使用生产和服务提供过程所需要的监视和测量设备，这是使过程受控必不可缺的手段，以便在动作过程中能够不断监视测量产品特性及过程特性的变化，进而通过调整和修正等措施将这些特性控制在规定的范围内，如生产线配备高压测试仪等。

  5）对标记和包装实施规定的操作。医疗器械产品的标签和包装要符合相关的法规规定，如我国《医疗器械说明书和标签管理规定》明确指出：医疗器械说明书和标签的内容应当科学、真实、完整、准确，并与产品特性相一致；标签的内容应当与经注册和备案的相关内容一致；标签的内容应当与说明书有关内容相符合。制造商要对标记及标记活动承担责任，要对包装操作规定的标记及标注进行策划、实施和控制。

标记和包装错误造成的风险可以通过适当的控制来降低，如：

——将包装和标记操作过程和其他制造过程分开；

——避免产品的包装和标记在外观上极其相似；

——在线标识、在线打印，包括批号、使用滚动标签、应用逐行排除的方法；

——完成包装和贴标记程序后，对未使用的批号材料进行销毁；

——使用已知的标签数和核对用法；

——使用电子编码器/阅读器和标签计数器；

——使用能提供清晰的产品区别的标签；

——标签适当存放在限制区域或受控区域，使用前检查标签内容。

6）放行，交付和交付后活动的实施。组织应根据策划的要求，包括合同的约定，对产品或服务放行、交付和交付后的活动进行控制。未经检验合格或验证满足要求的产品不得放行或交付，向顾客提交产品时应按规定的交付方式并确保交货期。应根据不同产品和服务的特点，策划并实施适当的交付后活动。这些活动包括交付后的活动，如零配件的供应、培训、专门的修理、软件的维护和升级、商品售后服务等。

7.18.2.3　为了满足产品可追溯性的要求，组织应针对每一台或每一批的医疗器械制定不同的记录信息（DHF、DMR、DHR）。记录的信息可包括：产品名称、规格型号、原材料批号、生产批号，或者产品编号、生产日期、数量、主要设备、工艺参数、操作人员和批准上市销售的数量，检验或试验结果，记录应由主管人员验证后批准。

7.18.3　法规链接

【链接7】医疗器械说明书和标签管理规定

医疗器械说明书和标签管理规定

第一条　为规范医疗器械说明书和标签，保证医疗器械使用的安全，根据《医疗器械监督管理条例》，制定本规定。

第二条　凡在中华人民共和国境内销售、使用的医疗器械，应当按照本规定要求附有说明书和标签。

第三条　医疗器械说明书是指由医疗器械注册人或者备案人制作，随产品提供给用户，涵盖该产品安全有效的基本信息，用以指导正确安装、调试、操作、使用、维护、保养的技术文件。

医疗器械标签是指在医疗器械或者其包装上附有的用于识别产品特征和标明安全警示等信息的文字说明及图形、符号。

第四条　医疗器械说明书和标签的内容应当科学、真实、完整、准确，并与产品特性相一致。

医疗器械说明书和标签的内容应当与经注册或者备案的相关内容一致。

医疗器械标签的内容应当与说明书有关内容相符合。

第五条　医疗器械说明书和标签对疾病名称、专业名词、诊断治疗过程和结果的表述，应当采用国家统一发布或者规范的专用词汇，度量衡单位应当符合国家相关标准的规定。

第六条　医疗器械说明书和标签中使用的符号或者识别颜色应当符合国家相关标准的规定；无相关标准规定的，该符号及识别颜色应当在说明书中描述。

第七条　医疗器械最小销售单元应当附有说明书。

医疗器械的使用者应当按照说明书使用医疗器械。

第八条　医疗器械的产品名称应当使用通用名称，通用名称应当符合国家食品药品监督管理总局制定的医疗器械命名规则。第二类、第三类医疗器械的产品名称应当与医疗器械注册证中的产品名称一致。

产品名称应当清晰地标明在说明书和标签的显著位置。

第九条　医疗器械说明书和标签文字内容应当使用中文，中文的使用应当符合国家通用的语言文字规范。医疗器械说明书和标签可以附加其他文种，但应当以中文表述为准。

医疗器械说明书和标签中的文字、符号、表格、数字、图形等应当准确、清晰、规范。

第十条　医疗器械说明书一般应当包括以下内容：

（一）产品名称、型号、规格；

（二）注册人或者备案人的名称、住所、联系方式及售后服务单位，进口医疗器械还应当载明代理人的名称、住所及联系方式；

（三）生产企业的名称、住所、生产地址、联系方式及生产许可证编号或者生产备案凭证编号，委托生产的还应当标注受托企业的名称、住所、生产地址、生产许可证编号或者生产备案凭证编号；

（四）医疗器械注册证编号或者备案凭证编号；

（五）产品技术要求的编号；

（六）产品性能、主要结构组成或者成分、适用范围；

（七）禁忌症、注意事项、警示以及提示的内容；

（八）安装和使用说明或者图示，由消费者个人自行使用的医疗器械还应当具有安全使用的特别说明；

（九）产品维护和保养方法，特殊储存、运输条件、方法；

（十）生产日期，使用期限或者失效日期；

（十一）配件清单，包括配件、附属品、损耗品更换周期以及更换方法的说明等；

（十二）医疗器械标签所用的图形、符号、缩写等内容的解释；

（十三）说明书的编制或者修订日期；

（十四）其他应当标注的内容。

第十一条　医疗器械说明书中有关注意事项、警示以及提示性内容主要包括：

（一）产品使用的对象；

（二）潜在的安全危害及使用限制；

（三）产品在正确使用过程中出现意外时，对操作者、使用者的保护措施以及应当采取的应急和纠正措施；

（四）必要的监测、评估、控制手段；

（五）一次性使用产品应当注明"一次性使用"字样或者符号，已灭菌产品应当注明灭菌方式以及灭菌包装损坏后的处理方法，使用前需要消毒或者灭菌的应当说明消毒或者灭菌的方法；

（六）产品需要同其他医疗器械一起安装或者联合使用时，应当注明联合使用器械的要求、使用方法、注意事项；

（七）在使用过程中，与其他产品可能产生的相互干扰及其可能出现的危害；

（八）产品使用中可能带来的不良事件或者产品成分中含有的可能引起副作用的成分或者辅料；

（九）医疗器械废弃处理时应当注意的事项，产品使用后需要处理的，应当注明相应的处理方法；

（十）根据产品特性，应当提示操作者、使用者注意的其他事项。

第十二条　重复使用的医疗器械应当在说明书中明确重复使用的处理过程，包括清洁、消毒、包装及灭菌的方法和重复使用的次数或者其他限制。

第十三条　医疗器械标签一般应当包括以下内容：

（一）产品名称、型号、规格；

（二）注册人或者备案人的名称、住所、联系方式，进口医疗器械还应当载明代理人的名称、住所及联系方式；

（三）医疗器械注册证编号或者备案凭证编号；

（四）生产企业的名称、住所、生产地址、联系方式及生产许可证编号或者生产备案凭证编号，委托生产的还应当标注受托企业的名称、住所、生产地址、生产许可证编号或者生产备案凭证编号；

（五）生产日期，使用期限或者失效日期；

（六）电源连接条件、输入功率；

（七）根据产品特性应当标注的图形、符号以及其他相关内容；

（八）必要的警示、注意事项；

（九）特殊储存、操作条件或者说明；

（十）使用中对环境有破坏或者负面影响的医疗器械，其标签应当包含警示标志或者中文警示说明；

（十一）带放射或者辐射的医疗器械，其标签应当包含警示标志或者中文警示说明。

医疗器械标签因位置或者大小受限而无法全部标明上述内容的，至少应当标注产品名称、型号、规格、生产日期和使用期限或者失效日期，并在标签中明确"其他内容详见说明书"。

第十四条　医疗器械说明书和标签不得有下列内容：

（一）含有"疗效最佳""保证治愈""包治""根治""即刻见效""完全无毒副作用"等表示功效的断言或者保证的；

（二）含有"最高技术""最科学""最先进""最佳"等绝对化语言和表示的；

（三）说明治愈率或者有效率的；

（四）与其他企业产品的功效和安全性相比较的；

（五）含有"保险公司保险""无效退款"等承诺性语言的；

（六）利用任何单位或者个人的名义、形象作证明或者推荐的；

（七）含有误导性说明，使人感到已经患某种疾病，或者使人误解不使用该医疗器械会患某种疾病或者加重病情的表述，以及其他虚假、夸大、误导性的内容；

（八）法律、法规规定禁止的其他内容。

第十五条　医疗器械说明书应当由注册申请人或者备案人在医疗器械注册或者备案时，提交食品药品监督管理部门审查或者备案，提交的说明书内容应当与其他注册或者备案资料相符合。

第十六条　经食品药品监督管理部门注册审查的医疗器械说明书的内容不得擅自更改。

已注册的医疗器械发生注册变更的，申请人应当在取得变更文件后，依据变更文件自行修改说明书和标签。

说明书的其他内容发生变化的，应当向医疗器械注册的审批部门书面告知，并提交说明书更改情况对比说明等相关文件。审批部门自收到书面告知之日起20个工作日内未发出不予同意通知件的，说明书更改生效。

第十七条　已备案的医疗器械，备案信息表中登载内容、备案产品技术要求以及说明书其他内容发生变化的，备案人自行修改说明书和标签的相关内容。

第十八条　说明书和标签不符合本规定要求的，由县级以上食品药品监督管理部门按照《医疗器械监督管理条例》第六十七条的规定予以处罚。

第十九条　本规定自2014年10月1日起施行。2004年7月8日公布的《医疗器械说明书、标签和包装标识管理规定》（原国家食品药品监督管理局令第10号）同时废止。

资料来源：国家食品药品监督管理总局令第6号，2014年7月30日发布。

7.18.4　实施案例

【例7-10】医疗器械说明书编写要求示范文本

医疗器械说明书编写要求示范文本，见表7-7。

表7-7 医疗器械说明书编写要求示范文本

编写内容	编写要求
【1. 产品名称】	应与申请书/综述资料/注册证一致
【2. 型号、规格】	应与申请书/综述资料/注册证一致
【3. 结构及组成】	应与申请书/综述资料/注册证一致
【4. 适用范围】	应与申请书/综述资料/注册证一致
【5. 产品性能】	应不超出产品技术要求中"性能指标"的描述
【6. 禁忌症】	应至少包含临床评价资料/比对的同类产品的禁忌症。有注册指导原则的产品还应包含注册指导原则中禁忌症的要求
【7. 注意事项、警示以及提示性内容】	* 产品使用的对象； * 潜在的安全危害及使用限制； * 产品在正确使用过程中出现意外时，对操作者、使用者的保护措施以及应当采取的应急和纠正措施； * 必要的监测、评估、控制手段； * 一次性使用产品应当注明"一次性使用"字样或者符号，已灭菌产品应当注明灭菌方式以及灭菌包装损坏后的处理方法，使用前需要消毒或者灭菌的应当说明消毒或者灭菌的方法； * 产品需要同其他医疗器械一起安装或者联合使用时，应当注明联合使用器械的要求、使用方法、注意事项； * 在使用过程中，与其他产品可能产生的相互干扰及其可能出现的危害； * 产品使用可能带来的不良事件或者产品成分中含有的可能引起副作用的成分或者辅料； * 医疗器械废弃处理时应当注意的事项，产品使用后需要处理的，应当注明相应的处理方法； * 根据产品特性，应当提示操作者、使用者注意的其他事项； * 应包括与强制性国家标准、行业标准中有关的警示性内容。如 GB 9706 系列标准、YY 0505 等
【8. 安装和使用说明或者图示】	临床操作方法应与临床评价资料的描述一致，可参考同品种产品。 由消费者个人自行使用的医疗器械还应当具有安全使用的特别说明。 使用前需要消毒或者灭菌的应当说明消毒或者灭菌的方法
【9. 产品维护和保养方法，特殊储存、运输条件、方法】	应与注册申报资料中"五、研究资料"中"（五）产品有效期和包装研究"的研究结果一致。 重复使用的医疗器械应当在说明书中明确重复使用的处理过程，清洁、消毒、包装及灭菌的方法和重复使用的次数或者其他限制。包括清洁、消毒、包装及灭菌的方法应与注册申报资料中"五、研究资料"中"（四）灭菌/消毒工艺研究"的研究结果一致

表 7-7（续）

编写内容	编写要求
【10. 生产日期，使用期限或者失效日期】	应与注册申报资料中"五、研究资料""中"（五）产品有效期和包装研究"的研究结果一致。 至少应注明关键部件、易损耗部件的使用期限
【11. 配置清单】	包括配件、附属品、损耗品更换周期、更换方法的说明以及最小销售单元的清单等。损耗品更换周期应与注册申报资料中"五、研究资料"中"（五）产品有效期和包装研究"的研究结果一致。 注明配件规格、型号及来源
【12. 医疗器械标签所用的图形、符号、缩写等内容的解释】	
【13. 其他应当标注的内容】	应包括医疗器械国家标准、行业标准中对相关产品说明书的特殊要求
【14. 医疗器械注册证编号/产品技术要求编号】	首次申请时空缺
【15. 注册人/生产企业名称】	注册人/生产企业为同一企业时合并注明注册人/生产企业的企业名称，注册人/生产企业不是同一企业时应分别注明。 委托生产的还应当标注受托企业的名称
【16. 注册人/生产企业住所】	注册人/生产企业为同一企业时合并注明注册人/生产企业的企业住所，注册人/生产企业不是同一企业时应分别注明 委托生产的还应当标注受托企业的住所
【17. 生产许可证编号】	注册申请时未取得生产许可证的可空缺。 委托生产的还应当标注受托企业的生产许可证编号
【18. 生产地址】	委托生产的还应当标注受托企业的生产地址。 有多个研制、生产场地，应当概述每个研制、生产场地的实际情况
【19. 注册人/生产企业联系方式】	注册人/生产企业为同一企业时合并注明注册人/生产企业的企业联系方式，注册人/生产企业不是同一企业时应分别注明。 委托生产的还应当标注受托企业的联系方式
【20. 售后服务单位】	不是注册人承担售后服务工作时，在注册申报资料中应提供相应的服务委托证明资料

表7-7（续）

编写内容	编写要求
【21. 说明书编制或者修订日期】	申请时空缺，编制日期按注册证批准日期，修订日期按修订批准日期。 注1：以上项目如对于某些产品不适用，说明书中可以缺省，不应变更项目顺序。以上项目是法规的最低要求，企业可根据实际情况增加项目，但应符合相关法规要求。 注2：以上备案样稿的顺序仅为方便审核，注册人在排版、印刷说明书过程中可以调整顺序，但应确保产品名称应当清晰地标明在说明书和标签的显著位置。 注3：符号及识别颜色应当在说明书中描述。 注4：医疗器械说明书和标签对疾病名称、专业名词、诊断治疗过程和结果的表述，应当采用国家统一发布或者规范的专用词汇，度量衡单位应当符合国家相关标准的规定

资料来源：http://tieba.baidu.com/p/4443558780（仅供参考）。

【例7-11】医疗器械标签编写要求示范文本

医疗器械标签编写要求示范文本，见表7-8。

表7-8 医疗器械标签编写要求示范文本

编写内容	编写要求
【1. 产品名称】	应与申请书/综述资料/注册证一致
【2. 型号、规格】	应与申请书/综述资料/注册证一致
【3. 生产日期，使用期限或者失效日期】	应与申请书/综述资料/注册证一致
【4. 电源连接条件、输入功率】	对应综述资料及产品技术要求中电器环境试验的要求
【5. 根据产品特性应当标注的图形、符号以及其他相关内容】	
【6. 必要的警示、注意事项】	
【7. 特殊储存、操作条件或者说明】	使用中对环境有破坏或者负面影响的医疗器械，其标签应当包含警示标志或者中文警示说明。 带放射或者辐射的医疗器械，其标签应当包含警示标志或者中文警示说明
【8. 医疗器械注册证编号】	应与说明书相应描述一致
【9. 注册人/生产企业名称】	应与说明书相应描述一致
【10. 注册人/生产企业住所】	应与说明书相应描述一致
【11. 生产许可证编号】	应与生产许可证一致
【12. 生产地址】	应与说明书相应描述一致
【13. 注册人/生产企业联系方式】	应与说明书相应描述一致

资料来源：http://tieba.baidu.com/p/4443558780（仅供参考）

7.19 产品的清洁

7.19.1 标准条文

7.5.2 产品的清洁

在下列情况下，组织应将产品的清洁或污染控制要求形成文件：

a) 产品在灭菌或使用前由组织进行清洁；

b) 产品是以非无菌形式提供且需在灭菌或使用前进行清洁处理；

c) 产品在灭菌或使用前不能进行清洁处理，使用时其清洁是至关重要的；

d) 提供的产品为非无菌使用，使用时其清洁是至关重要的；

e) 在制造过程中从产品中除去过程添加物。

如果产品是按照上述 a) 或 b) 的要求进行清洁，则 6.4.1 中包含的要求不适用于清洁处理前的过程。

7.19.2 理解与实施要点

7.19.2.1 本条款要求组织规定产品和污染控制的要求。由于针对不同的产品清洁和污染控制的方法很多，所以组织应根据不同的产品确定不同的清洁和污染控制方法，并编制相应的程序文件、操作规程和作业指导书。

1）产品在灭菌或使用前由组织进行清洁，由组织在生产过程中安排清洁工序，如一次性使用注射针、人工关节等产品的末道清洁。

2）产品出厂未经灭菌，使用前由医院或代理机构进行清洁处理，如非无菌提供的金属接骨板、接骨钉等，虽然清洁过程不是由组织进行，但仍需明确产品清洁要求或清洁处理要求，一般体现在使用说明书中，组织应该对清洁效果进行验证。

3）产品在灭菌或使用前不能进行清洁处理，但使用时其清洁是至关重要的，如纱布、棉签、防护服等产品没有适宜的方式清洁，但其洁净度在临床上至关重要，组织宜将污染控制要求形成文件，控制产品的清净度。

4）产品是以非无菌形式提供，使用时其清洁是至关重要的，如氧气管道内产品，为非无菌提供，组织应该将产品清洁要求形成文件。

5）在制造过程中从产品中除去过程添加物，如机械加工件、注塑件，需要从中去除加工助剂、油脂等过程添加物，组织应该将产品清洁要求形成文件。

注：过程添加物，也称为辅助材料、过程材料或辅料，是用于或有助于制造过程的任何材料或物质，如清洁剂、脱模剂、润滑油或不预期包含在医疗器械中的其他物质。对过程添加剂宜加以适当的识别和标记，以避免混淆和错误处理。

7.19.2.2 如果是在灭菌和/或使用前由组织进行清洁的产品或者是以非无菌形式提供的而需在灭菌和/或使用前先进行清洁处理的产品，［如本条款 a)、b) ］，则在清洁处理前的过程，对工作环境条件和人员的健康、清洁和着装等可不作规定要求。

7.20 安装活动

7.20.1 标准条文

> **7.5.3 安装活动**
>
> 适当时，组织应将医疗器械安装要求和安装验证接收准则形成文件。
>
> 如果经同意的顾客要求允许除组织或其供方以外的外部方安装医疗器械，则组织应提供医疗器械安装和安装验证的形成文件的要求。
>
> 应保留由组织或其供方完成的医疗器械安装和安装验证的记录（见4.2.5）。

7.20.2 理解与实施要点

1）医疗器械的安装是指在使用地点将器械投入使用的活动。这项活动可包括公共设施永久性的相关服务（如电源供电、管道工程、职业安全、环保设施、废物处理等）。安装器械的最终测试是在器械的使用地点与所有相关设施连接之后进行的。对医疗器械来说，安装不是将器械植入患者体内和固定到患者身上，而是将医疗设备安装在工作地（医院现场）使其正常运行。由此可见，血管支架、人工关节由医生植入到人体内的过程不属于本条款所指的安装活动。

2）如果医疗器械必须在使用者的现场进行安装，组织应提供作业指导书或说明书以指导其正确安装、试验和/或校准。应特别注意安全控制机械装置和安全控制线路的正确安装。如有法规要求或必须控制医疗器械的参数，组织应当提供作业指导书以使得安装者能确认器械的正确运行。

3）如果顾客要求并经同意由组织或其供方以外的人员来进行安装，组织应当将安装的技术要求、有关安装的文件和标准、安装过程中的质量管理，以及设计、安装和维修的零部件、资料、密码等对组织或其供方以外的人员进行全面的交代和提供。组织必要时应对第三方的安装进行监督检查，进行用户调查，或者直接提供需要使用者进行信息反馈的方式。

4）对安装以后的医疗器械进行必要的技术检测，是确保医疗器械产品质量的重要环节。特别是一些大型医疗器械在安装以后，要进行严格的计量检测和性能安全测试。按照法规要求，应由具有资质的第三方检测机构对部分法规规定的指标进行检测，比如X射线设备的防护检查。所有这些安装过程中的检测和调试必须进行记录，并要妥善保存这些记录。

5）对在医疗机构现场安装完成后的医疗器械必须进行验收。验收应当按照合同要求进行，并保存经验收或签收的各种文件记录。无论由谁安装，均应保持这些安装及验收的记录。

7.20.3 实施案例

【例7-12】某公司医疗器械安装维修管理规定

安装维修管理规定

1 范围

本文件规定了公司医疗器械产品的安装、维修等相关事项。

本文件适用于公司医疗器械产品的安装、维修控制。

2 规范性引用文件

下列文件中的内容通过文中的规范性引用而构成本文件必不可少的条款。其中，注日期的引用文件，仅该日期对应的版本适用于本文件；不注日期的引用文件，其最新版本（包括所有的修改单）适用于本文件。

Q/TZ G20504 不合格品控制程序

3 职责

3.1 安装维修人员负责医疗器械产品安装、维修及培训指导。

3.2 专业技术人员负责安装产品的检查。

3.3 市场销售人员负责配合解决安装中出现的产品质量问题。

4 管理内容

4.1 安装

4.1.1 医疗器械产品由公司安装维修人员和经公司培训合格的使用单位人员进行现场安装，大型医疗器械产品由公司安装维修人员进行现场安装或按双方的协议执行。

4.1.2 医疗器械产品安装应严格按照产品使用说明书安装要求进行安装，无菌医疗器械在无菌条件下进行安装，确保产品使用特殊性能。

4.1.3 对于需要进行前期施工的产品，由安装维修人员或市场销售人员向顾客提供相应技术资料指导施工。对于需要配套使用耗材的产品，安装前提前通知顾客准备好装机时所需使用的配套耗材。

4.1.4 医疗器械产品安装要求

a) 与顾客一道开箱，按合同和装箱单认真核对资料、随机配件，若有异议应通知相关销售人员进行跟踪处理。

b) 检查医疗器械安装环境是否符合安装要求；不符合安装要求应向顾客提出改进建议，记录于医疗设备安装验收报告上并由顾客代表签字。

c) 产品安装应遵守"由里向外、由下向上"的安装原则，按照操作说明书中的安装步骤完成医疗器械及其配套设施的安装，确保配套设施、整机的性能和功能符合预期要求。

d) 对安装后的配套设施和整机接口部位、电气连接端口要逐一进行检查，确保安装符合规范要求。

e) 对安装后的医疗器械进行调试，并将调试结果记录于医疗设备安装验收报告上，若调试达不到合同和协议技术要求的，应查找原因并及时上报公司技术部门，与客户协商解决办法。

f) 安装调试完成后，由顾客组织专业人员进行验收，验收合格后由顾客代表和安装人员在医疗设备安装验收报告上共同签字确认。验收合格的医疗器械方可进入临床使用。

g) 大型医疗器械安装完成后，如法规有要求的，应按协议的要求委托第三方检测机构对器械进行计量检测和性能安全测试，并妥善保存检测报告和相关数据。

4.1.5 产品安装时发现零部件损坏应如实填写记录，并将损坏的零部件全部装入塑料袋封存带回，再按不合格品上报公司质检部门，质检人员协同专业技术人员确认存在产品质量问题后，由安装人员退回库房，库房通知采供人员与供货方联系退货。

4.1.6 医疗器械产品安装人员应遵守顾客的各种规章制度，做好现场安装服务和清洁工作。

4.1.7 大型医疗器械产品由公司安装人员进行现场安装，使用单位人员协助。必要时，也可由使用单位委托专业安装公司进行安装，公司将提供必要的技术支持。

4.2 维修

4.2.1 对一次使用灭菌医疗器械产品不进行维修，有缺陷的产品执行 Q/TZ G20504 的有关规定，予以报废处理。对特殊医疗器械产品按使用说明书维护保养方法进行保养。

4.2.2 大型医疗器械产品由专业技术人员进行一年一次的维护保养。维修活动结束，填写医疗器械产品维修服务单，交顾客签字盖章带回。

4.2.3 对一次性使用耗材产品，每年进行一次现场检查，发现问题按 Q/TZ G20504 的有关规定执行。

5 记录

5.1 医疗设备安装验收报告

5.2 医疗器械产品维修服务单

7.21 服务活动

7.21.1 标准条文

7.5.4 服务活动

如果对医疗器械服务有规定的要求，必要时，组织应将服务程序、所涉及的材料和所涉及的测量形成文件，用于实施服务活动并验证产品要求得到满足。

组织应分析由组织或其供方实施的服务活动记录：

a) 以确定该信息是否作为投诉进行处置；

b) 适当时，为改进过程形成输入。

应保留由组织或其供方实施的服务活动的记录（见 4.2.5）。

7.21.2　理解与实施要点

7.21.2.1　在医疗器械使用的全寿命周期内，特别是在医疗机构使用的环节下，医疗器械只有保持其应当具备的性能指标才能确保安全有效。而医疗器械随着使用时间的推移会损坏、磨损、衰减、失准等，需要定期对医疗器械产品进行监测、校正、标定、维修以及升级等服务，组织应通过质量保证书或合同的形式承诺产品服务内容。组织的质量管理体系应规定所提供服务的类型和范围，适当时，可考虑下列活动：

——明确组织、分销商和使用者之间的服务职责；

——服务活动的策划，由组织或由一个独立的代理商完成；

——安装后用于搬运和产品服务的，有特殊用途的工具或设备的设计和功能确认；

——在现场服务和试验使用的测量和试验设备的控制；

——提供适宜的文件，包括涉及的备用部件或零件清单以及产品使用说明书；

——提供充足的运行支持，包括技术建议、技术支持、顾客培训、备用部件或零件的提供；

——对服务人员进行培训；

——提供能胜任的服务人员；

——对改进产品和服务设计有用的信息反馈；

——其他顾客支持性活动。

7.21.2.2　一些医疗器械可能需要在其用于服务前进行清洁和消毒，以确保使用者和其他产品不会受到某种形式的污染（本文件6.4.1、7.5.2）。在这种情况下，应按适宜的经批准的程序对医疗器械进行消毒。此外，这些医疗器械可能需要在服务后进行清洁，以防止用户或患者接触潜在污染物。

7.21.2.3　组织应建立用于提供服务活动的程序文件、作业指导书及其他服务规范，以便规定并验证服务活动是否满足规定的要求（如顾客抱怨、投诉是否被处理）。

7.21.2.4　组织应分析由组织或供方所开展的服务活动的记录，应确保：

——对收集的服务记录进行分析以确定该服务信息是否构成顾客投诉，以确定是否要按投诉进行处置；

——组织应对每一次顾客提供的反馈信息，进行分析归类，并汇总整理形成服务报告，在相关部门之间进行传递，跟踪直至解决。适当时，作为改进过程的输入。

服务报告应归档并包含下面内容：

——接受服务的器械名称；

——任何标识和控制号（如果适用）；

——送达日期；

——服务人员名称；

——服务内容；

——测试和检验数据；

——保密。组织认为机密的记录可能会被标记。

7.21.3 实施案例

【例 7-13】医疗器械服务控制程序

服务控制程序

1 目的

对产品交付后的服务过程进行控制，确保服务满足规定的要求。

2 范围

本文件规定了产品交付后的服务过程的程序和控制方法。

本文件适用于产品交付后的服务控制。

3 规范性引用文件

下列文件中的内容通过文中的规范性引用而构成本文件必不可少的条款。其中，注日期的引用文件，仅该日期对应的版本适用于本文件；不注日期的引用文件，其最新版本（包括所有的修改单）适用于本文件。

Q/TZ G20506 改进、纠正和预防措施控制程序

Q/TZ G20509 标识和可追溯性控制程序

Q/TZ G20902 安装维修管理规定

Q/TZ G21001 顾客投诉处理规定

Q/TZ G21515 忠告性通知发布和实施控制程序

4 职责

4.1 销售部负责售后服务及投诉的接收、处理和反馈。

4.2 品质部负责组织投诉的原因分析。

4.3 责任部门负责投诉涉及内容的改善。

5 程序

5.1 销售部负责产品的售后服务：

a）负责组织、协调产品的服务工作；

b）负责从顾客处问询是否需要进行产品安装；

c）负责与顾客联络，妥善处理顾客投诉，负责保存相关服务记录；

d）负责对顾客反馈的信息进行统计分析，确定顾客的需求和潜在需求；

e）建立顾客档案，详细记录其名称、地址、电话、联系人及订购每批产品的型号、规格和数量，整理了解顾客订货动向，及时做好供货准备；

f）利用与顾客交往的机会，主动向顾客介绍本公司产品，提供宣传资料，解答顾客的提问；

g）每年派出市场调研人员，及时了解和掌握市场动态和顾客需求的动向。

5.2 咨询，产品售前、售后服务：

a）对顾客面谈、信函、传真等方式的产品咨询，销售部应由专人负责解答，暂时未能解答的，应详细记录并会同相关部门研究后予以答复；

b) 销售部每季度统计顾客咨询情况。

5.3 在售后服务中，销售部售后人员应将每次服务的情况在售后服务记录表上做好相应的记录。

5.4 当顾客有投诉时，由销售部负责接收，并将信息记录于顾客投诉记录表递交品管部，按 Q/TZ G21001 有关规定执行。

5.5 销售部在接到投诉后，应在当天召集相关部门对顾客投诉的信息进行判定。

5.5.1 经判定，顾客投诉信息是属于医疗器械通告的，按 Q/TZ G21515 有关规定要求执行。

5.5.2 经判定，顾客投诉信息不是属于医疗器械通告的，应根据顾客投诉的情况进行原因分析。

a) 按 Q/TZ G20509 规定进行追溯，调查原因；

b) 由责任部门按 Q/TZ G20506 有关规定要求制定纠正措施并实施；

c) 由品管部对纠正措施的实施结果进行确认。

5.6 顾客投诉的处理结果由品管部转交销售部向顾客报告。

5.7 顾客投诉的信息由销售部保存。

6 安装

按 Q/TZ G20902 有关规定要求执行。

7 记录

7.1 售后服务记录表

7.2 顾客投诉记录表

7.22 无菌医疗器械的专用要求

7.22.1 标准条文

> **7.5.5 无菌医疗器械的专用要求**
> 组织应保留每一灭菌批的灭菌过程参数的记录（见 4.2.5），灭菌记录应可追溯到医疗器械的每一生产批。

7.22.2 理解与实施要点

1) 无菌医疗器械灭菌是一个特殊过程，在灭菌过程中应建立批号管理文件，规定批号编制方法、生产批和灭菌批的方法，明确生产批号和灭菌批号、生产日期的关系。

2) 对于生产无菌医疗器械的组织，对每一灭菌批的灭菌过程的过程参数都必须做好记录。同时，也应记录该灭菌批的生产批号，根据批号能实现可追溯性要求，能满足原材料采购数量、生产数量和批准销售数量的追溯。适用的法规要求可能包括灭菌设备需具有自动监测及记录装置，可保留自动监测的原始记录。需记录灭菌批号和生产批号并明确对应关系。

3）一个生产批号的医疗器械只能对应一个生产日期，此生产日期可以由组织根据产品特性在产品生产当中来确定一个日期，可以是当批产品投入生产的第一天，也可以是出成品的第一天。

7.23 生产和服务提供过程的确认

7.23.1 标准条文

> **7.5.6 生产和服务提供过程的确认**
>
> 当生产和服务提供过程的输出结果不能或不是由后续的监视或测量加以验证，并因此使问题仅在产品使用后或服务交付后才显现时，组织应对任何这样的过程进行确认。
>
> 确认应证实这些过程具有稳定地实现所策划的结果的能力。
>
> 组织应将过程确认程序形成文件，过程确认包括：
>
> a) 为过程的评审和批准所规定的准则；
>
> b) 设备鉴定和人员资格鉴定；
>
> c) 使用特定的方法、程序和接收准则；
>
> d) 适当时包括包含样本量原理的统计技术；
>
> e) 记录的要求（见4.2.5）；
>
> f) 再确认，包括再确认的准则；
>
> g) 对过程更改的批准。
>
> 组织应将用于生产和服务提供的计算机软件应用的确认程序形成文件。此类软件应用在首次使用前应予确认，适当时，此类软件或其应用更改后也应予确认。有关软件确认和再确认的特定方法和活动应与软件使用有关的风险（包括对产品符合规范的能力的影响）相适应。
>
> 应保留确认的结果和结论以及确认所采取的必要措施的记录（见4.2.4和4.2.5）。

7.23.2 理解与实施要点

7.23.2.1 若输出结果不能由后续的监视和测量加以验证，还包括问题仅在产品使用后或服务交付后才显现时，应对产品和服务提供过程实现策划结果的能力进行确认和定期再确认。根据不同组织运行过程的性质，有的组织可能存在输出无法被后续的监视和测量予以验证的过程（这些过程通常称为"特殊过程"）。对这样的过程，组织需要实施确认。确认即提供客观证据，证明满足了针对特定的预期用途或应用要求。虽然不能经济地验证结果是否合格，但如果把形成结果的过程参数控制住，在一定的人、机、料、法、环条件下做出产品，通过检验、试验，甚至破坏性试验验证该产品是合格的，那就证明按同样过程参数进行生产的产品，应该也是合格的，这就是特殊过程确认的含义。

7.23.2.2 医疗器械需确认的过程包括：一次性无菌医疗器械中零配件的精洗过程、注塑过程、小包装的封口、灭菌过程，设备类产品中贴片过程、波峰焊、氩弧焊等，体外诊断试剂中的冻干过程，手术器械的热处理过程等。

7.23.2.3 根据特殊过程结果的性质和对最终产品的影响程度以及特殊过程运行的成熟程度等，组织对涉及特殊过程能力的因素做出相应的安排和规定。组织应将过程确认程序形成文件，以证实过程能够持续满足策划结果的能力，过程确认的因素包括：

1）为过程的评审和批准所规定的准则。对需进行确认的生产和服务提供的过程在预先对过程能力进行确认之后才可用于生产和服务提供。为此，要对过程的确认规定需确认的具体项目、内容和要求以及审查和批准的程序，并作为可用于生产和服务提供的准则，必要时包括过程能力准则。例如，无菌产品的内包装袋的封口过程，其热封的产品质量要求包括封口强度、封口处的阻菌性、封口宽度、封口处外观如无褶皱等，过程能力要求 $C_{pk} > 1$。

2）对设备的认可和对人员资格的鉴定。通常，影响生产和服务过程结果或产品的五个要素是人、机、料、法、环。首先应根据过程特点和重要程度，确定所需的人员和设备以及对它们的要求，在采购设备后和随后的使用过程中应对设备是否符合要求进行鉴定，并对人员能力进行鉴定；然后，根据具体的物料特性和环境的影响，确定适当的工艺。

3）特定的方法、程序和接收准则的使用。组织应对过程使用的特定的方法和程序做出规定。所谓"特定的方法和程序"，是指如何实施确认的具体流程和方法，不同的过程，确认的流程和方法是不同的，组织应针对需要确认的特定的过程，策划具体的实施流程和方法。为确保与确认时状态的一致性，组织必须按确认的结果，规定具体过程的方法、程序和接收准则，确认的结果可以是作业指导书、工艺文件、工艺流程、产品规范等。

4）适当时包括包含样本量原理的统计技术。从总体中抽取部分个体所组成的结合称为样品。样本中的个体有时也称为样品，样本中所包含的个体的个数称为样本量。一般来说，样本量主要由精确度、同质性、财力、抽样类型、分析类别等因素决定。在特殊过程确认时，有时要选择不同的参数值进行运行确认，这就涉及样本量的问题。样本量越大，确认结果越接近真值，即结果越可靠，但同时带来人力、物力和财力的很大浪费；样本量太小，会使抽样误差太大，使确认结果与实际情况相差很大，影响确认的效果。组织是否需要采用基于样本量原理的统计技术，需根据过程确认的性质、组织的资源以及实际应用价值来决定。在过程确认中还可使用多种统计方法和工具。这些方法包括：控制图、能力研究、实验设计、允差分析、增强设计的方法、故障模式和失效分析（FMEA）、抽样计划、防呆设计等。

5）规定过程应保持的记录要求。记录至少应包括：人员鉴定、设备鉴定、计量设备校准、用料描述和确认、工艺参数、检验结果、数据分析结论等。

6）再确认。经过确认的过程，在使用一段时间以后，适当时应考虑实施再确认。

通常，下列情况出现时应考虑实施再确认：

——过程变化可能影响质量或确认状态，如人、机、料、法、环的任一因素发生变更时；

——质量指标的负趋势；

——影响过程的产品设计变更；

——过程在设施内的移动或由一个设施转移到另一个设施中；

——过程应用的变化；

——外部要求变化（法规或标准可能对特定过程有要求，如灭菌）。

另外，即使没有发生上述明显变更，也应每隔一段时间进行再确认，以防不易觉察的小变化累积影响过程的结果。

再确认的过程范围可能比原确认的工作范围小，例如，只有操作人员发生了变化，只需要对人员资格和操作的符合性进行确认即可；采购新设备时，只要重复 IQ，大部分 OQ 已经建立，重复一部分 PQ 即可。

7）过程变更的批准。当过程发生重大变更时，如新生产和试验的方法，组织应对过程变更进行评价，确认有效后经批准后实施。

7.23.2.4　对于在过程控制中采用的计算机软件，主要是指直接控制生产设备完成加工过程的软件，而不是指管理的软件。比如，数控机床的编码软件、塑料注塑机的控制软件等。由于整个产品的加工质量都是在设备及其控制下完成的，因此要确认这个软件的运用，就必须都进行验证。包括首件检验、数据保存、过程抽样等都是验证过程。对此，组织应建立形成文件的程序，对此类过程软件进行确认。软件修改后要确认。即使没有修改，在使用前也应确认。

软件的确认与传统确认有所不同，软件确认主要是指通过一系列的客观证据来证明软件符合其预期用途。软件的生命周期包括发展阶段（定义和设计开发）、维护阶段和退役阶段。软件确认活动主要体现在软件发展阶段和软件维护阶段。软件确认方法为五个主要的软件生命周期过程活动，包括软件定义、实施、测试、部署和维护。

1）定义过程的活动包括：工艺要求定义、过程失效风险分析、预期用途、验证计划、软件需求评审、软件开发生命周期模型选择、风险管理计划、风险控制措施识别。

2）实施过程的活动包括：软件失效风险分析、软件体系结构文档和评审、设计规范、开发和设计评审、风险控制措施识别、代码评审和代码验证、可追溯性分析、供应商审核。

3）测试过程的活动包括：测试计划、单元测试、数据验证、集成测试、使用测试、接口测试、回归测试、供应商提供的测试套件、系统测试、强度测试、beta 测试、性能测试。

4）部署过程的活动包括：用户程序审查、内部应用程序培训、IQ/OQ/PQ 确认、最终验收测试、操作员认证。

5）维护过程的活动包括：维护计划、缺陷分析、兼容性测试、基础架构兼容性分析、系统监控、备份和过程恢复、操作控制、回归分析。

组织可根据软件的范围和性质，在软件生命周期的不同阶段，确定和选择最合适的软件确认活动。有关软件确认更多信息可参考 ISO/TR 80002-2。

7.23.2.5　对过程确认，应保留相关记录，以证明做了过程确认，并能根据记录判定过程确认做得怎么样，是否达到组织所策划的结果的能力。

7.23.3　实施案例

【例 7-14】过程确认 IQ/OQ/PQ

过程确认，主要是指生产过程的确认，也就是对工艺过程的确认。目前通用的过程确认有三种，分别是 IQ、OQ、PQ，即 Installation qualification，Operational qualification，Performancequalification，对应中文即安装确认、运行确认、性能确认。

IQ、OQ、PQ 出自 GHTF，GHTF 的全称是 The Global Harmonization Task Force（全球协调工作组）。该组织设在英国的一家非官方性的集团，集团的成员或代表来自欧洲、美国、日本和澳大利亚的医疗器械监管当局和行业协会以及被监管的行业。其下设五个研究工作组，进行医疗器械监督管理方面的研究，包括：上市前的监督、上市后的监督、质量管理体系、审核、临床评价。2011 年，GHTF 宣布解散，被国际医疗器械监管者论坛（International Medical Device Regulators Forum，IMDRF）取代。GHTF 虽然解散了，但是这 3 个过程确认却保留下来。

1. 安装确认（IQ）

这个阶段主要保证器械设备被正确安装，并符合现场电气和环境控制要求。

IQ 考虑事项包括：

a) 设备设计特点（如清洁装置的结构材料等）；

b) 安装条件（布线、实用性、功能性等）；

c) 校准、预防性保养、清洁计划；

d) 安全特性；

e) 供应商文件、印刷品、图样和手册；

f) 软件文件；

g) 零部件清单；

h) 环境条件（如洁净室的要求、温度和湿度）。

2. 运行确认（OQ）

这个阶段，过程参数应不断被调整以保证能产出一个在预定生产条件下的，符合所有规定要求的产品，如最坏情况测试。最重要的是找到适当的工艺参数。

OQ 考虑事项包括：

a) 过程控制范围（时间、温度、压力、线速度、启动条件等）；

b) 软件参数；

c) 原材料规格；

d) 过程操作程序；

e）材料处理要求；

f）过程修改控制；

g）人员培训；

h）短期稳定性和过程能力（横向研究或控制图表）；

i）可能的故障状态、作用程度和最坏情况条件（故障状态和效应分析、缺陷分析）；

j）统计学有效技术的使用，如采取筛选试验来规定主要过程参数，采取统计学试验设计来优化过程，使其能在这个阶段中使用。

3. 性能确认（PQ）

这个阶段的主要目标是证明在正常操作条件下，过程将连续产出可接受产品。PQ主要是针对设备稳定性进行的，即使用OQ所确定的参数，通常要求运行3个批次，在这个过程中，设备运行稳定可靠，生产的3批产品也都达到质量要求，如此PQ才算成功确认。

PQ考虑事项包括：

a）OQ阶段的真实产品、过程参数和建立的程序；

b）产品的可接受性；

c）如OQ阶段建立的对过程能力的保证；

d）过程的重复能力和长期过程的稳定能力。

7.23.4　法规链接

【链接8】各国法规对特殊过程的要求

1. 中国法规对特殊过程的要求

第四十九条　企业应当对生产的特殊过程进行确认，并保存记录，包括确认方案、确认方法、操作人员、结果评价、再确认等内容。

生产过程中采用的计算机软件对产品质量有影响的，应当进行验证或者确认。

资料来源：国家食品药品监督管理总局《关于发布医疗器械生产质量管理规范的公告》（2014年第64号），2014年12月29日发布。

2. 美国FDA 21CFR Part 820 对特殊过程的要求

820.75　过程确认

a）当过程的结果不能被随后的检验或试验完全验证时，应建立高标准的保证和认可程序使加工过程确认。过程确认和结果、执行日期和执行人的签名、必要的设备、均应记录在文件中。

b）各制造商应建立并保持关于监测和控制确认过程的过程参数的程序，以保证持续达到指定的要求。

1）各制造商应保证由限定的人完成确认过程；

2）确认过程，监测和控制方法及数据、招待日期、必要时完成确认过程的操作者或使用的主要设备均应记录在文件中；

3）当过程确认发生变化或偏差时，制造商应检查并评价过程确认，必要时要使其再确认。有关内容应记录在文件中。

820.70　生产和过程控制

......

i) 自动化处理。对于生产或质量体系所用计算机或自动化数据处理系统，制造商应依照已签订的协议确认计算机软件是否具有预期的用途。更改的软件确认有效后方能批准和发布。确认过程和结果应记录在文件中。

资料来源：美国 FDA 医疗器械质量体系法规（21CFR 820）https：//www.fda.gov/cdrh/comp/gmp.html。

7.24　灭菌过程和无菌屏障系统确认的专用要求

7.24.1　标准条文

7.5.7　灭菌过程和无菌屏障系统确认的专用要求

组织应将灭菌过程和无菌屏障系统的确认程序形成文件（见 4.2.4）。

灭菌过程和无菌屏障系统应在实施前得到确认，适当时，还应在后续的产品或过程更改实施前得到确认。

应保留确认的结果和结论以及确认所采取的必要措施的记录（见 4.2.4 和 4.2.5）。

注：更多信息见 GB/T 19633.1 和 GB/T 19633.2。

7.24.2　理解与实施要点

7.24.2.1　所谓无菌屏障系统，是指防止微生物进入并能使产品在使用地点无菌使用的最小包装。医疗机构中使用的无菌屏障系统典型的有袋、卷材、纸袋、灭菌裹纸或重复性使用的容器。组织应建立灭菌过程和无菌屏障系统过程确认的形成文件的程序。

7.24.2.2　灭菌和无菌屏障系统不能通过后续产品的检验和试验来验证，是特殊过程。无菌医疗器械制造商必须在使用前对灭菌过程和无菌屏障系统以及后续产品和过程更改之前进行确认。无菌屏障系统是最终灭菌医疗器械安全的基本保证，对灭菌过程的正确确认和严格控制灭菌过程是确保产品无菌的重要因素。但应注意，这不是确保产品无菌的唯一因素。同样重要的还要注意采购原材料的微生物状态（即初始污染状态）和其后的贮存，产品生产、组装和包装环境的控制。

无菌医疗器械的灭菌过程的确认方法通常包括：

1) 采用环氧乙烷灭菌，灭菌标准由两部分组成：GB 18279.1—2015/ISO 11135-1：2007《医疗保健产品灭菌　环氧乙烷　第 1 部分：医疗器械灭菌过程的开发、确认和常规控制的要求》和 GB/T 18279.2—2015/ISO/TS 11135-2：2008《医疗保健产品灭菌　环氧乙烷　第 2 部分：GB 18279.1 应用指南》。

2) 采用辐射灭菌，灭菌过程控制包括 GB 18280.1—2015/ISO 11137-1：2006

《医疗保健产品灭菌 辐射 第1部分：医疗器械灭菌过程的开发、确认和常规控制要求》、GB 18280.2—2015/ISO 11137‑2：2006《医疗保健产品灭菌 辐射 第2部分：建立灭菌剂量》和GB 18280.3—2015/ISO 11137‑3：2006《医疗保健产品灭菌 辐射 第3部分：剂量测量指南》。

3）采用蒸汽湿热灭菌，按GB 18278.1—2015/ISO 17665‑1：2006《医疗保健产品灭菌 温热 第1部分：医疗器械灭菌过程的开发、确认和常规控制要求》进行确认。

无菌屏障系统的确认程序具体可参照：

1）GB/T 19633.1—2015《最终灭菌医疗器械包装 第1部分：材料、无菌屏障系统和包装系统的要求》（ISO 11607‑1：2006，IDT）。该标准规定了材料和预成形无菌屏障系统的基本要求，无菌屏障系统和包装系统的设计要求以及设计确认要求。

2）GB/T 19633.2—2015《最终灭菌医疗器械包装 第2部分：成形、密封和装配过程的确认的要求》（ISO 11607‑2：2006，IDT）。该标准规定了包装过程的开发与确认要求。预成形无菌屏障系统、无菌屏障系统的生产过程包括成形、密封和装配三个方面。标准中规定的三个方面的过程确认不一定都要是必须的，开展哪方面的确认取决于包装型式以及包装设备的自动化程度。比如，采用全自动吸塑包装设备的包装过程一般包括"成形""密封"和"装配"三方面的过程确认，而采用预成形无菌屏障系统的包装过程一般没有"成形"的过程确认。

3）YY/T 0681《无菌医疗器械包装试验方法》系列标准是最终灭菌医疗器械包装标准体系中的专用试验方法标准，其适用对象涵盖包装材料、无菌屏障系统和（或）包装系统。目前该系列标准共包括18部分。这些试验方法有些适用于包装的设计和开发阶段，有些可作为生产监控手段。

7.24.2.3 应保存每一次灭菌过程和无菌屏障系统的过程确认结果和结论的记录，以及确认所采取的必要措施的记录。在进行过程确认时发生任何故障或偏差都需调查，并记录所确定的根本原因和结论，以及任何纠正和纠正措施。

7.24.3 实施案例

【例7‑15】灭菌过程确认控制程序

灭菌过程确认控制程序

1 目的

对无菌医疗器械生产过程中环氧乙烷灭菌过程进行管理，确保灭菌过程处于受控状态，灭菌效果满足产品规定要求。

2 范围

本文件规定了环氧乙烷灭菌过程的确认方法和步骤。

本文件适用于生产过程中环氧乙烷灭菌过程的质量控制。

3 规范性引用文件

下列文件中的内容通过文中的规范性引用而构成本文件必不可少的条款。其中，注日期的引用文件，仅该日期对应的版本适用于本文件；不注日期的引用文件，其最新版本（包括所有的修改单）适用于本文件。

GB 13098　工业用环氧乙烷

GB 18279.1　医疗保健产品灭菌　环氧乙烷　第1部分：医疗器械灭菌过程的开发、确认和常规控制的要求

GB 18281.2　医疗保健产品灭菌　生物指示物　第2部分：环氧乙烷灭菌用生物指示物

Q/TZ G20509　标识和可追溯性控制程序

Q/TZ G20514　环氧乙烷灭菌管理规定

Q/TZ G20515　环氧乙烷灭菌工艺验证方案

Q/TZ G20516　环氧乙烷灭菌工艺守则

Q/TZ G20607　基础设施控制程序

Q/TZ G20713　监视和测量设备控制程序

Q/TZ G21406　工作环境控制程序

4　职责

4.1　技术部

负责制定环氧乙烷灭菌的工艺文件、工艺守则，确定灭菌参数。

4.2　品质部

负责灭菌后产品的全性能检验。

4.3　人事行政部

负责从事环氧乙烷灭菌设备操作人员的培训与考核。

4.4　生产部

a）负责环氧乙烷灭菌设备的日常保养和维护；

b）负责环氧乙烷灭菌工艺验证的实施以及产品的灭菌工作。

5　程序

5.1　设备的安装与验收

5.1.1　新购置环氧乙烷灭菌设备的安装、验收以及在使用过程中的保养、维修，设备的报废执行 Q/TZ G20607。

5.1.2　新购置的设备生产部配合技术部制定设备验证/确认方案。内容至少应包括：验证/确认项目、验证/确认方法、技术和质量要求、验证/确认地点、验证/确认时间、验证/确认人员等。验证可以与所购设备的生产厂家共同完成，设备性能应满足 GB 18279.1 中的有关要求指标。

5.1.3　验证确认工作完成后，验证主要负责人应出具"验证/确认报告"，对验证的内容进行评价。出具的报告由品质部经理批准后，人事行政部保存归档。

5.1.4　品质部按照 Q/TZ G20713 的要求对环氧乙烷灭菌设备上的控制指示、压力仪器、温湿仪表、记录仪器的校准和维护管理。生产部负责环氧乙烷灭菌设备的日

常维护，确保仪器、仪表在校准有效期内使用。

5.1.5　在设备安装验证和运行验证完成后，还需对设备的物理性能进行验证，确认设备符合要求后，方可进行工艺验证。

5.2　环境条件的确认

5.2.1　灭菌区域内必须达到防爆要求，应安装防爆排风扇。灭菌车间远离明火至少30m，并离开办公区和其他生产区。环氧乙烷气体储存钢瓶应固定支撑，房间内应阴凉，通风良好。

5.2.2　环氧乙烷储气罐的储存、灭菌后产品的存放应按Q/TZ G20514规定的要求执行。

5.3　灭菌工艺过程的确认

5.3.1　灭菌工艺验证应在设备和工装已验证合格的前提下进行。

5.3.2　环氧乙烷灭菌验证频率：

a) 每年至少应进行一次确认；

b) 当产品包装或工艺有显著改变时应进行相关项目的验证；

c) 验证的方法和依据按照GB 18279.1规定的要求执行。

5.3.3　验证方案应符合Q/TZ G20515规定的要求，内容包括：

a) 人员组成：从事灭菌的操作规程人员，从事灭菌的操作人员、设备管理及计量器具的管理人员、微生物检验人员均应具有相应的资质，设备的操作人员应有设备操作上岗证。

b) 产品灭菌的适用性：灭菌前应根据环氧乙烷灭菌的特性分析产品对环氧乙烷灭菌的适用性。

c) 产品包装：应证明或确认产品包装在环氧乙烷灭菌后其耐压性、阻菌性、封口强度及印刷等能够达到包装设计的预期要求。

d) 生物指示物：生物指示物的选用应能满足GB 18281.2的要求。

e) 环氧乙烷灭菌剂：灭菌用环氧乙烷气体应符合GB 13098的要求，供方应提供符合GB 13098要求的相关资料。

f) 产品初始污染菌：产品在灭菌前必须进行产品的初始污染菌检测，并确定产品从包装完毕至灭菌循环开始前的最长滞留时间。

5.3.4　灭菌过程的工艺确认：

a) 工艺参数的设定，根据相关资料和分析预设定各工艺参数，并进行试运行；

b) 确定负载的装载模式图，以及生物指示剂的布点图，同时对产品进行灭菌，利用半周期法进行验证；

c) 微生物性能检测，对生物指示剂的培养和灭菌后的产品进行测试，以确认灭菌的有效性；

d) 二次灭菌的确认，如果一次灭菌失败，必须对产品进行第二次灭菌，同时修订工艺参数，以确认其对产品灭菌的有效性和可行性，并对环氧乙烷残留量进行监测，需贮存多少天方可降低到安全水平，产品才能放行；

e）工艺参数的确认，根据微生物性能验证结果，确定最终的灭菌工艺参数；

f）灭菌过程确认/验证完毕，技术部出具"环氧乙烷灭菌工艺确认报告"，部门负责人批准后生效。

5.4 操作人员的管理控制

5.4.1 环氧乙烷灭菌是一特殊过程工序，人事行政部负责对从事该工作的操作人员进行培训和资格考核，考核合格后发给上岗证。

5.4.2 灭菌操作人员应遵守 Q/TZ G20514 规定的要求。

5.4.3 灭菌操作人员对环氧乙烷气罐搬运时，应按 Q/TZ G20514 规定的要求进行。

5.4.4 灭菌操作人员应严格执行 Q/TZ G20516 规定的要求，按设备安全操作规程进行，并填写相应的运行记录。

5.4.5 灭菌后的产品管理按 Q/TZ G20514 规定的要求执行。

5.4.6 灭菌生产管理按 Q/TZ G20514 规定的要求执行。

5.4.7 灭菌后的产品存放应标识清楚，待灭菌和已灭菌的产品应严格区分，不要混淆，按 Q/TZ G20509 规定的要求进行标识。

6 记录

6.1 环氧乙烷灭菌参数记录

6.2 环氧乙烷灭菌趋势图

6.3 生物指示剂检验报告

6.4 环氧乙烷灭菌工艺确认报告

6.5 确认验证报告

7.25 标识

7.25.1 标准条文

7.5.8 标识

组织应将产品标识程序形成文件，并在产品实现的整个过程中使用适当的方法识别产品。

组织应在产品实现的整个过程中按照监视和测量要求识别产品的状态。在产品的生产、贮存、安装和服务的整个过程中应保持产品状态的标识，以确保只有通过所要求的检验和试验或经授权让步放行的产品才能被发送、使用或安装。

如果有适用的法规要求，组织应将为医疗器械指定医疗器械唯一标识系统形成文件。

组织应建立程序并形成文件以确保返回组织的医疗器械能被识别且能与合格的产品区分开。

7.25.2 理解与实施要点

7.25.2.1 组织在产品实现的全过程中，应用适当的方法标识产品。"适当的"表示对标识的控制方法，应能达到对标识的控制目的。医疗器械产品存在着千差万别，标识的方法不尽统一，所以要符合不同产品的不同特点，要求组织建立形成文件的程序，来对此项活动实施控制。

7.25.2.2 组织应在产品实现的全过程中针对监视和测量要求识别产品的状态，目的是防止不同状态的混淆，尤其是要防止未经验证或经验证不符合要求的产品被错误地放行和使用，确保只有检验合格或授权让步接收的产品才能转入下道工序，即被发送、使用或安装。产品的状态标识通常为合格、不合格、待检、已检待定几种情况。组织可根据不同的产品性质，采取不同的监视和测量的状态标识。如：

——用容器颜色区分：绿色为合格，蓝色为待检，红色为不合格，黄色为待定；

——用挂牌作标记；

——按区域放置：待检区、合格区、不合格区、待判区。

当产品的状态发生转变时，要及时进行标识的改变，所以还要考虑标识的清除。此外，进行标识清除不能对产品产生污染。对无菌产品的内包装材料进行初始菌检测以后，已经开包的产品，要重新封闭，并采取妥善的保管方式，防止二次污染。

7.25.2.3 最终产品的标识应按法规和产品标准要求进行，通常通过批号或序列号或电子方式对其进行标识。原材料和组件需要标识的程度和与最终产品相关的批号和序列号可取决下列因素：

——涉及的原材料；

——医疗器械的类型；

——对最终产品、组件和内部使用原材料失效的影响；

——规定的要求；

——必要时，可追溯性；

——设计和开发输入；

——法规要求。

7.25.2.4 当国家有法规要求医疗器械使用唯一性器械标识（Unique Device Identification，UDI）时（如FDA提议对美国境内的大部分医疗器械采用UDI系统），组织需要针对UDI的发放和控制建立书面的控制程序，以控制UDI的唯一性和可追溯性。包括控制其采购、印刷、分发、使用、报废处理等。

医疗器械唯一性标识是国际医疗器械监管领域关注的焦点和热点，2013年，国际医疗器械监管者论坛（IMDRF）发布医疗器械唯一标识系统指南。同年，美国发布医疗器械唯一性标识系统法规，要求利用7年时间全面实施医疗器械唯一标识。2017年5月26日，欧洲议会批准欧盟医疗器械法规MDR（EU 2017/745）和体外诊断医疗器械IVDR（EU 2017/746），规定了UDI系统的要求，其第Ⅲ类医疗器械已于2021年

5月26日开始实施。日本、澳大利亚、阿根廷等国家也相继开展相关工作，全球医疗器械唯一标识工作不断推进。2019年7月，国家药品监督管理局会同国家卫生健康委员会联合印发《医疗器械唯一标识系统试点工作方案》，拉开我国医疗器械唯一标识系统建设序幕。2019年10月，国家药品监督管理局颁布《医疗器械唯一标识系统规则》，要求境内流通、销售的所有医疗器械逐步落实UDI编码。之后，国家药品监督管理局等三部门，先后于2020年9月29日和2021年9月13日两次公告，分别要求做好第一批和第二批实施医疗器械唯一标识工作。2022年6月1日起，生产的第三类医疗器械全部应当具有UDI。

注： 医疗器械唯一标识（UDI）的定义是指，根据国际或等同转换的国家物品编码标准系统，采用数字或文字数字表示的代码。这个代码按照医疗器械追溯的要求构成，在全球范围内，是一个特定的医疗器械的唯一标识，用于识别上市后需要追溯的医疗器械产品，并可以作为进入相关数据库的钥匙，获取与之关联的特定医疗器械信息。UDI是目前全球各国协调作为解决上市后特定医疗器械有效追溯，保障病人利益的有效途径。为了积极推动UDI，GHTF于2008年5月建立了UDI问题的特别工作组（Ad Hoc Working Group UDI，AHWG）并发布了相关的协调指导文件。

对于未实施唯一性器械标识系统的国家和地区，组织可将医疗器械产品编号或批号作为产品的唯一性标识，建立相应的文件规定唯一性标识的编号原则、标识位置和标识方法等，实现产品可追溯性要求，从而提高器械上市后安全相关活动的有效性。

7.25.2.5 本条款还要求组织建立并保持形成文件的程序，以确保返回组织按规定要求进行再处理的医疗器械均能被识别，且在任一时刻均能与正常生产的合格产品区分开来。医疗器械上市，出库或交付后又返回组织可能有各种情况：

a）用户试用后返回组织进行适当调整，如助听器的试配，活动矫型的义齿；

b）重要原器件的返新（renew），如真空器件重复排气；

c）参加交易会或展示会用的返回样品；

d）产品返回组织进行维修，如重新灭菌；

e）组织主动召回或因不良事件退回的产品等。

为了不与正常生产的产品或合格品相混淆，必须适当标识，以便识别。

7.25.2.6 用作三种不同目的的标识，具有不同的性质，如状态标识应随状态变化而发生变化，可追溯性标识是唯一的，不可变的。区别产品的标识一旦不需要区别应予以作废。这些标识可能分别设置，也可能一个标识兼有多种用途。如一台医疗器械的出厂检验合格证明，有产品序号、实测性能指标、所用关键元件、组件的序列号等各方面内容，它实际上兼有上述三种标识的功能。表7-9给出了产品标识、唯一性标识、状态标识的区别

表7-9 产品标识、唯一性标识、状态标识的区别

区别	产品标识	唯一性标识	状态标识
作用不同	为了防止不同特性的产品混淆或实现可追溯性		为了防止不同监视和测量状态的产品混淆

表 7 - 9（续）

区别	产品标识	唯一性标识	状态标识
必要性不同	不是必须的，根据实际情况允许对要求删减		是必须的，监视和测量活动不允许删减，则必须有状态标识
可变性不同	不发生改变		随监视和测量状态的改变而改变

7.25.2.7　任何用于医疗器械和组件，用作表明检验和试验状态上的产品标识的标记材料，不应当对产品的性能和安全有不利的影响。当软件作为一种医疗器械时，可通过使用版本的配置管理、不同的日期/时间标签和代码注释等手段实现标识管理。

7.26　可追溯性/总则

7.26.1　标准条文

7.5.9　可追溯性

7.5.9.1　总则

组织应将可追溯性程序形成文件。这些程序应依据适用的法规要求规定可追溯性的范围和程度以及拟保留的记录（见 4.2.5）。

7.26.2　理解与实施要点

7.26.2.1　医疗器械的基本要求是安全有效。所谓安全性是指避免了当器械在正常状态下和单一故障状态下使用时对患者、操作者或其他人员不会产生不能接受的风险；所谓有效性是指器械能达到预期的目的和避免不能接受的风险的能力。因此，医疗器械产品必须具有一定程度的可追溯性。

医疗器械可追溯性的作用和目的是便于政府监管，落实制造商对产品安全的责任，查找不良事件原因，妥善解决医疗事故问题，便于采取纠正和预防措施，也有利于制造商的自我保护。

7.26.2.2　组织应建立可追溯性的形成文件的程序。对组织的产品可追溯性的范围，程度和所要求的记录做出规定。对医疗器械而言，可追溯性涉及到某个具体医疗器械：

——所使用的材料、元件的来源、型号、供方、制造商；

——加工过程的历史、关键工序、特殊工序、检验试验记录；

——产品交付后的分布和场所，甚至植入器械的病人。

7.26.2.3　医疗器械可追溯性的范围和程度应由相关法规或组织自己决定。追溯能力的大小应考虑医疗器械本身具有的风险程度。如植入式心脏起搏器应比一般体温计、压舌板应有更强的追溯能力。Ⅲ类器械应比Ⅰ类器械可追溯的能力强。

7.26.2.4　实现可追溯性能力的方法是通过标识和记录，用于可追溯性的标识必须是唯一的。组织可通过批号/序列号/电子标签对产品的标识可以在两个方向进行追溯：向前可追溯到顾客和使用者，如患者和医院；向后可追溯到制造过程中使用的原材料、组件和过程，以及生产者、检验人员、放行人员。在整个生产和仓储过程中，组织通常要确保可追溯性，直到产品离开组织的生产场地。在有可追溯性要求的场合，组织应控制和记录产品的唯一性标识。如设备类产品一机一序号，流程性材料可用批号、产品灭菌号、日期等。当软件作为医疗器械时，可通过使用版本的配置管理、不同的日期/时间标签和代码注释等电子方式实现可追溯性。

7.26.2.5　智能物联网平台的建立将为医疗器械产品提供一套完整的可追溯性软硬件解决方案，通过电子标签（RFID）技术，组织就可以跟踪医疗器械在销售中的每个环节，其电子履历被实时记录在电子数据库中，保障了医疗器械在流通环节中的安全性和可追溯性。

7.27　植入性医疗器械的专用要求

7.27.1　标准条文

> **7.5.9.2　植入性医疗器械的专用要求**
>
> 　　如果所使用的组件、材料和工作环境条件等因素可能导致医疗器械不满足其规定的安全和性能要求，叫追溯性所要求的记录应包括这些相关因素的记录。
>
> 　　组织应要求提供流通服务的供方或经销商保留医疗器械的流通记录以便追溯，若检查需要，可获得这些记录。
>
> 　　应保留货运包装收件人的名字和地址的记录（见4.2.5）。

7.27.2　理解与实施要点

1）因植入性或有源植入性医疗器械在使用过程中是不可能进行检测的，因此组织对这类产品建立可追溯系统是十分必要的。通过追溯，准确地识别出后期发生故障的植入件，或在后期已经表明不适宜的过程控制。此外，可追溯性还可避免植入性器械不必要的取出。对较高风险的植入件，法规要求除组织的生产场地外，可能还有超出组织控制范围的附加可追溯的要求（如临床使用的病人姓名、住院号、手术名称、手术日期、手术医生等），组织在质量管理体系中应适当地考虑这些因素。

2）应规定植入性医疗器械可追溯的范围、程度、唯一性标识和要求的记录。在规定可追溯性要求记录时，向后应追溯到包括可能导致医疗器械不满足规定的安全和性能要求的所有组件、材料批号，以及生产过程和工作环境条件及相应的检验记录；向前应追溯到代理商或经销商、使用者。每一件产品在操作的源头都应进行唯一的标识（如序列号、日期、批代码、批号等），组织可通过这些实现可追溯性。对于操作人员的变更、原材料的变更、工具的更改、新的或不同的设备的应用、加工方法的更改等可能要求有单独的标识。

3）可追溯性标识应当出现在检验和贮存记录上。在有些情况下，可追溯性要求记录在医疗器械加工或交付的每一阶段所涉及的具体人员的身份，完成连续作业的人员的顺序，每一个都要可追溯。例如，在有系列编号的文件上签名来实现人员身份的记录。每一个人员身份的证据应当可追溯。

4）组织应要求提供流通服务的代理商或经销商保持植入性医疗器械的流通记录，记录事项包括：医疗器械的名称、型号、规格、数量；医疗器械的生产批号、有效期、销售日期；生产企业的名称；供货者或者购货者的名称、地址及联系方式；相关许可证明文件编号等。记录应当真实，并按照法规规定期限予以保持。

5）货运包装收件人的姓名和地址也应记录，并予以保持。

7.28 顾客财产

7.28.1 标准条文

> **7.5.10 顾客财产**
>
> 若顾客财产在组织控制下或由组织使用，对组织使用的或构成产品一部分的顾客财产，组织应予以识别、验证、保护和防护。若任何顾客财产发生丢失、损坏或发现不适用情况，组织应向顾客报告并保留记录（见 4.2.5）。

7.28.2 理解与实施要点

7.28.2.1 顾客财产是指顾客所拥有的，为满足合同要求向组织提供的产品、设施、财物和信息资料等。使用"顾客财产"这个概念，表明这种产品的所有权属于顾客，只是提供给组织使用或由其代为保管，而不是顾客指定组织使用的产品。顾客财产的范围包括：

1）顾客提供的构成产品的部件或原材料、包装材料；

2）顾客提供的用于维修、维护和升级服务的备品、配件及其他产品；

3）顾客提供的进一步加工的产品，如待包装、待灭菌或待测试；

4）顾客提供的监测设备、工艺工装、运输工具、软件；

5）顾客的知识产权，包括顾客提供的专利、商标使用权、配方、样品、技术规范等文件；

6）顾客保密的健康信息，如返回产品中所包含的患者信息；

7）生产和服务提供过程中涉及顾客的场所、环境，如医疗器械上门安装涉及顾客房屋场所、环境的保护等。

7.28.2.2 当组织将顾客财产提供给外部服务的组织，等待进一步加工时，如仓储和外包灭菌，组织也有责任保护顾客财产。

7.28.2.3 对顾客提供的财产按其提供的证明文件进行验证，包括产品的标识、外观、数量、性能，特别要注意产品在运输过程中容易造成的损坏。此外，组织对顾客提供的产品要按本文件7.5.11产品防护的要求提供防护，以防止产品的损坏或变质，并保证顾客财产完好或用于提供给顾客的产品符合要求。对顾客提供的财产有定期维护要求的，应按规定的要求进行维护保养，如产品定期的油封和设备的定期维护等。

7.28.2.4　顾客财产应放置于专门区域，并有明确的产品标识与检验状态标识，产品标识上注明顾客名称，防止与组织的财产混淆。对顾客财产中的工具，以及试验、检验工装和设备等，应进行永久性标识以明示所有权。当顾客财产在运输、保管和使用过程中发生丢失，损坏或发现不适用时，应及时向顾客报告，并做好记录。当构成需交付产品的一部分时，记录可用作证实其质量状况。组织无任何处理权。

7.28.2.5　组织可采取一些措施以保护顾客或供方的知识产权或个人信息，措施可包括：

——在特定的地点或文件中存储顾客的产权资料，包括产品图纸、患者信息、专利信息、绩效和销售数据；

——通过密码保护计算机文件；

——要求在项目结束时删除顾客的规范和数据的程序；

——将信息访问权限限定在特定或有资格的人员。

7.29　产品防护

7.29.1　标准条文

> #### 7.5.11　产品防护
>
> 在产品的加工、贮存、处置和流通期间，组织应将为产品符合要求提供防护的程序形成文件。防护应适用于医疗器械的组成部分。
>
> 在产品的加工、贮存、处置和流通期间，当其暴露于预期条件和危险时，组织应通过以下方式防止产品发生变化、污染或损坏：
>
> a)　设计和制作适当的包装和货运包装箱；
>
> b)　如果包装本身不能提供防护，将所需的特殊条件要求形成文件。
>
> 如要求特殊条件，其应受控并予以记录（见4.2.5）。

7.29.2　理解与实施要点

7.29.2.1　产品防护的范围是从组织的内部诸过程到交付到顾客的预定地点期间内的所有过程。包括了最终产品，也包括了采购进货产品、中间过程产品、产品零部件或产品的组成部分。持续时间长，从进厂到交付到规定地点（有的医疗器械合同规定安装完毕，医院现场交货）。特别是医疗器械大部分是硬件和流程性材料，在这么长的时间和空间范围，保证产品特性不受任何损伤，其控制难度很大。因此，组织不仅需要在自己内部遵守这些要求，还应在生产实现全过程中，包括从组织内部到预定的交付地点完成交付的过程都应遵守相关的防护要求。

7.29.2.2　组织应建立对产品符合性提供防护的形成文件的程序或作业指导书。产品防护可采用以下全部的方法或任意组合：

1）标识。包括必要的包装标识，运输过程中的防护标识，表明产品特性和防护要求。如产品包装上的易碎标识，码高标识，防静电等。

2）搬运。组织搬运产品的方法需要考虑到提供的设备（如防静电护腕带、手套、防护服）和运输装置（如货盘、器皿、传输装置、导管、货罐、传动装置、管道和运输车）。因此，有必要在搬动和贮存中，防止由于振动、冲击、磨损、腐蚀、温度波动、静电放电、辐射或其他条件引起的损害、破坏和污染。

3）包装。针对产品特性和顾客的要求，考虑有利于产品运输和贮存的要求，采用适宜的包装方法和包装材料，确保产品在送达顾客处时符合要求。如在包装上设置一些电子标签（RFID），通过物联网的实时传输，组织就可以监控其产品在供应链中的状况和位置，实现对产品数据的实时更新，提高产品可视性和可追溯性。适用时，设计医疗器械包装要考虑下列因素：

——与器械和包装过程的相容性；

——与灭菌过程的相容性；

——运输的破坏性试验/货运试验；

——无菌医疗器械包装材料的抗微生物特性；

——初始包装的完整性以防止损坏，并按要求保持无菌或清洁。

4）贮存。组织应当提供适宜的贮存设施，不仅要考虑到物理安全还要考虑环境条件，如温度和湿度要求。适当时，在贮存过程中进行周期检查以发现可能的损坏。应当保持的防护措施包括：

——医疗设备的无菌条件；

——半导体的防尘和防静电条件；

——温度、湿度的控制和卫生条件；

——易碎产品的保护。

5）保护。产品在交付出厂前，应对产品采取相应的保护措施，如防火、防盗、防丢失、防潮、防污染、防照射、防静电、隔离等。

6）交付。产品在组织内不同部门之间的传递，组织按合同指定地点的产品交付，都应确保产品完好状态，托运过程也应特别关注（如选择供方，货运保险等）。

1）～6）对于还处在组织内部加工过程中的产品及其组件部分也同样适用。

7.29.2.3 在加工、贮存、处置和流通过程中，产品会暴露在预期条件和危险处境时，为防止产品发生变化、产生污染或发生损坏，组织需采取以下防护方式：

1）为产品设计和制作适当的包装以及防护性货运包装箱。对于无菌医疗器械，可设计采用无菌屏蔽系统和保护性包装，在贮存、运输和销售过程中防止产品污染或损坏。货运包装箱的设计要考虑不同运输方式的要求，如海运包装要求牢固、防挤压、防碰撞、防侵蚀；铁路运输要求包装防震，而航空运输要求包装轻便等。包装应有规范，由设计和开发输出的文件规定，并符合相关的国际标准和国家标准，外包装的标识还涉及符合法规要求的内容。

2）如果产品包装本身不能起到防护作用，产品需要在特殊的条件下加工、包装、贮存、运输和流通才能确保产品不变化、不受污染和受到损坏，组织应建立文件明确所需的特殊条件。如需要低温运输的体外诊断试剂产品，产品的包装本身不能提供低温贮存条件，需要在包装、说明书上注明低温运输贮存条件。

7.29.2.4　要识别产品有限的存放期限或失效期（货架寿命期），或在贮存和运输过程中要求特殊保护的产品，以确保这类产品在存放期限或失效期到期后，不被使用。因此，组织应当确定在规定的贮存条件下产品适用的存放期限。这些特殊的贮存条件应当加以控制和记录。如果采用低温保存、无菌保存方式进行产品防护的，除了必须配备并确保设备设施的完好，还应当按照规定定时监视、记录相关数据，以便追溯检查。

7.30　监视和测量设备的控制

7.30.1　标准条文

7.6　监视和测量设备的控制

组织应确定需实施的监视和测量以及所需的监视和测量设备，为产品符合确定的要求提供证据。

组织应建立程序并形成文件，以确保监视和测量活动可行并以与监视和测量要求相一致的方式实施。

为确保结果有效，必要时，测量设备应：

a) 对照能溯源到国际或国家标准的测量标准，按照规定的时间间隔或在使用前进行校准和（或）检定，当不存在上述标准时，应记录校准或验证依据（见4.2.5）；

b) 予以调整或必要的再调整，应记录这种调整或再调整（见4.2.5）；

c) 具有标识，以确定其校准状态；

d) 予以防护，防止由于调整使测量结果失效；

e) 予以保护，防止处置、维护和贮存期间的损坏和衰减。

组织应按照形成文件的程序执行校准或检定。

此外，当发现设备不符合要求时，组织应对以往测量结果的有效性进行评估和记录。组织应对该设备和任何受影响的产品采取适当的措施。

应保留校准和检定（验证）结果的记录（见4.2.5）。

组织应将用于监视和测量要求的计算机软件应用的确认程序形成文件。此类软件应用在首次使用前应予确认，适当时，此类软件或其应用更改后也应予确认。有关软件确认和再确认的特定方法和活动应与软件使用有关的风险（包括对产品符合规范的能力的影响）相适应。

应保留确认的结果和结论以及确认所采取的必要措施的记录（见4.2.4和4.2.5）。

注：更多信息见GB/T 19022。

7.30.2 理解与实施要点

7.30.2.1 组织应识别并确定在产品实现过程中所必需的监视和测量过程，包括监视和测量点的设置、监视和测量的对象、环境条件、人员能力、设备配置、监视和测量的方法等，以确保策划的监视和测量的可行，为产品符合性的要求提供证据。

7.30.2.2 组织应编制监视和测量设备控制的程序文件，对管理职责、控制范围、资源、控制流程做出规定。凡是用于证实产品质量特性和过程状态的监视和测量设备，不论是用于检验、生产和维修都应列入控制范围。不论是外购的标准量具、量仪，还是自制的专用量具以及测量软件都不应例外。监视和测量设备的功能、标称值、量程、示值范围、测量范围、灵敏度、灵敏阈、稳定度、分辨力和作用速度等计量特征（指能影响测量结果的可区分的特征）应与监视和测量任务的要求相一致。

7.30.2.3 为了确保测量量值结果的有效、可靠，必要时，对测量设备实施以下控制：

（1）测量设备校准或检定

组织应对照能溯源到国际或国家标准的测量标准，按照规定的时间间隔或在使用测量设备前对其进行校准或检定（验证）。前者是按一定规程的技术性操作，后者是政府和授权机构的依法活动。目前多数国内医疗器械制造商因规模和能力原因，把校准活动外包给有资质的计量管理部门进行。当测量的某个量值不存在能溯源到国际或国家标准的测量标准时，组织应制定相应的能测量该量值的测量设备（可以称之为非标测量设备）的检定规程，然后按照该检定规程进行校准或检定（验证），并记录和保持校准或检定（验证）的证据。检定与校准的区别和联系见表7-10。

表7-10 检定与校准的区别和联系

项目	检定	校准
区别	检定具有法制性，属计量管理范围的执法行为	校准不具有法制性，是企业自愿溯源行为
	检定是对其计量特性及技术要求的全面评定	校准则主要确定测量仪器的示值误差
	检定的依据是检定规程	校准的依据则是校准规范、校准方法，通常应作统一规定，但有时也可以自行规定
	检定必须做出合格与否的结论	校准通常则不判断测量仪器合格与否，必要时可确定其某一性能是否符合预期要求；因此，在一定场合，当计量器具由外部机构校准时，企业仍需对校准结果是否符合企业检测公差进行评价
	检定结果合格时发检定合格证书，不合格发不合格通知书	校准结果通常是出具校准证书或校准报告

表 7 - 10（续）

项目	检定	校准
区别	检定的结论具有法律效力，可作为计量器具或测量装置检定的法定依据，检定合格证书属于具有法律效力的技术文件	校准的结论不具备法律效力，给出的校准报告只是标明量值误差，属于一般技术文件
	检定的对象是《中华人民共和国计量法》明确规定的强制检定的测量装置	校准的对象则是对强制性检定之外的测量装置。一般根据企业产品特点、技术要求等级、对监视和测量的总体策划来决定
	检定属于量值统一的范畴，是自上而下的量值传递过程	校准属于自下而上的量值溯源的一组操作
	检定的周期必须按照检定规程的规定由法定计量检定机构（具备检定合格资质的机构）实施，检定周期属于强制性约束的范畴	校准周期由使用单位根据使用计量器具的需要自行确定
	检定须在检定室内进行	校准工作则可在检定室，也可在生产和测量现场进行
联系	1. 检定和校准的对象都是测量设备（仪器）、测量系统或计量器具。 2. 根据实际情况，检定可以取代校准，而校准不能取代检定。 3. 如果校准是检定工作中示值误差的检定内容，那校准可说是检定工作的一部分，但校准不能视为检定	

（2）测量设备调整

有些测量装置在使用前应进行必要的调整，以达到正常的使用状态。如衡器装置在使用前的归零、机械仪表的漂移调整等。调整可以在校准和检定时进行，也可以在使用前或其他组织认为必要的情况下进行，这种调整应及时进行记录。

（3）标识校准状态

校准状态有合格（在校准或检定有效期内）、不合格（未校准、未检定、不符合要求或超期），还可以有停用、封存等状态。标识的方法可以是检定证书或校准报告、检定或校准标签、测量设备台账或检定、校准记录的信息以及检定状态的各种颜色标志等。

按 GB/T 19022—2003/ISO 10012：2003 的要求，采用的测量设备的标记（标识的记录符号）一般可分为：

1）合格标记。测量设备的合格标记建议采用绿色标记。测量设备贴上绿色标记，表明这台测量设备按照规定的确认间隔已经经过确认（校准或检定），符合校准规范和检定规程要求，测量误差在规定的允许范围内，可以使用。

2）不合格标记。测量设备不合格标记建议采用红色标记。测量设备贴上红色标记，表明这台测量设备：

——已经损坏；

——过载；

——可能使其预期使用失效的故障；

——产生不正确的测量结果；

——超过规定的计量确认间隔；

——误操作；

——封印或保护装置损坏或破裂；

——暴露在有可能影响其预期使用的影响量（如电磁场、灰尘）等。

3）准用标记。准用标记建议采用黄色标记。准用标记是一种过渡性变通方式的标记，准用标记可适用于以下情况：

a）具有多种功能的测量设备，当发现某种功能已丧失而其他功能仍可照常使用或者原是自动测量设备，丧失自动测量功能，只能手动测量，经过确认（如重新校准），测量设备的基本计量性能未改变；

b）具有多量程或宽量程的测量设备，当发现某一量程测量超差，但经过校准其他量程仍能满足预期使用要求；

c）具有高准确度测量设备，经过校准或检定，发现准确度下降，但仍能满足某些准确度要求较低的使用要求，可"降级使用"。

对贴有"准用标记"的测量设备，使用时应特别慎重，注意使用对象和场合。

（4）防止可能使测量结果失效的调整

测量操作设备人员或使用人员必须经过培训并合格，方可操作、使用和调整测量设备，未经过培训并合格的人员不得操作、使用和调整测量设备；测量设备必须有专人管理、操作、使用和调整；严格按照测量设备操作规程进行操作、使用和调整；采用其他适宜的保护措施，如对仪表的封签，防止不符合要求的操作、使用和调整等。

（5）防止测量设备的损坏或衰减

要注意对测量设备的正确使用的管理，如建立操作规程，规定在搬运、贮存时的管理要求及定期或不定期的维护保养，建立使用记录，加强其运行状态是否正常的检查等。

7.30.2.4　测量设备出现不符合要求情况时，要及时采取适当措施，如维修、保养、调整、校准等，以消除设备的不合格。同时，需要对设备以往已经完成的测量结果的有效性进行评定和评估，如发现无效，则要对有影响的产品采取相应措施以挽回影响，避免或减少给顾客带来损失，并保留校准和检定（验证）结果的记录。

7.30.2.5　计算机软件用于监视和测量任务时，要对软件能否满足规定的监测任务的能力进行评估确认。组织应将用于监视和测量要求的计算机软件应用的确认程序形成文件，例如用于下列目的的软件：

——在坐标测量机上测量产品的软件；

——分析灭菌过程参数并确定该灭菌过程是否符合过程要求的软件；

——基于动态流量测量确定人工心脏瓣膜的反流率的软件。

此类软件确认应在初次使用前进行，以确保其满足预期用途的能力。必要时，软件或其应用更改后也应予以重新确认。有关软件确认和再确认的特定方法和活动应与软件使用有关的风险（包括对产品符合规范的能力的影响）相适应，应当分析软件，包括对软件的更改，以确定软件更改是否可能与风险控制措施相抵触。确认的典型方法包括对软件的验证和配置管理。软件的验证可包括评审、比对、演示和测试。软件配置管理是标识、组织和控制修改软件的技术，使软件在其生命周期的完整性、一致性和可追溯性得到保证，使各有关人员所见所用的都是有效版本。组织应保留这类软件应用使用前确认和更改后再确认的记录及所采取的必要措施。本章 7.23.2.4 中对此类软件的确认方法作了具体的说明，有关软件确认的更多信息可参考 ISO/TR 80002-2。

7.30.2.6　对有些不影响监视和测量结果的设备，组织根据实际情况，可不做周期校准。但应在有关文件中做出规定。这些设备包括：

——仅用来提供指示参数用的仪器，如仅用来提供管路压力的压力表，而不用来控制真实的制造过程，或安装在灭火器或供水设备上的压力表；

——与管理活动相关的仪器，如控制工作时间的钟表、控制操作人员舒适度的自动温度调节器；

——随附在过程设备上的仪器，但不用来过程控制。

7.30.2.7　有些监视和测量设备需要初次校准和检定，而不必定期再次校准和检定。例如：

——水银玻璃温度计；

——钢尺；

——实验室用于体积测量的玻璃器具，且没有暴露在可能影响其校准的环境中（如高温）。

7.30.3　法规链接

【链接9】强制检定的工作计量器实施检定的有关规定

强制检定的工作计量器具实施检定的有关规定

（试行）

一、凡列入《中华人民共和国强制检定的工作计量器具目录》并直接用于贸易结算、安全防护、医疗卫生、环境监测方面的工作计量器具，以及涉及上述四个方面用于执法监督的工作计量器具必须实行强制检定。

二、根据强制检定的工作计量器具的结构特点和使用状况，强制检定采取以下两种形式：

1. 只作首次强制检定。

按实施方式分为两类：

（1）只作首次强制检定，失准报废；

（2）只作首次强制检定，限期使用，到期轮换。

2. 进行周期检定。

三、竹木直尺、（玻璃）体温计、液体量提只作首次强制检定，失准报废；直接与供气、供水、供电部门进行结算用的生活用煤气表；水表和电能表只作首次强制检定，限期使用，到期轮换。

四、竹木直尺、（玻璃）体温计、液体量提，由制造厂所在地县（市）级人民政府计量行政部门所属或授权的计量检定机构在计量器具出厂前实施全数量的首次强制检定；也可授权制造厂实施首次强制检定。当地人民政府计量行政部门必须加强监督。

使用中的竹木直尺、（玻璃）体温计、液体量提，使用单位要严格加强管理，当地县（市）级人民政府计量行政部门必须加强监督检查。

五、第三项中规定的生活用煤气表、水表和电能表，制造厂所在地政府计量行政部门必须加强对其产品质量的监督检查，其首次强制检定由供气、供水、供电的管理部门或用户在使用前向当地县（市）级人民政府计量行政部门所属或者授权的计量检定机构提出申请。合格的计量器具上应注明使用期限。

六、除本规定第三项规定的计量器具外，其他强制检定的工作计量器具均实施周期检定。其中对非固定摊位流动商贩间断使用的杆秤，使用时必须具有有效期内的合格证，未经检定合格的杆秤，不准使用。

七、强制检定的工作计量器具的检定周期，由相应的检定规程确定。凡计量检定规程规定的检定周期作了修订的，应以修订后的检定规程为准。

八、强制检定的工作计量器具的强检形式、强检适用范围见《强制检定的工作计量器具强检形式及强检适用范围表》。

一九九一年八月六日国家技术监督局发布

资料来源：http://www.law-lib.com/law/law_view.asp?id=53483

8 测量、分析的改进

8.1 总则

8.1.1 标准条文

---

8 测量、分析和改进

8.1 总则

组织应策划并实施所需的监视、测量、分析和改进过程以；

a）证实产品的符合性；

> b) 确保质量管理体系的符合性；
>
> c) 保持质量管理体系的有效性。
>
> 这应包括对统计技术在内的适当方法及其使用程度的确定。

8.1.2 理解与实施要点

8.1.2.1 组织应对下列三个方面进行策划和开展监视、测量、分析和改进的活动。

1) 证实产品的符合性。这种策划应包括产品过程中所需的监视和测量活动，如怎样对产品和过程特性及其变化规律进行监视和测量，测量哪些项目，采用什么方法，测量频次，记录方法和应保留的记录。然后进行分析，对不合格应查明原因，予以改进。

2) 确保质量管理体系的符合性。要证实质量管理体系的符合性，应从组织内部和外部得到的信息来证实。其方法是通过内部质量管理体系审核、顾客反馈（例如投诉、索赔等）来得到这种信息。因此，组织要对顾客反馈信息渠道以及信息的利用进行策划。同时，组织也要对内部审核方案、时间间隔、范围、准则等进行策划。对顾客的投诉和抱怨，以及内审发现的不合格项，组织要进行分析，确定原因，采取措施（包括对顾客投诉的回复）。

3) 保持质量管理体系的有效性。对质量管理体系的有效性，一般由组织的最高管理者主持管理评审会议来做出有效与否的结论。其做出结论的依据是：顾客反馈的信息、产品质量的符合性、产品质量审核结果、管理体系内审情况、数据分析发现的改进机会和目标指标完成情况。因此，在策划时，必须对上述依据进行监视、测量和分析。若发现不足，组织应提出纠正措施。发现改进机会时，应根据组织的现状、财力的情况和综合考虑的结果，决定是否将改进的机会付诸实施。

8.1.2.2 为了获得必要的数据，组织应开展相关的监视、测量活动。监视和测量的区别：若过程可用过程参数形式表达的，那么用测量方式来进行控制；若过程不能用参数形式表达的，那么用监视方式来进行控制，例如内审、管理评审、监督检查等，监视可以由人进行，也可以由设备进行。测量是确定数值的过程，测量过程就是确定量值的一组操作，如进行检验、试验。组织应确定监视、测量的对象（即数据源），确保数据来源充分、合理、可行。

8.1.2.3 组织在实施所需的监视、测量、分析和改进活动中，确定统计技术的应用是必须的。统计技术对证实过程能力以及产品符合规定要求是非常有用的，它们可以帮助决定获取何种数据，并使数据得到最好的应用，从而较好地理解顾客的要求和期望。但是，在哪些过程应用什么统计技术及应用到什么程度，可以由组织决定。组织可能应用于下列一个或多个统计技术方法：

——图表法，如直方图、柱状图、散布图、排列图、因果图等；

——控制图；

——回归分析方法；

——方差分析与试验设计；

——抽样和接收方法；

——检验和试验的统计方法。

8.1.2.4　组织一旦选择了适当的统计技术方法，则应重视利用这些技术方法收集和评价这些数据，并将结果报告有关职能部门，以便能采取必要的措施。应用统计技术所得出的数据可以是证明符合质量要求的一种有效方法，也可用作质量记录。

8.2　监视和测量/反馈

8.2.1　标准条文

8.2　监视和测量

8.2.1　反馈

作为对质量管理体系有效性的一种测量，组织应收集和监视组织是否满足顾客要求的相关信息，并应将获取和利用这种信息的方法形成文件。

组织应将反馈过程的程序形成文件。该反馈过程应包括从生产和生产后活动中收集数据的规定。

从反馈过程中收集的信息应用作监视和保持产品要求的风险管理的潜在输入以及产品实现或改进过程的潜在输入。

如果适用的法规要求组织从生产后活动获取特定经验，则对该经验的评审应构成反馈过程的一部分。

8.2.2　理解与实施要点

8.2.2.1　组织应认识到有很多获取与顾客有关信息的来源，这些信息有助于提供与医疗器械和相关服务的质量有关的反馈信息。组织应建立有效的过程去收集、分析和利用这种信息，包括书面、电子或口头形式的内部和外部来源的信息，以监视组织是否满足顾客要求和适用的法规要求。

ISO 13485：2016 删减了 ISO 9001：2008 中"顾客满意"的提法，将"顾客满意"修改为"反馈"，这是因为顾客满意不适合作为医疗器械行业的法规目标。医疗器械的顾客特别是医疗器械的最终顾客，很难对医疗器械的安全性有效性做出客观判断，因此顾客满意与否很难确定。顾客接受 X 射线诊断时很难判定 X 射线对其伤害程度以及诊断结论的满意程度。有些顾客人群在接受注射时，因惧怕心理而对注射器械相当不满意。医疗器械的生产是满足法规要求，而不应因顾客的满意和不满意去改变医疗器械。而按顾客满意与否随意地改变医疗器械，既背离法规也对生产安全有效的医疗器械产生不利影响。

8.2.2.2 组织应明确从生产和生产后活动中收集数据的要求并将其形成文件的程序，以证实顾客和其他外部方的要求是否已得到满足。这些信息通常获取的渠道和方法可以是以下几个方面：

——顾客和使用者调查结果（包括问卷调查或直接沟通）；

——关于医疗器械产品要求的反馈；

——顾客投诉；

——顾客要求和合同信息；

——市场需求；

——与监管机构进行有关法规符合性的沟通；

——各种媒体的报道；

——来自行业或政府部门的信息；

——服务提供资料。

8.2.2.3 获取顾客反馈的信息不是最终目的，这些信息只有被利用了才是有意义的。组织应确定、选择适宜的方法，结合本文件"8.4 数据分析"的要求，对收集到的顾客反馈信息进行分析，在分析的基础上找出与顾客要求之间的差距，得出定性（形成报告）或定量（如投诉率或满意率）的结果，作为风险管理潜在的输入和产品实现或改进过程的潜在输入。

8.2.2.4 从生产和生产后活动收集的数据可揭示组织以前未预见到的危险情况，或调整其伤害严重度或发生概率的估计。组织可建立上市后警戒系统获得相关的反馈信息，发现和纠正医疗器械产品存在的隐性缺陷，从而保护患者、使用者和其他人的健康安全。对这种作为提供质量问题早期报警的评审可视为构成反馈过程的一部分。组织应对收集的信息进行统计分析，确定是否需要采取纠正措施和预防措施。

8.3 投诉处置

8.3.1 标准条文

8.2.2 投诉处置

组织应按照适用的法规要求将及时处置投诉的程序形成文件。

这些程序应包括对以下方面的最低要求和职责：

a) 接收和记录信息；

b) 评价信息以确定反馈是否构成投诉；

c) 调查投诉；

d) 确定是否需要向适当的监管机构报告信息；

e) 处置与投诉有关的产品；

f) 确定是否需要启动纠正或纠正措施。

如果有任何投诉未经调查，应记录理由。应记录由投诉处置过程形成的任何纠正或纠正措施。

如果一项调查确定是组织外的活动导致了投诉，则应在组织和所涉及的外部方之间交换相关信息。

应保留投诉处置记录（见4.2.5）。

8.3.2　理解与实施要点

8.3.2.1　组织应按照适用的法规要求将处理顾客投诉形成文件的程序。形成文件的投诉体系应包括：

1）接收和记录信息。组织应明确接收和记录顾客投诉信息的具体部门和人员，该部门可以是组织独立的职能部门，也可是组织其他部门职责的一部分。应规定这些部门的职责和权限。这里特别需要注意的是，根据投诉的定义（ISO 13485：2016，3.4），只要是"宣称"或涉及器械的标识、质量、耐用性、可靠性、可用性、安全或性能有关的缺陷或不足，就应作为投诉进行登记，不需要去证实这些缺陷和不足是否真的存在，证实是投诉评估调查阶段的工作。另外，组织还应注意各种新型沟通平台，如微信、微博、facebook等可能也是投诉信息的潜在来源。

2）评价信息以确定反馈是否构成投诉。组织应当评价所收到的任何顾客有关产品的投诉。顾客投诉和合理索赔是产品存在不足的最常见的外部反馈信息，对于这些不足可以采取纠正和纠正措施防止问题再发生，或采取预防措施防止问题发生。组织可以将同一组织内的其他部门视为顾客，在这种情况下，内部投诉也可看作是顾客投诉并得到相应的处理。如果涉及不合格品，应按照本文件中8.3的要求进行处理。顾客投诉是组织实施改进的重要信息来源。在评价顾客投诉时，组织应当考虑医疗器械是否：

——未满足其规范要求；

——符合规范要求，但在使用中出现问题。

如对产品符合规范要求的投诉可能是由于设计缺陷引起的。对操作的投诉可能表明产品的使用说明书不恰当。

3）调查投诉。投诉调查记录应有足够的信息来表明组织已经对投诉进行恰当的评审，并要确定以下内容：

——确有医疗器械产品不能按规范要求运行；

——产品是否被用来治疗或诊断患者；

——是否涉及死亡、伤害或疾病；

——所报告的事故或不良事件是否与医疗器械有关。

组织应保持一份完整的顾客投诉的调查分析报告，其内容可包括：医疗器械的名称；投诉收到的日期；投诉所采用的方式或接受渠道；投诉人姓名、住址和可知的背景；投诉的性质；调查的结果；所采取的纠正措施；未采取措施的理由；调查的日期；调查人的姓名；对投诉人的回复等。组织评审和更新风险管理活动时，应考虑顾客投诉。

4）确定是否需要向适当的监管机构报告信息。如符合不良事件报告准则的投诉，组织应根据有关的法规要求（欧盟为 MEDDEV，美国 FDA 的 21CFR 803、21CFR 806，中国的《医疗器械监督管理条例》），向监管机构报告信息。

5）处置与投诉有关的产品。组织提供的顾客投诉处理可包括：

——赔偿；

——更换；

——维修/重新生产；

——替代；

——召回；

——给予技术指导；

——提供信息；

——介绍方法；

——提供经济上的帮助；

——补偿；

——道歉；

——赠送礼品、纪念品；

——指出由投诉所引起的产品、过程、方针或程序的变化。

6）确定是否需要启动纠正或纠正措施。对顾客投诉的调查结果确认医疗器械产品存在缺陷的，组织应根据法规的要求，采取必要的纠正或纠正措施。如果不需要采取纠正和纠正措施的，应说明理由，且经批准并保留记录。

8.3.2.2　对任何没有经过调查的投诉，组织应保存记录，包括不需调查的理由和决定不需调查的负责人的名字。另外，组织还可以参考 FDA 法规 21CFR 820.198 中"已经调查过类似的投诉"要求，来定义哪些投诉可以不用再调查。这里还需要注意的是，investigation（调查）在英语中指的是"正式立案调查"。对投诉处置过程中形成的任何纠正或纠正措施，组织应予以记录。

8.3.2.3　导致投诉产生的原因，有可能来自组织的内部，也有可能来自外部方。例如，供应商的物料问题，可能导致投诉；顾客的一些非预期使用或使用不当，也可能导致投诉。当涉及时，组织应该将投诉信息和调查结果传递至相关外部方，进行双向的沟通和交流，并有效地进行协调，商定相关的处理办法，促进外部方采取相应的改进活动，以达到减少投诉，提高体系运行效率的目的。

8.3.2.4　应由指定的部门保留相关的投诉记录。投诉记录应包含的内容：

——器械的名称；

——收到投诉的日期；

——如果适用，应标明器械的规格和控制号；

——投诉人的信息，包括姓名、地址和电话号码；

——投诉的性质和内容；

——调查的结果，调查者姓名、调查日期；

——采取的任何纠正措施；和

——任何向投诉人的回复信息。

8.3.3 实施案例

【例7-16】顾客投诉管理规定

顾客投诉管理规定

1 范围

本文件规定了顾客投诉的处理规定。

本文件适用于公司产品交付后发生的质量问题或有关使用问题而产生的投诉处理。

2 规范性引用文件

下列文件中的内容通过文中的规范性引用而构成本文件必不可少的条款。其中，注日期的引用文件，仅该日期对应的版本适用于本文件；不注日期的引用文件，其最新版本（包括所有的修改单）适用于本文件。

Q/TZ G21516 不良事件报告控制程序

3 职责

3.1 售后服务部

负责顾客投诉的受理，处理情况跟踪，处置效果分析工作。

3.2 品质部

负责顾客投诉原因调查，落实责任部门。

3.3 总经理/总经理助理

提出顾客投诉处理意见。

4 投诉处理规定

4.1 售后服务部接到顾客投诉后，填写"顾客/顾客代表信息反馈处理表"，需要根据相关信息与顾客共同明确投诉内容和可能解决的方案，并告知顾客投诉问题的解决时间。

4.2 售后专员根据"顾客/顾客代表信息反馈处理表"的内容进行筛选，根据顾客投诉事件的严重程度分为A、B、C三个等级：

a) 等级A要求在10天内回复顾客，如产品技术问题、结构设计问题、工艺问题；

b) 等级B要求在7天内回复顾客，如原材料问题、运输、产品包装、人为原因；

c) 等级C要求在5天内回复顾客，如服务不到位、产品质量异常、存在安全隐患。

如果投诉事件不能及时以书面形式回复顾客的，相关责任部门应在规定时间内以适当的方式（如邮件或电话等）告知顾客对投诉的处理方案。

4.3　售后专员对投诉事件进行评估，评估内容包括：

a）确认事件所造成的影响和损失程度；

b）确认事件的发生是否由公司的产品引起；

c）以往是否发生过类似的事件。

4.4　根据事件评估的性质，报总经理或总经理助理，拟请提出处理意见。如果投诉内容属于不良事件报告范围的，按 Q/TZ G21516 中的有关规定执行。

4.5　品质部根据总经理或总经理助理提出的处理意见，调查造成顾客投诉的原因，落实责任部门。

4.6　责任部门应对投诉事件进行整改，并形成整改方案。重大投诉和重复性投诉由管理者代表组织相关部门召开质量分析会，形成会议纪要，下发有关部门执行。对被确认为公司产品造成的伤害和伤亡及可能发生伤害和伤亡的不良事件，或者在通过顾客投诉获悉其产品存在安全隐患的，均应由公司总经理启动医疗器械的评价和再评价程序，按 Q/TZ G21516 中有关规定执行。

4.7　管理者代表对投诉事件处理过程进行审查校核，批准整改方案，由售后服务部督促整改方案的实施。

4.8　由售后服务部或业务人员向顾客反馈投诉事件的处理结果，询问顾客对投诉处理结果的意见，并将验证结果记录在"顾客/顾客代表投诉记录表"中。

4.9　对不需要进行调查的投诉，售后专员也要保留记录来说明原因，并记录决定不进行调查的主管的姓名。

4.10　售后专员每月对所有顾客投诉处理结果进行统计，同时将有关信息记录在"顾客/顾客代表投诉处理（　　）月统计表"中，对责任部门进行监督，并在次月分析报告中明确跟踪结果和措施建议。

5　记录

5.1　顾客/顾客代表信息反馈处理表

5.2　顾客/顾客代表投诉处理（　　）月统计表

8.4　向监管机构报告

8.4.1　标准条文

8.2.3　向监管机构报告

如果适用的法规有要求将符合不良事件报告准则的投诉或发布忠告性通知向监管机构报告，则组织应将向有关监管机构报告的程序形成文件。

应保留向监管机构报告的记录（见4.2.5）。

8.4.2 理解与实施要点

8.4.2.1 医疗器械不良事件是指获准上市的、合格的医疗器械在正常使用情况下，发生的或可能发生的任何与医疗器械预期使用效果无关的有害事件。国家和地区行政主管部门为了对医疗器械安全性的监管往往会公布不良事件的报告准则（reporting criteria），制造商一旦出现报告准则列出的不良事件，必须在规定时限内做出报告，这是医疗器械警戒系统的一项法令。

8.4.2.2 组织应按照适用的法规要求报告医疗器械不良事件。医疗器械报告的原则主要有：

1）可疑即报原则。报告人只要不能排除事件的发生和医疗器械无关，就应该上报，即可疑即报。

2）濒临事件原则。在医疗器械的使用过程中，有些事件虽当时未造成死亡或严重伤害，但是，医务人员根据自己的经验认为，当再次发生同类事件的时候，会造成患者、使用者的死亡或严重伤害，即"濒临事件"，需要报告。

3）免除报告原则。在以下情况下可以免除报告：

——使用者在应用前发现医疗器械有缺陷；

——完全是患者因素导致了不良事件；

——事件发生仅仅是因为器械超过有效期；

——事件发生时，医疗器械安全保护措施正常工作，并不会对患者造成伤害。

但是，不良事件在以下情况下必须报告：

——引起或造成死亡或严重伤害的概率较大；

——对医疗器械性能的影响性质严重，很可能引起或造成死亡或严重伤害；

——使器械不能发挥其必要的正常作用，并且影响医疗器械的治疗、检查或诊断作用，可能引起或造成死亡或严重伤害；

——医疗器械属于长期植入物或生命支持器械，因此对维持人类生命十分必要；

——医疗器械生产企业需要采取或被要求采取行动来减少产品对公众健康造成损害的风险；

——类似事件在过去实际已经引起或造成死亡或严重伤害。

8.4.2.3 符合忠告性通知发布的条件：

——同内外报告或文献对医疗器械风险的认识；

——国家相关法规调整导致产品的不适应；

——顾客反馈信息。

8.4.2.4 组织应建立形成文件的程序，规定对符合不良事件报告准则的事件出现时做出报告的职责和程序。组织必须及时跟踪产品销售所在国家和地区的不良事件报告准则的内容和规定。一旦出现涉及报告准则的不良事件，能够及时启动程序做出报告。

8.4.2.5 在一些国家，忠告性通知可认为是包括为确保医疗器械安全和按预期目的操作，而对器械进行必要纠正的通知，或将不能纠正的不合格医疗器械从市场上撤

GBT 42061—2022/ISO 13485: 2016医疗器械质量管理体系内审员培训教程

回的通知。在另外一些国家，忠告性通知是为确保医疗器械安全和有效，是对医疗器械进行纠正的通知，而将不合格的医疗器械从市场上撤回的通知可看作是"召回"。许多国家都有对于处理忠告性通知和召回的专门的法规程序。如我国实施的《医疗器械召回管理办法》中，明确规定医疗器械组织应按照办法的规定建立医疗器械召回管理制度，收集医疗器械安全相关信息，对可能的缺陷产品进行调查、评估，及时召回缺陷产品。这些程序必须包含在质量管理体系中。

8.4.2.6 组织应当建立并保存医疗器械不良事件监测记录以及不良事件报告、忠告性通知，评价和控制过程中有关的文件记录。记录应当保存至医疗器械标明的使用期后2年，但是记录保存期限应当不少于5年。

8.4.3 实施案例

【例7-17】不良事件报告控制程序

不良事件报告控制程序

1 目的

对不良事件的监测、报告、处理和发布忠告性通知进行控制。

2 范围

本文件规定了不良事件的收集、处置、报告范围、报告原则、上报程序及时限、再评价以及忠告性通知等有关事项。

本文件适用于公司产品在临床过程中或上市销售后发生的技术隐患、问题和各相关单位通报的不良事件。

3 规范性引用文件

下列文件中的内容通过文中的规范性引用而构成本文件必不可少的条款。其中，注日期的引用文件，仅该日期对应的版本适用于本文件；不注日期的引用文件，其最新版本（包括所有的修改单）适用于本文件。

Q/TZ G20506 纠正和预防措施控制程序

Q/TZ G21515 忠告性通知发布与实施控制程序

Q/TZ G21517 产品召回管理制度

4 职责

4.1 销售部

a）负责同不良事件的各相关方（患者、医疗机构相关技术专家、医疗器械监管部门、公司各职能部门）进行协调，及时通报或汇报不良事件处理的进展和相关信息；

b）负责整理和保存不良事件处理的一切资料；

c）负责组织相关部门对产品上市后风险的分析、再评价。

4.2 总经理

a）批准发布忠告性通知和批准上报不良事件；

b）授权销售部对外公开发布有关信息。

4.4 其他相关部门

按总经理和销售部的要求参与调查、处理和改进工作。

5 程序

5.1 不良事件的收集

不良事件由销售部负责收集，一般从下列途径：

a) 公司产品的经销商和产品的使用部门反馈的不良事件信息；

b) 药品监督部门以官方网站或监督检查的形式公布的不良事件信息；

c) 公司通过留样观察或内部审查发现的不良事件信息；

d) 相关行业的通讯、通报或其他途径信息反馈的不良事件信息。

5.2 不良事件的处置

销售部收集到不良事件的信息后，应当天向总经理汇报，由总经理指导。品质部依据有关法律法规和产品的使用安全性要求，及时进行分析，判断不良事件引起伤害或伤亡的程度，并及时向总经理做出汇报，判断是否出具不良事件的报告。

5.3 不良事件报告范围

出现以下范围的不良事件必须报告：

a) 危及生命；

b) 导致机体功能的永久性伤害或者机体结构的永久性损伤的；

c) 必须采取医疗措施才能避免上述永久性伤害或损伤的；

d) 引起或造成死亡或严重伤害的概率较大；

e) 对医疗器械性能影响的性质严重，很可能引起或造成死亡或严重伤害的。

5.4 不良事件报告原则

5.4.1 基本原则：造成患者、使用者或其他人员死亡、严重伤害的事件已经发生，并且可能与所使用医疗器械有关，需要按可疑医疗器械不良事件报告。

5.4.2 濒临事件原则：有些事件当时并未造成人员伤害，但临床医务人员根据自己的临床经验认为再次发生同类事件时会造成患者或医务人员死亡或严重伤害，则也需要报告。

5.4.3 不清楚即报告原则：在不清楚是否属于医疗器械不良事件时，按可疑医疗器械不良事件报告。

5.4.4 免除报告原则：以下情况可免除报告。

a) 使用者在应用前发现医疗器械有缺陷；

b) 完全是患者因素导致了不良事件；

c) 事件发生仅仅是因为器械超过有效期；

d) 事件发生时，医疗器械安全保护措施正常工作，并不会对患者造成伤害。

5.5 不良事件报告责任人

不良事件报告由总经理负责，但在执行报告程序时，如果总经理不在，管理者代表或公司管理层中任何人有权做出安排，以免贻误事故的处理时机。

5.6 不良事件的上报程序和时限

5.6.1 不良事件的上报程序：销售部应填写"可疑医疗器械不良事件报告表"，经总经理批准后，上报告给本辖区医疗器械不良事件监测技术机构。

5.6.2 不良事件的上报时限：导致死亡的事件于发现或者知悉之日起5个工作日内报告，导致严重伤害、可能导致严重伤害或死亡的事件于发现或者知悉之日起15个工作日内报告。

5.6.3 不良事件发生后，公司应由总经理直接领导销售部立即对不良事件按照"医疗器械不良事件补充报告表"所规定内容展开调查，并在首次报告后的20个工作日内，填写"医疗器械不良事件补充报告表"向本辖区医疗器械不良事件监测技术机构报告。

5.6.4 公司应当在每年1月底前对上一年度医疗器械不良事件监测情况进行汇总分析，并填写"医疗器械不良事件年度汇总报告表"，上报本辖区医疗器械不良事件监测技术机构。

5.7 医疗器械的再评价

5.7.1 一旦被确认为公司产品造成的伤害和伤亡及可能发生伤害和伤亡的不良事件，或者在通过顾客反馈、产品设计回顾性研究、质量体系自查结果、产品阶段性风险分析和有关医疗器械安全风险研究文献等获悉其医疗器械存在安全隐患的，均应由公司总经理启动医疗器械的评价和再评价程序。

5.7.2 公司在开展医疗器械再评价的过程中，应当根据产品上市后获知和掌握的产品安全有效信息和使用经验，对原医疗器械注册资料中的安全风险分析报告、产品技术报告、适用的产品标准及说明、临床试验报告、标签、说明书等技术数据和内容进行重新评价。

5.7.3 再评价应输入到风险管理机制，对医疗器械的预期用途进行重新分析、重新估计风险、重新进行风险控制等风险管理活动。

5.7.4 公司应当按照Q/TZ G20506的要求和方法，制定再评价方案。

5.7.5 根据开展再评价的结论，必要时应当依据医疗器械注册相关规定履行注册手续。

5.8 不良事件的处理

5.8.1 不良事件发生时，销售部组织公司相关部门人员与发生不良事件的医疗机构进行调查，必要时邀请其他医疗机构专家参加，如经调查不属于医疗器械不良反应时，由使用单位处理；如经审核不属于医疗器械不良反应时，但与该产品的使用有较密切关系的，按5.9中规定进行不良事件忠告性通知，提请使用者和患者注意。

5.8.2 查明不良事件是不良反应的，应填写"医疗器械不良事件报告表"，并对该批次产品或附件实施召回改进或对相关机构或患者进行补偿。召回应按照Q/TZ G21517的有关规定。

5.8.3 销售部经总经理授权向国家相关监管部门报告召回情况，并填写"医疗器械召回事件报告表"。

5.8.4 在需要召回产品过程中，如果尚没有完全解决、判定相关技术问题时，相关产品必须停产、登记、清理以便进一步确定处理方式。

5.8.5 出现医疗器械不良反应后，各相关部门应按照 Q/TZ G20506 的有关规定进行纠正和预防。

5.9 忠告性通知

5.9.1 产品销售后，发生不良事件时采取的补救措施或补充信息；或者国家相关主管当局发布的法律法规规定应采取的措施或补充信息时，应予以发布忠告性通知。

5.9.2 当需要进行忠告性通知时，由总经理批准后，销售部选择适宜的方式如电话、传真、媒体或通过其他方式发布，执行 Q/TZ G21515 的有关规定要求。

5.9.3 对于重要参数的更改，应向国家相关监管部门进行通报并报批。

5.10 不良事件的监测记录

5.10.1 公司销售部应当建立并保存医疗器械不良事件监测记录。记录应当保存至医疗器械标明的使用期后 2 年，但是记录保存期限应当不少于 5 年。

5.10.2 医疗器械不良事件监测记录包括不良事件发现、报告、评价和控制过程中有关的文件记录。

6 记录

6.1 市场信息反馈记录表

6.2 可疑医疗器械不良事件报告表

6.3 医疗器械不良事件报告表

6.4 医疗器械召回事件报告表

8.5 内部审核

8.5.1 标准条文

8.2.4 内部审核

组织应按策划的时间间隔进行内部审核以确定质量管理体系是否：

a) 符合策划并形成文件的安排、本文件的要求以及组织所确定的质量管理体系要求和适用的法规要求；

b) 得到有效实施与保持。

组织应建立程序并形成文件以说明对策划和实施审核以及记录和报告审核结果的职责和要求。

组织应策划审核方案，策划时考虑拟审核的过程和区域的状况和重要性以及以往的审核结果。应规定并记录审核的准则、范围、时间间隔和方法（见 4.2.5）。审核员的选择和审核的实施应确保审核过程客观和公正。审核员不应审核自己的工作。

> 应保留审核和审核结果的记录（见 4.2.5），包括过程、受审核区域和结论。
>
> 负责受审核区域的管理者应确保采取任何必要的纠正和纠正措施，应无不当拖延，以消除所发现的不合格及其原因。后续活动应包括验证所采取的措施并报告验证结果。
>
> **注**：更多信息见 GB/T 19011。

8.5.2 理解与实施要点

8.5.2.1 内部审核是组织对其质量管理体系的自我评价。这一评价应该是定期进行的，通常间隔时间不超过 12 个月，以判定组织所建立的质量管理体系是否符合：

——组织根据自身特点和需求策划的质量管理体系的要求，包括质量方针和质量目标。如体系的运行情况是否符合组织的内部程序要求，组织的质量管理过程是否符合相应的操作规范、法律法规和其他要求，组织的质量方针是否与组织的战略方针相一致以及质量目标的实现程度等。

——标准的要求。通过内部审核，检查组织实施的质量管理体系是否全部覆盖了所有标准条款的要求，有没有遗漏。

——通过内部审核来确定质量管理体系是否得到了有效的实施和保持。检查质量管理体系的实施是否得到预期的结果，以及发现问题并采取纠正措施确保质量管理体系的有效性。

8.5.2.2 组织应制定形成文件的内部审核程序，程序中应明确地规定策划审核、实施审核、报告审核结果以及保存记录方面的职责、要求和方法，通常组织会把相应的职责赋予某个部门，审核方法和程序在 GB/T 19011 中有明确的规定，组织应结合自身的实际情况确定具体的实施审核的方法和模式。

8.5.2.3 为了确保内部审核能够有效地开展，组织应策划审核方案，用于指导内部审核的策划和实施，确定为实现审核方案的目标所需进行的内部审核。审核方案是针对特定时间段所策划并具有特定目标的一组（一次或多次）审核的安排，它可以涵盖一年或更长的时间，并可以包括一次或多次审核。组织应制定审核方案并形成文件，以规定并记录审核的准则、范围（涉及的产品、部门、活动的区域、标准条款删减的合理性及适用的法规要求）、频次、目的和方法等。在策划时可以考虑下列因素；

——有没有复杂的程序或过程需要特别关注；

——质量管理体系的成熟度如何；

——生产活动或操作方法（如手工操作或机械操作等）是否表明需要更加频繁的审核；

——是否有任何过程或区域以往出现过问题，或发生过的问题仍然存在，或可能有发生问题的风险。

内部审核方案应当考虑产生缺陷或问题的风险较大、对质量管理体系的符合性和有效性影响大的过程和区域，以及以往审核中发现容易出现问题或不合格的过程或区域，加大对这些过程和区域的关注程度和审核力度，以帮助组织及时发现体系运行中存在的问题并及时采取措施。例如，产品和过程的重大变更可能会给器械带来新的风险，是内部审核范围和要求的重点。为此可以对某些产品的设计开发过程进行重点审核。

8.5.2.4　内部审核应确保审核员的选择和审核实施过程保持客观、公正。通常审核员不应审核自己负责的工作。内审员可由组织内部人员或组织聘请的外部人员承担，无论哪种情况，从事审核的人员都应当具备必要的能力，审核员均应当独立于被审核的活动，并应当在任何情况下均以不带偏见、不带利益冲突的方式，公正、客观地进行审核。对于小型组织，只要审核员与所审核的活动无责任关系，就可以认为审核员是独立的。审核活动应以客观存在的审核证据为基础，以审核准则为依据，科学公正地做出评价和判断，确保审核过程有效性和审核结果的客观、公正。

8.5.2.5　内审员按照审核策划的安排实施审核，并记录审核活动，包括审核的场所、接受审核的人员、抽样的信息等，对于未按照审核策划实施的审核需记录理由。审核结果应形成书面报告，指出所发现的不符合事项或改进机会，并通过设定响应、纠正不符合和采取纠正措施完成日期的限定，来避免不适当的拖延，以确保及时有效地实施纠正措施。审核的后续活动通常可包括：

——受审核部门应及时采取措施，以消除所发现的不符合项及其原因；

——由审核组长或内审员对纠正措施的有效性进行跟踪并验证，报告验证的结果；

——将整改和跟踪验证结果作为管理评审输入之一。

8.5.2.6　除了定期内部审核之外，为以下目的可能进行特殊内部审核：

——在合同的关系的框架内，对质量管理体系是否能持续满足合同要求进行验证；

——当职能结构发生了重大变化，如组织机构的重组或程序的修订；

——当出现不合格品，并怀疑其可能存在对人体造成伤害的风险时，对产品的安全性、性能或可靠性进行调查；

——对所要求的纠正措施是否已经实施并且有效进行验证。

本书第八章详细介绍了内部审核的方法和过程以及审核案例。

8.5.3　法规链接

【链接10】医疗器械注册质量管理体系核查指南

医疗器械注册质量管理体系核查指南

一、目的和依据

为加强医疗器械注册质量管理体系核查管理，保证核查工作质量，根据《医疗器械监督管理条例》《医疗器械注册与备案管理办法》《体外诊断试剂注册与备案管理办法》《医疗器械生产监督管理办法》《医疗器械生产质量管理规范》《医疗器械临床试验质量管理规范》《医疗器械注册自检管理规定》等，制定本指南。

二、适用范围

本指南适用于医疗器械监管部门对第二类、第三类医疗器械开展的注册质量管理体系现场核查。

三、基本要求

3.1（质量管理体系）注册申请人（简称申请人）应当按照《医疗器械生产质量管理规范》及附录的要求，基于科学知识、经验以及风险管理原则，建立与产品实现过程相适应的质量管理体系，包括委托生产（如有）、临床评价（含临床试验）等环节，以确保其在医疗器械全生命周期管理过程中有效运行，保证设计开发、生产等过程数据真实、准确、完整和可追溯，并与注册申报资料一致。

3.2（注册核查要求）应当结合注册申报资料组织开展注册质量管理体系核查，重点关注与产品研制、生产有关的设计开发、采购、生产管理、质量控制等内容。产品真实性核查应当全面、客观。

3.3（自检核查要求）对提交自检报告的，应当按照《医疗器械注册自检管理规定》，结合提交的产品技术要求，对申请人的质量管理体系和能力逐项进行核实。

3.4（委托活动检查、延伸检查要求）对存在设计开发、产品生产等活动委托其他企业的申请人，核查范围应当涵盖受托研发、受托生产活动。必要时，应当对为医疗器械研发、生产活动提供产品或者服务的其他单位开展延伸检查。

四、重点核查内容

4.1 质量管理体系原则

4.1.1（质量管理体系）申请人应当结合产品特点，建立涵盖设计开发、生产、质量控制和放行审核等与产品实现过程相适应的质量管理体系，且应当包括委托生产（如有）、临床评价（含临床试验）等。

4.1.2（风险管理）申请人应当建立风险管理制度，根据科学知识及经验对产品实现过程的质量风险进行评估，以保证产品质量。

4.1.3（自检）申请人开展自检的，自检工作应当纳入产品质量管理体系并符合要求。

4.2 机构与人员

4.2.1（组织机构）申请人应当建立与医疗器械研发、生产相适应的管理机构，明确各部门职责，确保设计开发和技术转换合理并可追溯。

4.2.2（人员）申请人应当配备适当数量并具有相应的研发、生产和质量控制人员，人员应当具有与申报注册产品相适应的专业知识和工作技能。

4.2.3（关键人员）管理者代表、生产负责人、质量负责人、技术负责人、产品放行审核人等关键人员应当熟悉申报注册产品的关键质量控制、关键生产操作要求。

4.2.4（自检人员）申请人提交自检报告的，质量检验部门应当配备足够数量的专职检验人员。检验人员的教育背景、技术能力应当与产品检验工作相匹配。检验人员、审核人员、批准人员等应当经申请人依规定授权。

4.3 厂房、设施和设备

4.3.1 （厂房设施）申请人应当配备与申报注册产品生产相适应的厂房与设施。产品设计开发应当在适宜的厂房与设施中进行。申请注册的检验用产品（简称注册检验产品）和临床试验产品生产的厂房与设施，应当满足产品的质量控制要求。

4.3.2 （生产设备）申请人应当配备有与申报注册产品生产相适应的生产设备和工艺装备。注册检验产品和临床试验产品生产设备和工艺装备，应当满足产品质量和生产规模要求。

4.3.3 （检验设备）申请人应当配备满足产品检验方法要求的环境设施和仪器设备。开展特殊专业检验的实验室，环境设施条件应当符合特定的专业要求。

4.3.4 （注册检验和临床试验产品生产）应当保留用于注册检验产品和临床试验产品研发、生产的厂房设施与设备以及相关使用记录。如遇不可抗力无法保留的，应当留存可以证明产品研发、生产及验证等产品实现过程活动真实、完整和可追溯的证据资料。

4.4 文件管理

4.4.1 （体系文件）申请人应当建立与申报注册产品相适应的质量管理体系文件，包括质量手册、程序文件、技术文件和数据记录等。技术文件应当包括产品技术要求及相关标准、生产工艺规程、作业指导书、检验和试验操作规程等相关文件。数据记录应当确保产品设计开发、物料采购、生产、质量控制以及产品放行等活动可追溯。

4.4.2 （研发原始记录）设计开发原始资料应当纳入文件管理。除直接输出的试验数据外，还应当保留设计开发过程中的辅助记录，如主要物料领用记录、仪器设备使用记录、称量记录、配制记录等。开展临床试验的，应当保留临床试验过程有关的试验器械（试剂）出库记录、储运记录、回收处置记录等。

4.4.3 （验证资料）申请人应当保留产品设计开发或技术转让后验证的研究资料和记录，并应当确保数据的真实、准确、完整和可追溯。

4.4.4 （临床试验文件管理）申请人应当建立临床试验基本文件管理制度，按《医疗器械/体外诊断试剂临床试验基本文件目录》要求管理临床试验有关文件并确保其真实、完整和可追溯。

4.5 设计开发

4.5.1 （设计开发文档）医疗器械设计和开发文档应当源于设计开发策划、输入、输出、评审、验证、确认、转换、变更的相关文件，包含设计开发过程中建立的记录，应当确保历次设计开发最终输出过程及其相关活动可追溯。

4.5.2 （设计开发输入）设计和开发输入一般应当包括法律法规、国家标准、行业标准、国内外指南文件、标准品或者参考物质信息（体外诊断试剂产品适用）、用户需求、产品适用范围、前代或者同类产品的技术指标、产品风险等。

4.5.3 （设计开发输出）设计和开发输出应当满足输入要求，以及符合用户需求和产品设计需求，应当关注产品适用范围、功能性、安全性、有效性、质量可控性。

4.5.3.1（无源医疗器械）无源医疗器械原材料组分应当符合相关标准要求，产品与人体接触部分应当完成生物相容性评价。可重复使用的无菌产品在进行重复灭菌时，应当对成品性能进行评估并完成可耐受重复灭菌研究。

4.5.3.2（有源医疗器械）有源医疗器械应当根据标准要求完成相关研究，如电击危险防护、机械危险防护、辐射危险防护、超温危险防护、电磁兼容性、生物相容性等。

4.5.3.3（动物源包括同种异体医疗器械）动物源医疗器械应当完成动物种属（若风险与品系有关还需明确品系）、地理来源（对无法确定地理来源的种属，提供来源动物生存期间的识别与追溯要求）、年龄（与风险有关时适用，例如动物对自然发生的传播性海绵状脑病的易感性）、取材部位和组织的类型、动物及取材组织健康状况、病毒灭活方法适用性验证等研究。

4.5.3.4（体外诊断试剂）体外诊断试剂研究过程中涉及的主要原材料、中间体、重要辅料等应当明确来源并符合要求，研究过程中使用的设备、仪器和试剂应当满足研究要求。

4.5.4（验证确认）申请人应当基于风险评估结果来确定需要进行验证或者确认的工作范围和程度，并确保有关操作的关键要素能够得到有效控制。

4.5.5（设计转换）申请人应当保留产品设计转换活动的所有记录，以表明设计和开发输出成为最终产品规范前已得到充分验证且适用于常规生产，并确保生产工艺在使用确定的原材料和设备条件下，持续稳定生产出符合预期用途和产品技术要求的产品。如：无菌提供产品的灭菌工艺及相关设备设施验证与确认、有源医疗器械基本安全和基本性能的实现确认评估、体外诊断试剂生产过程、工艺参数以及批量放大验证等。

4.5.6（包装、有效期、重复使用）申请人应当对产品包装、有效期或者重复使用次数等开展研究并留存相关记录，如：产品的包装设计及验证、稳定性研究数据、产品说明书和最小销售单元标签的设计记录等。

4.5.7（验证记录）应当保存设计和开发验证活动的详细原始数据记录资料，包括验证方案、验证报告、验证记录（如测试数据、样品处理记录等）、辅助记录等。

4.5.8（临床确认管理）设计和开发确认过程中，对申报注册产品需要用临床试验的方式进行确认的，申请人应当按照临床试验方案及合同履行相应职责，并保存相关文件和记录。

4.5.9（临床试验产品要求）开展临床试验的产品，在临床试验开始前，申请人应当确保产品设计已定型且完成产品检验，其安全性、功能性适于开展临床试验。应当保留相关评估和确认过程的记录。

4.5.10（临床试验产品管理）申请人应保存临床试验产品的分发、储运、回收/退回等记录。

4.5.11（设计开发变更）设计和开发更改包括产品变更、引用文件更新（如法规、强制性标准）、设计转换的变更（如设备、原材料供应商、工艺、环境等）、来自外部的变更要求（检验、动物实验、临床试验、技术审评更改意见）、强制性医疗器械标准变化引发的变更等，应当经过风险评估、验证或者确认，确保变更得到控制。

4.5.12（委托研发管理）对存在委托研发情形的，申请人应当有相关活动的质量管理措施。

4.5.12.1（受托方能力评估）申请人应当明确产品研发活动委托的范围及程度。应当对受托研发机构的研发能力与持续技术支持能力提出相应要求并进行评估。

4.5.12.2（委托研发协议）申请人应当与受托研发机构签订委托研发协议，明确规定各方责任、研发内容及相关的技术事项。申请人应当对委托研发的过程和结果负责，应当有措施确保委托研发过程数据的可靠性。受托研发机构应当遵守协议要求，保证研发过程规范、数据真实、准确、完整和可追溯。

4.5.12.3（委托研发技术文档）申请人应当确保受托研发机构按照协议要求移交设计开发输出文档并满足设计开发输入要求。

4.6 采购

4.6.1（采购制度）申请人应当建立采购控制程序，确保采购物品符合规定要求。

4.6.2（原材料来源）注册检验产品及临床试验产品所需的原材料，包括与产品直接接触的包材、软件等应当具有合法来源证明，如供货协议、订单、发票、入库单、送货单、批准证明性文件复印件等。

4.6.3（主要物料采购）主要原材料购入时间或者供货时间应当与产品生产时间相对应，购入量应当满足产品生产需求，且应当有检验报告或者合格证明。

4.6.4（采购记录）主要原材料的采购记录应当符合产品设计需求和采购协议的规定，记录应真实、准确、完整和可追溯。

4.6.5（体外诊断试剂采购记录）体外诊断试剂原材料的采购应当有采购合同或者采购记录。质控品、校准品、企业参考品的采购应满足追溯要求，如涉及人体来源的样本，应当有相应原料的检验方法、检验过程、检验数据、检验记录，以及表明生物安全性的证明材料等。

4.6.6（体外诊断试剂关键物料要求）体外诊断试剂设计定型后，关键原材料本身如抗原（来源、氨基酸序列、构象等）、抗体（来源、细胞株等）、引物探针序列等不应发生变化。

4.7 生产

4.7.1（研制生产要求）申请人应当按照《医疗器械生产质量管理规范》要求，组织注册检验产品和临床试验产品的生产活动。

4.7.2（生产工艺文件）申请人应当编制生产工艺规程、作业指导书等文件，并明确关键工序和特殊过程。对动物源医疗器械，灭活和去除病毒和/或传染性因子工艺以及降低动物源性材料免疫原性的方法和/或工艺应当经确认。

4.7.3（生产及记录要求）应当按照生产工艺规程组织注册检验产品和临床试验产

品生产，并如实填写生产记录。生产记录应当真实、准确、完整和可追溯。

4.7.4（体外诊断试剂生产要求）体外诊断试剂的生产应当确保不同工作液的配制浓度、生产工艺过程、质量控制过程等符合设计输出的要求，尤其是生物活性材料的浓度、活性应当确保稳定，并符合相关标准。原材料的物料平衡应当符合要求。

4.8 质量控制

4.8.1（基本要求）申请人应当建立质量控制程序，规定产品检验部门、人员、操作等要求，并规定检验仪器和设备的使用、校准等要求，以及产品放行的程序等。

4.8.2（自检）申请人开展自检的，应当按照有关检验工作和申报产品自检的要求，将与自检工作相关的质量管理要求纳入企业质量管理体系文件（包括质量手册、程序、作业指导书等），并确保其有效实施和受控。

4.8.3（检验设备）申请人应当建立和保存检验设备及环境设施的档案、操作规程、计量/校准证明、使用和维修记录。

4.8.4（检验规程）应当基于科学和风险管理原则，制定原材料进货检验规程、半成品与成品检验规程等并明确制定依据。

4.8.5（检验记录）应当保存注册检验、临床试验等相关产品的检验报告和记录，包括：进货检验、过程检验和成品检验等原始记录、检验报告或者证书以及检验方法确认或者验证记录等。存在部分项目委托检验的，应当有相关项目检验报告及委托检验协议等。

4.8.6（放行程序）应当建立并实施产品放行程序，明确产品放行条件及审核、批准要求。

4.8.7（体外诊断试剂溯源）体外诊断试剂溯源过程应当合理，每批产品赋值过程与赋值方法应当具有一致性。

4.8.8（留样）申请人应当结合产品特点，留存一定数量的注册检验产品、临床试验产品。生产产品或者留样产品数量和规格型号应当能满足产品检验和临床评价（含临床试验）的需要。留样产品去向应当可追溯。

4.9 委托生产

4.9.1（总体要求）在生产产品过程中存在委托情形的，申请人应当明确负责指导、监督受托生产企业质量管理体系的部门和人员。原则上应当指定管理者代表负责委托生产的质量管理。

4.9.2（人员）申请人应当配备专职的质量管理人员，人员应当熟悉产品的关键质量控制、关键生产操作要求，能够对申请人和受托生产企业的质量管理体系进行评估、审核和监督。受托生产企业的生产负责人、质量负责人、生产放行审核人等关键人员应当熟悉受托生产产品的关键质量控制、关键生产操作要求。

4.9.3（委托协议）申请人应当与受托方签订委托协议，明确双方权利、义务和责任，协议至少应当包括受托生产企业的生产条件、技术文件的转移、物料采购控制、生产工艺和过程控制、成品检验、产品放行控制、文件与记录控制、变更控制、质量管理体系审核等，确保受托生产企业按照法律法规、医疗器械生产质量管理规范、强制性标准、产品技术要求组织生产。

4.9.4（现场审核）委托生产前，申请人应当对受托生产企业的质量管理体系开展现场评估审核，审核内容至少应当包括机构和人员、厂房与设施、设备、生产管理、质量控制能力等，确保受托生产企业具备与受托生产产品相适应的质量管理体系。

4.9.5（设计转换）申请人应当与受托生产企业共同策划并完成设计转换活动，确保产品技术要求、生产工艺、原材料要求及说明书和标签等产品技术文件能有效转移到受托生产企业。

4.9.6（技术文件转化和工艺验证）受托生产企业应当结合本企业的生产条件和质量管理体系，将申请人的产品技术文件转化为本企业的技术文件，确保产品技术要求的关键技术参数、操作方法与申请人移交的保持一致。应当进行试生产及工艺验证工作，试生产应当包括全部转移的生产过程及质量控制过程。

4.9.7（技术转化风险控制）申请人应当结合原生产工艺文件，对受托生产企业执行的生产工艺文件进行比对评估，确保因生产条件等质量管理体系变化带来的风险已得到充分识别和控制。申请人应当参与受托生产企业开展的与受托生产产品相关的验证与确认工作，并对相关的过程文件及报告进行审核。

4.9.8（注册检验产品和临床试验产品生产）申请人在受托生产企业开展注册检验产品和临床试验产品生产的，应当确保受托生产企业有与产品生产相适应的厂房、设施和设备。申请人应当确保完成工艺验证或者确认等相关工作。

4.9.9（物料采购）申请人应当明确委托生产产品物料的采购方式、采购途径、质量标准、检验要求，并按照医疗器械委托生产质量协议要求实施采购。必要时，申请人与受托生产企业一起对物料供应商进行筛选、审核、签订质量协议、定期复评。

4.9.10（生产过程管理）申请人应当会同受托生产企业对产品工艺流程、工艺参数、外协加工过程（如：辐照灭菌、环氧乙烷灭菌、阳极氧化、喷涂工艺等）、物料流转、批号和标识管理、生产记录追溯性等生产过程明确监控方式和标准，指定授权监控的人员，并保留监控记录。

4.9.11（文件管理）申请人和受托生产企业共同持有的文件至少应当包括：委托协议，受托生产企业执行的产品技术要求、原材料要求、生产工艺和检验规程、产品说明书和标签以及产品放行程序等。

4.9.12（产品放行）申请人应当建立产品放行审核和批准程序，并确保双方按照各自的职责放行注册检验产品、临床试验产品和上市产品。受托生产企业应当制定生产放行审核程序，应当保证受托生产产品符合申请人的验收标准并保留放行记录。与产品生产相关的所有记录应当真实、准确、完整并可追溯。

4.9.13（定期审核）申请人应当定期对受托生产企业的受托生产管理情况和相关记录进行审核，并保留审核记录。受托生产企业应当保留受托生产相关的全部生产记录，并可随时提供给申请人备查。如果受托生产企业有相同产品在生产，应当与受托生产产品有显著区别的编号、批号及过程标识管理方式，避免混淆。

4.9.14（沟通机制）申请人应当与受托生产企业建立有效的沟通机制，任何设计变更、采购变更等均应当及时通知受托生产企业并监督执行。对受托生产企业质量管理体系发生的可能影响产品质量的变更，申请人应当有措施确保受托生产企业能及时告知申请人并开展联合评估。

4.9.15（申请人责任）申请人应当对设计开发、生产、储运和不良事件监测情况进行全流程追溯、监控，保持质量管理体系的持续改进，并落实对受托生产企业的监督。

4.10 产品真实性

4.10.1（注册检验产品）注册检验产品，包括检验产品批号（编号/序列号等）及规格型号、检验时间、检验数量、检验依据、检验结论、关键原料和/或部件等信息、校准物质和/或质控物质、检验产品照片（含独立软件发布版本信息的照片）、标签等信息，应当与生产记录相符并可追溯。

4.10.2（临床试验产品）临床试验产品，包括临床试验产品批号（编号/序列号等）及规格型号，应当与生产记录相符并可追溯。

4.10.3（研制生产追溯要求）生产的产品批次及生产批号或者产品编号、规格型号/包装规格、每批数量、注册检验产品和临床试验产品批号及数量、留样产品批号及数量、现存产品生产批号或者产品编号及数量、主要原材料批号及数量等应当可追溯。

4.10.4（采购记录）应当保留用于产品生产的原材料采购记录，至少包括：原材料品名、型号规格、批号、材质（牌号）、供应商（生产商）、质量标准及进货验收、采购凭证、出入库记录及台账等。采购记录的相关信息应当与生产记录、注册检验报告相应内容相一致。

4.10.5（生产和检验记录）生产记录、过程检验原始记录、成品检验原始记录等应当符合设计输出文件要求。

4.10.6（留样）如需留样，应当留存留样产品，并保留产品台账、留样观察记录。

五、现场核查结果判定原则

5.1本指南共有核查项目73项，其中标注"＊"关键项目32项，一般项目41项（见附表）。现场检查组应当对照所有核查项目，逐一作出该项目"符合""不符合"或者"不适用"的判定结果。对判定为"不符合"的核查项目，检查员应当详实记录存在的具体问题。

5.2现场核查结果判定原则

现场核查结论分为"通过核查""未通过核查""整改后通过核查""整改后未通过核查"4种情形。

5.2.1现场核查未发现申请人存在不符合项目的，建议结论为"通过核查"。

5.2.2现场核查发现以下情形之一的，建议结论为"未通过核查"。（1）现场核查发现申请人存在真实性问题；（2）现场核查未发现真实性问题，但发现申请人存在关键项目3项（含）以上或者一般项目10项（含）以上不符合要求的。

5.2.3 现场核查未发现真实性问题，发现申请人存在关键项目3项（不含）以下且一般项目10项（不含）以下不符合要求的，建议结论为"整改后复查"。核查结论为"整改后复查"的申请人应当在注册核查结束后6个月内完成整改并向原核查部门一次性提交整改报告，必要时核查部门可开展现场复查。全部项目整改符合要求的，建议结论为"整改后通过核查"。

5.2.4 对于规定时限内未能提交整改报告或者复查仍存在不符合项目的，建议结论为"整改后未通过核查"。

附表

章节名称	章节序号	内容	判定结果		
			符合	不符合	不适用
质量管理体系原则	*4.1.1	（质量管理体系）申请人应当结合产品特点，建立涵盖设计开发、生产、质量控制和放行审核等与产品实现过程相适应的质量管理体系，且应当包括委托生产（如有）、临床评价（含临床试验）等			
	4.1.2	（风险管理）申请人应当建立风险管理制度，根据科学知识及经验对产品实现过程的质量风险进行评估，以保证产品质量			
	*4.1.3	（自检）申请人开展自检的，自检工作应当纳入产品质量管理体系并符合要求			
机构与人员	4.2.1	（组织机构）申请人应当建立与医疗器械研发、生产相适应的管理机构，明确各部门职责，确保设计开发和技术转换合理并可追溯			
	4.2.2	（人员）申请人应当配备适当数量并具有相应的研发、生产和质量控制人员，人员应当具有与申报注册产品相适应的专业知识和工作技能			
机构与人员	*4.2.3	（关键人员）管理者代表、生产负责人、质量负责人、技术负责人、产品放行审核人等关键人员应当熟悉申报注册产品的关键质量控制、关键生产操作要求			
	*4.2.4	（自检人员）申请人提交自检报告的，质量检验部门应当配备足够数量的专职检验人员。检验人员的教育背景、技术能力应当与产品检验工作相匹配。检验人员、审核人员、批准人员等应当经申请人依规定授权			

（续）

章节名称	章节序号	内容	判定结果		
			符合	不符合	不适用
厂房、设施和设备	*4.3.1	（厂房设施）申请人应当配备与申报注册产品生产相适应的厂房与设施。产品设计开发应当在适宜的厂房与设施中进行。申请注册的检验用产品（简称注册检验产品）和临床试验产品生产的厂房与设施，应当满足产品的质量控制要求			
	*4.3.2	（生产设备）申请人应当配备有与申报注册产品生产相适应的生产设备和工艺装备。注册检验产品和临床试验产品生产设备和工艺装备，应当满足产品质量和生产规模要求			
	*4.3.3	（检验设备）申请人应当配备满足产品检验方法要求的环境设施和仪器设备。开展特殊专业检验的实验室，环境设施条件应当符合特定的专业要求			
	*4.3.4	（注册检验和临床试验产品生产）应当保留用于注册检验产品和临床试验产品研发、生产的厂房设施与设备以及相关使用记录。如遇不可抗力无法保留的，应当留存可以证明产品研发、生产及验证等产品实现过程活动真实、完整和可追溯的证据资料			
文件管理	*4.4.1	（体系文件）申请人应当建立与申报注册产品相适应的质量管理体系文件，包括质量手册、程序文件、技术文件和数据记录等。技术文件应当包括产品技术要求及相关标准、生产工艺规程、作业指导书、检验和试验操作规程等相关文件。数据记录应当确保产品设计开发、物料采购、生产、质量控制以及产品放行等活动可追溯			
	4.4.2	（研发原始记录）设计开发原始资料应当纳入文件管理。除直接输出的试验数据外，还应当保留设计开发过程中的辅助记录，如主要物料领用记录、仪器设备使用记录、称量记录、配制记录等。开展临床试验的，应当保留临床试验过程有关的试验器械（试剂）出库记录、储运记录、回收处置记录等			

（续）

章节名称	章节序号	内容	判定结果		
			符合	不符合	不适用
文件管理	4.4.3	（验证资料）申请人应当保留产品设计开发或技术转让后验证的研究资料和记录，并应当确保数据的真实、准确、完整和可追溯			
	4.4.4	（临床试验文件管理）申请人应当建立临床试验基本文件管理制度，按《医疗器械/体外诊断试剂临床试验基本文件目录》要求管理临床试验有关文件并确保其真实、完整和可追溯			
设计开发	*4.5.1	（设计开发文档）医疗器械设计和开发文档应当源于设计开发策划、输入、输出、评审、验证、确认、转换、变更的相关文件，包含设计开发过程中建立的记录，应当确保历次设计开发最终输出过程及其相关活动可追溯			
	4.5.2	（设计开发输入）设计和开发输入一般应当包括法律法规、国家标准、行业标准、国内外指南文件、标准品或者参考物质信息（体外诊断试剂产品适用）、用户需求、产品适用范围、前代或者同类产品的技术指标、产品风险等			
	*4.5.3	（设计开发输出）设计和开发输出应当满足输入要求，以及符合用户需求和产品设计需求，应当关注产品适用范围、功能性、安全性、有效性、质量可控性			
	4.5.3.1	（无源医疗器械）无源医疗器械原材料组分应当符合相关标准要求，产品与人体接触部分应当完成生物相容性评价。可重复使用的无菌产品在进行重复灭菌时，应当对成品性能进行评估并完成可耐受重复灭菌研究			
	4.5.3.2	（有源医疗器械）有源医疗器械应当根据标准要求完成相关研究，如电击危险防护、机械危险防护、辐射危险防护、超温危险防护、电磁兼容性、生物相容性等			

（续）

章节名称	章节序号	内容	判定结果		
			符合	不符合	不适用
设计开发	4.5.3.3	（动物源包括同种异体医疗器械）动物源医疗器械应当完成动物种属（若风险与品系有关还需明确品系）、地理来源（对无法确定地理来源的种属，提供来源动物生存期间的识别与追溯要求）、年龄（与风险有关时适用，例如动物对自然发生的传播性海绵状脑病的易感性）、取材部位和组织的类型、动物及取材组织健康状况、病毒灭活方法适用性验证等研究			
	4.5.3.4	（体外诊断试剂）体外诊断试剂研究过程中涉及的主要原材料、中间体、重要辅料等应当明确来源并符合要求，研究过程中使用的设备、仪器和试剂应当满足研究要求			
	4.5.4	（验证确认）申请人应当基于风险评估结果来确定需要进行验证或者确认的工作范围和程度，并确保有关操作的关键要素能够得到有效控制			
	4.5.5	（设计转换）申请人应当保留产品设计转换活动的所有记录，以表明设计和开发输出成为最终产品规范前已得到充分验证且适用于常规生产，并确保生产工艺在使用确定的原材料和设备条件下，持续稳定生产出符合预期用途和产品技术要求的产品。如：无菌提供产品的灭菌工艺及相关设备设施验证与确认、有源医疗器械基本安全和基本性能的实现确认评估、体外诊断试剂生产过程、工艺参数以及批量放大验证等			
	4.5.6	（包装、有效期、重复使用）申请人应当对产品包装、有效期或者重复使用次数等开展研究并留存相关记录，如：产品的包装设计及验证、稳定性研究数据、产品说明书和最小销售单元标签的设计记录等			
	4.5.7	（验证记录）应当保存设计和开发验证活动的详细原始数据记录资料，包括验证方案、验证报告、验证记录（如测试数据、样品处理记录等）、辅助记录等			

（续）

章节名称	章节序号	内容	判定结果		
			符合	不符合	不适用
设计开发	4.5.8	（临床确认管理）设计和开发确认过程中，对申报注册产品需要用临床试验的方式进行确认的，申请人应当按照临床试验方案及合同履行相应职责，并保存相关文件和记录			
	4.5.9	（临床试验产品要求）开展临床试验的产品，在临床试验开始前，申请人应当确保产品设计已定型且完成产品检验，其安全性、功能性适于开展临床试验。应当保留相关评估和确认过程的记录			
	4.5.10	（临床试验产品管理）申请人应保存临床试验产品的分发、储运、回收/退回等记录			
	4.5.11	（设计开发变更）设计和开发更改包括产品变更、引用文件更新（如法规、强制性标准）、设计转换的变更（如设备、原材料供应商、工艺、环境等）、来自外部的变更要求（检验、动物实验、临床试验、技术审评更改意见）、强制性医疗器械标准变化引发的变更等，应当经过风险评估、验证或者确认，确保变更得到控制			
	4.5.12	（委托研发管理）对存在委托研发情形的，申请人应当有相关活动的质量管理措施			
	4.5.12.1	（受托方能力评估）申请人应当明确产品研发活动委托的范围及程度。应当对受托研发机构的研发能力与持续技术支持能力提出相应要求并进行评估			
设计开发	4.5.12.2	（委托研发协议）申请人应当与受托研发机构签订委托研发协议，明确规定各方责任、研发内容及相关的技术事项。申请人应当对委托研发的过程和结果负责，应当有措施确保委托研发过程数据的可靠性。受托研发机构应当遵守协议要求，保证研发过程规范、数据真实、准确、完整和可追溯			
	4.5.12.3	（委托研发技术文档）申请人应当确保受托研发机构按照协议要求移交设计开发输出文档并满足设计开发输入要求			

（续）

章节名称	章节序号	内容	判定结果		
			符合	不符合	不适用
采购	*4.6.1	（采购制度）申请人应当建立采购控制程序，确保采购物品符合规定要求			
	4.6.2	（原材料来源）注册检验产品及临床试验产品所需的原材料，包括与产品直接接触的包材、软件等应当具有合法来源证明，如供货协议、订单、发票、入库单、送货单、批准证明性文件复印件等			
	*4.6.3	（主要物料采购）主要原材料购入时间或者供货时间应当与产品生产时间相对应，购入量应当满足产品生产需求，且应当有检验报告或者合格证明			
	*4.6.4	（采购记录）主要原材料的采购记录应当符合产品设计需求和采购协议的规定，记录应真实、准确、完整和可追溯			
采购	4.6.5	（体外诊断试剂采购记录）体外诊断试剂原材料的采购应当有采购合同或者采购记录。质控品、校准品、企业参考品的采购应满足追溯要求，如涉及人体来源的样本，应当有相应原料的检验方法、检验过程、检验数据、检验记录，以及表明生物安全性的证明材料等			
	*4.6.6	（体外诊断试剂关键物料要求）体外诊断试剂设计定型后，关键原材料本身如抗原（来源、氨基酸序列、构象等）、抗体（来源、细胞株等）、引物探针序列等不应发生变化			
生产	*4.7.1	（研制生产要求）申请人应当按照《医疗器械生产质量管理规范》要求，组织注册检验产品和临床试验产品的生产活动			
	*4.7.2	（生产工艺文件）申请人应当编制生产工艺规程、作业指导书等文件，并明确关键工序和特殊过程。对动物源医疗器械，灭活和去除病毒和/或传染性因子工艺以及降低动物源性材料免疫原性的方法和/或工艺应当经确认			
	*4.7.3	（生产及记录要求）应当按照生产工艺规程组织注册检验产品和临床试验产品生产，并如实填写生产记录。生产记录应当真实、准确、完整和可追溯			

（续）

章节名称	章节序号	内容	判定结果		
			符合	不符合	不适用
生产	4.7.4	（体外诊断试剂生产要求）体外诊断试剂的生产应当确保不同工作液的配制浓度、生产工艺过程、质量控制过程等符合设计输出的要求，尤其是生物活性材料的浓度、活性应当确保稳定，并符合相关标准。原材料的物料平衡应当符合要求			
质量控制	4.8.1	（基本要求）申请人应当建立质量控制程序，规定产品检验部门、人员、操作等要求，并规定检验仪器和设备的使用、校准等要求，以及产品放行的程序等			
	*4.8.2	（自检）申请人开展自检的，应当按照有关检验工作和申报产品自检的要求，将与自检工作相关的质量管理要求纳入企业质量管理体系文件（包括质量手册、程序、作业指导书等），并确保其有效实施和受控			
	4.8.3	（检验设备）申请人应当建立和保存检验设备及环境设施的档案、操作规程、计量/校准证明、使用和维修记录			
	4.8.4	（检验规程）应当基于科学和风险管理原则，制定原材料进货检验规程、半成品与成品检验规程等并明确制定依据			
	*4.8.5	（检验记录）应当保存注册检验、临床试验等相关产品的检验报告和记录，包括：进货检验、过程检验和成品检验等原始记录、检验报告或者证书以及检验方法确认或者验证记录等。存在部分项目委托检验的，应当有相关项目检验报告及委托检验协议等			
	*4.8.6	（放行程序）应当建立并实施产品放行程序，明确产品放行条件及审核、批准要求			
质量控制	4.8.7	（体外诊断试剂溯源）体外诊断试剂溯源过程应当合理，每批产品赋值过程与赋值方法应当具有一致性			
	4.8.8	（留样）申请人应当结合产品特点，留存一定数量的注册检验产品、临床试验产品。生产产品或者留样产品数量和规格型号应当能满足产品检验和临床评价（含临床试验）的需要。留样产品去向应当可追溯			

（续）

章节名称	章节序号	内容	判定结果		
			符合	不符合	不适用
委托生产	4.9.1	（总体要求）在生产产品过程中存在委托情形的，申请人应当明确负责指导、监督受托生产企业质量管理体系的部门和人员。原则上应当指定管理者代表负责委托生产的质量管理			
	*4.9.2	（人员）请人应当配备专职的质量管理人员，人员应当熟悉产品的关键质量控制、关键生产操作要求，能够对申请人和受托生产企业的质量管理体系进行评估、审核和监督。受托生产企业的生产负责人、质量负责人、生产放行审核人等关键人员应当熟悉受托生产产品的关键质量控制、关键生产操作要求			
	*4.9.3	（委托协议）申请人应当与受托方签订委托协议，明确双方权利、义务和责任，协议至少应当包括受托生产企业的生产条件、技术文件的转移、物料采购控制、生产工艺和过程控制、成品检验、产品放行控制、文件与记录控制、变更控制、质量管理体系审核等，确保受托生产企业按照法律法规、医疗器械生产质量管理规范、强制性标准、产品技术要求组织生产			
委托生产	4.9.4	（现场审核）委托生产前，申请人应当对受托生产企业的质量管理体系开展现场评估审核，审核内容至少应当包括机构和人员、厂房与设施、设备、生产管理、质量控制能力等，确保受托生产企业具备与受托生产产品相适应的质量管理体系			
	*4.9.5	（设计转换）申请人应当与受托生产企业共同策划并完成设计转换活动，确保产品技术要求、生产工艺、原材料要求及说明书和标签等产品技术文件能有效转移到受托生产企业			
	4.9.6	（技术文件转化和工艺验证）受托生产企业应当结合本企业的生产条件和质量管理体系，将申请人的产品技术文件转化为本企业的技术文件，确保产品技术要求的关键技术参数、操作方法与申请人移交的保持一致。应当进行试生产及工艺验证工作，试生产应当包括全部转移的生产过程及质量控制过程			

（续）

章节名称	章节序号	内容	判定结果		
			符合	不符合	不适用
委托生产	4.9.7	（技术转化风险控制）申请人应当结合原生产工艺文件，对受托生产企业执行的生产工艺文件进行比对评估，确保因生产条件等质量管理体系变化带来的风险已得到充分识别和控制。申请人应当参与受托生产企业开展的与受托生产产品相关的验证与确认工作，并对相关的过程文件及报告进行审核			
	*4.9.8	（注册检验产品和临床试验产品生产）申请人在受托生产企业开展注册检验产品和临床试验产品生产的，应当确保受托生产企业有与产品生产相适应的厂房、设施和设备。申请人应当确保完成工艺验证或者确认等相关工作			
	4.9.9	（物料采购）申请人应当明确委托生产产品物料的采购方式、采购途径、质量标准、检验要求，并按照医疗器械委托生产质量协议要求实施采购。必要时，申请人与受托生产企业一起对物料供应商进行筛选、审核、签订质量协议、定期复评			
委托生产	4.9.10	（生产过程管理）申请人应当会同受托生产企业对产品工艺流程、工艺参数、外协加工过程（如：辐照灭菌、环氧乙烷灭菌、阳极氧化、喷涂工艺等）、物料流转、批号和标识管理、生产记录追溯性等生产过程明确监控方式和标准，指定授权监控的人员，并保留监控记录			
	4.9.11	（文件管理）申请人和受托生产企业共同持有的文件至少应当包括：委托协议，受托生产企业执行的产品技术要求、原材料要求、生产工艺和检验规程、产品说明书和标签以及产品放行程序等			
	*4.9.12	（产品放行）申请人应当建立产品放行审核和批准程序，并确保双方按照各自的职责放行注册检验产品、临床试验产品和上市产品。受托生产企业应当制定生产放行审核程序，应当保证受托生产产品符合申请人的验收标准并保留放行记录。与产品生产相关的所有记录应当真实、准确、完整并可追溯			

（续）

章节名称	章节序号	内容	判定结果		
			符合	不符合	不适用
委托生产	4.9.13	（定期审核）申请人应当定期对受托生产企业的受托生产管理情况和相关记录进行审核，并保留审核记录。受托生产企业应当保留受托生产相关的全部生产记录，并可随时提供给申请人备查。如果受托生产企业有相同产品在生产，应当与受托生产产品有显著区别的编号、批号及过程标识管理方式，避免混淆			
	4.9.14	（沟通机制）申请人应当与受托生产企业建立有效的沟通机制，任何设计变更、采购变更等均应当及时通知受托生产企业并监督执行。对受托生产企业质量管理体系发生的可能影响产品质量的变更，申请人应当有措施确保受托生产企业能及时告知申请人并开展联合评估			
	4.9.15	（申请人责任）申请人应当对设计开发、生产、储运和不良事件监测情况进行全流程追溯、监控，保持质量管理体系的持续改进，并落实对受托生产企业的监督			
产品真实性	＊4.10.1	（注册检验产品）注册检验产品，包括检验产品批号（编号/序列号等）及规格型号、检验时间、检验数量、检验依据、检验结论、关键原料和/或部件等信息、校准物质和/或质控物质、检验产品照片（含独立软件发布版本信息的照片）、标签等信息，应当与生产记录相符并可追溯			
	＊4.10.2	（临床试验产品）临床试验产品，包括临床试验产品批号（编号/序列号等）及规格型号，应当与生产记录相符并可追溯			
	＊4.10.3	（研制生产追溯要求）生产的产品批次及生产批号或者产品编号、规格型号/包装规格、每批数量、注册检验产品和临床试验产品批号及数量、留样产品批号及数量、现存产品生产批号或者产品编号及数量、主要原材料批号及数量等应当可追溯			

（续）

章节名称	章节序号	内容	判定结果		
			符合	不符合	不适用
产品真实性	*4.10.4	（采购记录）应当保留用于产品生产的原材料采购记录，至少包括：原材料品名、型号规格、批号、材质（牌号）、供应商（生产商）、质量标准及进货验收、采购凭证、出入库记录及台账等。采购记录的相关信息应当与生产记录、注册检验报告相应内容相一致			
	*4.10.5	（生产和检验记录）生产记录、过程检验原始记录、成品检验原始记录等应当符合设计输出文件要求			
	*4.10.6	（留样）如需留样，应当留存留样产品，并保留产品台账、留样观察记录			

资料来源：国家药品监督管理局《关于发布医疗器械注册质量管理体系核查指南的通告》（2022 年第 50 号），2022 年 10 月 10 日发布。

8.6 过程的监视和测量

8.6.1 标准条文

8.2.5 过程的监视和测量

组织应采用适宜的方法对质量管理体系过程进行监视，并在适当时进行测量。这些方法应证实过程实现策划结果的能力。若未能实现策划结果，适当时，应采取纠正和纠正措施。

8.6.2 理解与实施要点

1）质量管理体系所需的过程包括：管理职责，资源提供，产品实现，测量、分析和改进四大过程。每一个过程都直接或间接地影响到产品的符合性，因此，质量管理体系的过程能力决定着组织是否具有稳定地提供满足顾客要求和适用的法律法规要求的产品的能力。过程监视和测量的目的就是要证实并保持这些过程实现预期结果的能力，最终确保满足产品要求。过程能力体现的是综合能力，往往会涉及与过程相关的人、机、料、法、环、测等因素。

2）在进行质量管理体系策划时，对每一过程都明确了输入、输出、活动及相关的资源，并要求过程的输出能够满足其预定的目标，可对影响过程能力的因素进行监视和测量，也可根据输出的结果和对达到目标的情况进行监视和测量，对过程是否具备稳定的输出能力作出评价。一般来说，对质量理体系的所有过程都应进行监视，但并非质量管理体系的所有过程都要是可测量的，而只适当时才对部分过程进行测量。

3）应根据不同的过程情况，采用不同的监视和测量方法，常用的方法有：内部审核、管理评审、过程审核、工艺检查，过程有效性评价（即过程目标评定）等方法，甚至可以采用过程能力指数 C_p 值或 C_{pk} 值等测量方法。统计工具是过程监视和测量的一个有效手段，如抽样检验、控制图、工序能力分析、排列图、对策表等。对过程监视和测量方法可采用程序、指导书、图表、规范等形式予以规定。

4）组织在策划对质量管理体系过程采用什么方法进行监视和测量时，应考虑不同的过程对产品质量符合性和对质量管理体系有效性的影响程度，对直接影响产品质量的过程和间接影响产品质量的过程其监视和测量的方法应当有所不同。如果在对过程进行监视和测量的过程中，发现过程能力明显不足，影响其达到所策划的结果（或过程不具备达到所策划结果的能力），应分析对产品符合性的影响，组织应对过程进行纠正（对产品实现可能就是纠正措施）或采取纠正措施，以确保过程结果的符合性。

5）需要注意的是，本文件8.2.5和8.2.6都是对监视和测量的要求，它们存在相互关系，但各自的目的和作用有所不同。表7-11给出了本文件"8.2.5　过程的监视和测量"与"8.2.6　产品的监视和测量"的区别。

表7-11　8.2.5与8.2.6的区别

项目	8.2.5　过程的监视和测量	8.2.6　产品的监视和测量
目的	监视和测量过程是否具备实现该过程的目标和满足相关要求的能力	监视和测量产品是否合格
范围	质量管理体系全过程，但以产品实现过程为主	产品实现过程，以生产和服务提供过程为主
对象	过程能力	产品（过程的结果）
依据	各过程的目标和要求，包括产品的质量目标	产品标准、规范或验收准则
内容	人、机、料、法、环、测等因素的综合评价	监视和测量产品特性是否符合规定要求
方法	管理评审、内部审核、顾客满意度调查、各种监督检查、测算过程能力指数 C_p 值或 C_{pk} 值、分析统计数据（体现规律和趋势）、产品检验和试验结果等	检验和试验以及监督检查等监视手段
结论	是否具备实现该过程的目标和要求的能力	产品合格或不合格

8.7 产品的监视和测量

8.7.1 标准条文

> **8.2.6 产品的监视和测量**
>
> 　　组织应对产品的特性进行监视和测量，以验证产品要求已得到满足。这种监视和测量应依据策划并形成文件的安排和形成文件的程序，在产品实现过程的适当阶段进行。
>
> 　　应保持符合接收准则的证据。应记录有权放行产品的人员的身份（见 4.2.5）。适当时，记录应识别用于执行测量活动的检测设备。
>
> 　　在策划并形成文件的安排圆满完成前不应放行产品和交付服务。
>
> 　　对于植入性的医疗器械，组织应记录进行任何检验或试验的人员的身份。

8.7.2 理解与实施要点

8.7.2.1　对产品的监视和测量是通过对其特性的检验和试验，来验证产品要求是否已经得到满足，判定产品是否合格，是符合性检查。包括对采购产品的进货检验，中间产品的过程检验和最终产品出厂检验。组织在确定为证实产品是否符合要求的测量方法时要充分考虑法规和顾客的要求，并关注下列因素：

——根据产品特性的类型，确定测量类型、适宜的测量手段、精度要求和所需的技能；

——所需的设备、软件和工具；

——在产品实现过程中，确定适宜的测量点；

——根据每一个测量点的特性，编制作业指导书和接受准则；

——由顾客确定的产品选择特性的观察点或验证点；

——监管机构要求实施或监督的检验或试验；

——组织预期，或顾客及监管机构要求组织提供的有资质的第三方完成质量管理体系内活动的时间安排和方式；

——人员、材料、产品、过程和质量管理体系鉴定；

——证实验证活动已经完成并可被接受的最终检验；

——记录产品测量结果。

8.7.2.2　不同的产品，其特性不尽相同，所需实施的监视和测量也不尽相同。例如，对硬件、软件、流程性材料和服务 4 种不同类型的产品，其产品特性有很大的区别。组织应针对产品的特点，对监视和测量要求以及如何实施进行策划，并形成文件的程序。对产品的监视和测量活动应满足以下要求：

1）在产品实现的适当阶段进行。如硬件一般规定进货检验，最终成品检验，生产过程中也不要求每道工序后全要检验，而是在关键工序的前后进行，所谓检验点（或停止点）的设置。由于医疗器械产品的复杂性，在何地进行检测，无法统一进行规定。

比如，大型仪器设备可能在装配现场检测；具有防辐射的产品可能在辐射屏蔽室内检测；无菌医疗器械的无菌检测需要有无菌检测室和阳性对照试验室等。

2）获得产品实现的每个阶段进行监视和测量的依据。产品的监视和测量必须有依据，即产品的接受准则。产品的接受准则可以是产品标准（包括国际标准和国外先进标准、国家标准、行业标准、地方标准、团体标准和企业标准）、采购信息、图纸、样件、验收细则、检验规程或试验软件、顾客在合同中的要求等。

3）掌握进行监视和测量的方法。如进货可采取检验或验证，验证是对供方提供的合格证明进行评审，如检验是全检还是抽样检验，按什么抽样方法。

4）实施产品的监视和测量的部门、岗位。产品的监视和测量部门通常由组织的质量检验部门负责，在部门内部通常有明确的分工，如进货检验员、过程检验员、成品检验员以及产品型式试验员等。

5）实施监视和测量活动的人员应具备的能力。负责实施产品的监视和测量的人应具备必要的能力，并且得到组织的授权。这种能力，不仅能够实施监视和测量，而且具有是否能够放行产品和判断能力。有些监视和测量专业技术性很强，检验规程中要规定检验的特性，使用的设备与量具，操作方法，判别依据等。

6）监视和测量的结果要提供产品符合要求的证据，如检验和验证记录等。这些记录应清楚表明有权决定将产品放行给顾客的人员（如产品的检验员、批准人员等），这些人员应对产品的最终责任负责。每项监视和测量要形成什么记录，根据需要规定内容，适当时，可包括以下内容：

——标明所使用的检验/试验标准和修订状态；

——标明所使用的试验设备和试验数据；

——有负责检验和试验人员的签名及日期；

——标明检验产品的数量和接受产品的数量；

——记录任何没有通过检验或试验的产品的处置情况及没有通过的原因。

8.7.2.3   如果由于某种原因，所策划并形成文件的监视和测量活动（如进货检验、过程检验、最终检验）等还没有完成，组织不能向顾客放行产品和交付服务。只有在策划安排所有活动都已圆满完成，才能放行产品和交付服务。下列情况下可视为安排已圆满完成：

——产品满足全部接受准则要求；

——虽尚未得到检验结果，但放行后该产品仍处在组织控制范围内并可随时根据后续得到的结果准确识别和处置不合格品；

——虽然产品未满足事先策划的接收准则要求，但组织已制定相应措施在随后过程中消除该不合格并符合本文件8.3的要求。

8.7.2.4   对植入性的医疗器械，组织要记录检验和试验人员的身份，以保证可追溯性和满足要求证据的力度。身份可指姓名、职务和履行职责的日期。

8.8 不合格品控制/总则

8.8.1 标准条文

> **8.3 不合格品控制**
>
> **8.3.1 总则**
>
> 组织应确保对不符合产品要求的产品进行识别和控制，以防止非预期的使用或交付。组织应建立程序并形成文件以规定不合格品控制以及与不合格品识别、记录、隔离、评价和处置有关的职责和权限。
>
> 不合格的评价应包括确定是否需要调查和通知对不合格负责的所有外部方。
>
> 应保留不合格的性质以及随后所采取的任何措施的记录，包括评价、任何调查和决策的理由说明（见4.2.5）。

8.8.2 理解与实施要点

8.8.2.1 在产品实现全过程中，都会有不合格品发生，包括组织采购的产品、过程中的产品和最终提供给顾客的产品，也包括不合格的售后服务。为防止对不合格品的非预期使用或交付，组织应确保对不符合产品要求的产品加以识别，如隔离、标识和记录等以防误用，之后还要及时根据不合格的性质采取适宜的措施予以处置，以减少损失，降低影响。

8.8.2.2 为了确保对不合格品进行有效控制，组织应制定形成文件的程序，程序中应规定对不合格品进行控制和处置的责任、权限、控制要求和方法等，程序文件应用于：

——确定不合格所涉及的产品和数量，如是哪种型号的产品，在哪个生产班次哪台设备发生的，数量是多少；

——对不合格品进行标识和隔离，通过标识以避免其与合格品相混淆或被误用，通过隔离以确保其不会对合格品造成污染或产生其他不良影响；

——记录不合格品情况（如尺寸不符、指标不合格、污染等）及其产生原因（如设备精度、原材料使用、违规操作等）；

——不合格品的评价，应根据不合格品的特性、不合格品的严重程度、在生产中所处的重要度以及风险等级的大小和处理不合格品的经济成本等多种要素进行综合分析，确定是否需要调查和通知对不合格负责的所有外部方；

——策划、批准和记录不合格品的处置方法，不同的性质可能会导致采取不同的处置方法，例如，"纠正"是指维修、返工或调整以及有关现存不合格的处置，而"纠正措施"与不合格原因的消除有关；

——通知可能受到不合格影响的人员，适当时包括顾客。

8.8.2.3 对于不合格的性质和采取的措施应保留记录，包括评价、任何的调查和做出决定的理由的记录。这里所谓的"性质"是指不合格的特性、特征和类型，当然也可以包括不合格的严重程度。通常，组织应当根据不合格的性质，策划不合格分级标准，作为对不合格品判断和处置的依据。

8.9 交付前发现不合格品的响应措施

8.9.1 标准条文

8.3.2 交付前发现不合格品的响应措施

组织应通过下列一种或几种途径处置不合格品：

a） 采取措施以消除已发现的不合格；

b） 采取措施以防止其原预期的使用或应用；

c） 授权让步使用、放行或接收。

组织应确保不合格品仅在提供理由、获得批准和满足适用的法规要求的情况下才能让步接收。应保留让步接收和授权让步人员身份的记录（见4.2.5）。

8.9.2 理解与实施要点

交付前发现不合格品的应对措施可通过以下途径：

1）采取措施，消除已发现的不合格，此种处置不合格的措施是指组织针对不合格品采取适当措施后，可以消除其不合格而使其满足规定要求成为合格品。如返工，在GB/T 19000—2016中"返工"的定义是："为使不合格产品或服务符合要求而对其采取的措施"，即重新加工产品使其符合要求，返工的目的是使不合格品成为合格品，但返工后的结果并不一定达到预期的目的。

2）采取措施，防止不合格品的原预期使用或应用。对出现了不合格而不能按原来预期的要求使用或应用的产品，应采取适宜的方法予以处置。如对不合格品进行降级使用、改做他用、报废，对进货产品拒收、返修、和顾客协商、使顾客接受修理后的产品等。

3）让步使用、放行或接收不合格品。在GB/T 19000—2016中"让步"的定义是："对使用或放行不符合规定要求的产品或服务的许可"，并且在注释中明确了让步通常仅限于在规定的时间或数量内，对含有不合格特性的产品或服务的交付。这种处置措施在实施前均应进行适当的风险分析，让步应经授权人员批准，并且不得违背法规要求。例如：医用灭菌高压锅的耐压强度不合格是不允许让步使用或放行的，因为这可能导致人身和财产的安全问题。

在GB/T 19000—2016中"返修"的定义是："为使不合格产品或服务满足预期用途而对其采取的措施"。返修与返工不同，返修可影响或改变不合格产品的某些部分。经返工的产品可以成为合格品。返修品不一定是合格品，但能满足预期的用途。

在GB/T 19000—2016中"报废"的定义是："为避免不合格产品或服务原有的预

期使用而对其采取的措施"，医疗器械召回、销毁均属此范畴。

在 GB/T 19000—2016 中"降级"的定义是："为使不合格产品或服务符合不同于原有的要求而对其等级的变更。"

4）组织在满足法规要求的情况下实施让步接收时，应保持让步接收和让步接收授权人员身份的记录，身份可指姓名、职务和履行职责的日期。返工以后应再次进行验证是否符合了要求，再次验证的记录也应予以保持。

8.10　交付后发现不合格品的响应措施

8.10.1　标准条文

> **8.3.3　交付后发现不合格品的响应措施**
>
> 　　当在交付或开始使用后发现不合格品时，组织应采取与不合格的影响或潜在影响的程度相适应的措施。应保留所采取措施的记录（见 4.2.5）。
>
> 　　组织应按照适用的法规要求将忠告性通知的发布程序形成文件。这些程序应能随时付诸实施。应保留与发布忠告性通知相关的措施的记录（见 4.2.5）。

8.10.2　理解与实施要点

1）当在交付或开始使用后发现产品不合格时，组织要通过销售记录进行追踪，及时采取相应的措施解决问题。所采取的措施应与不合格的问题造成的影响或潜在的影响程度相适应，通过措施的实施尽量减少或消除所造成的影响。这些措施包括：

——撤回在售产品；

——从分销点撤回产品；

——给顾客发出忠告性通知（可采取使用前进行检查，对产品使用提供补充指南或退换某些产品）；

——极端情况下，要求退回或销毁产品。

2）退回组织的任何产品，都应当按不合格品产品对待。有关不合格产品的信息应当提供给有关人员，以便采取措施纠正和识别不合格的原因，防止不合格品再次发生。对于有污染风险返回的产品（如微生物污染、病毒污染、化学污染、辐射污染），组织应当考虑有害物质的法规要求。

3）组织在医疗器械交付后，发现问题需要采取补救措施（纠正或预防措施）或因为符合国家和地区法规而发布的事项，则应发布忠告性通知，旨在以下方面给出补充信息和/或宜采取的措施：

——医疗器械的使用：告知在使用时的注意事项和应对措施；

——医疗器械的改动：告知在医疗器械上进行的改动（如结构、电路的改动、电源或环境的改动）；

——医疗器械退回组织或代理商：当问题在用户处难以处置时，需将医疗器械召回处理；

——医疗器械的销毁：退回公司没有意义可以就地销毁。

4）组织应建立形成文件的程序，一旦出现需要发布上述忠告性通知的时候，组织能随时实施这些程序。拟定、批准和发布忠告性通知的程序应当规定：

——即使关键人员缺席，也能保证程序得以实施的管理安排；

——被授权采取纠正措施和确定受影响产品处理方法的管理者职位；

——确定退回产品处置方案，如返工、重新包装、报废的规定；

——沟通规定，包括向国家和地方监管部门报告，组织和国家监管机构的沟通方式和联络地点。

5）国家和地区法规可能要求组织将忠告性通知报告给行政主管部门，说明危害及不合格性质和严重程度，准备采取的措施。一般应包括下列内容：

——出现问题的医疗器械及其型号；

——出现问题的医疗器械的序号、批号及其他标识；

——发布忠告性通知的理由；

——可能产生的危害的建议；

——随后采取的措施。

6）组织所使用的程序应及时更新，以符合法规和标准的动态要求。对忠告性通知所形成的文件、建议和措施等的记录，组织应予以保持。

8.10.3 实施案例

【例 7 - 18】忠告性通知发布和实施控制程序

忠告性通知发布和实施控制程序

1 目的

制定本文件是为了确保产品在交付顾客后，产品发生任何形式的变化或质量问题，能迅速采取纠正和预防措施，及时通知客户和相关部门必要时召回有关批号和产品，以免造成不利的后果。

2 范围

本文件规定了忠告性通知的发布内容、启动条件、实施、要求形成的文件、产品召回的处理以及监督等相关事项。

本文件适用于产品交付后，发生的任何形式的改动和质量问题，相关部门的处理和预防措施。

3 规范性引用文件

下列文件中的内容通过文中的规范性引用而构成本文件必不可少的条款。其中，注日期的引用文件，仅该日期对应的版本适用于本文件；不注日期的引用文件，其最新版本（包括所有的修改单）适用于本文件。

Q/TZ G21504 文件控制程序

Q/TZ G21516　　不良事件报告控制程序

4　职责

4.1　销售部

a）负责忠告性通知的提出；

b）负责产品交付后忠告性通知的发布和实施；

c）负责产品交付后市场的监督、跟踪及处理，并及时将有关信息反馈至相关部门。

4.2　品质部

a）负责对顾客抱怨、投诉的处理；

b）负责纠正和预防措施的制定、实施和验证，并责成相关部门解决。

4.3　管理者代表

负责忠告性通知的审核。

4.4　总经理

负责忠告性通知的批准。

5　程序

5.1　忠告性通知包含的内容

5.1.1　忠告性通知是公司在产品交付后，发现问题需要采取预防和纠正措施，或为符合相关的法规要求需重新发布的事项。

5.1.2　忠告性通知具体包括以下内容：

a）产品使用时注意的事项；

b）产品的改动；

c）产品的退回：

d）产品的销毁。

5.1.3　产品改动及忠告性通知发布

任何事项的改动均应向顾客、相关部门发布通知，同时通告应包含下列相关内容：

a）改动前后状况的描述；

b）改动对产品质量的影响；

c）改动的纠正和预防措施及实施情况、验证效果；

d）其他需说明的情况。

5.1.4　产品召回及忠告性通知发布

5.1.4.1　产品召回的条件：

a）顾客投诉的产品质量问题涉及到销售的产品的批号；

b）顾客投诉的产品质量问题涉及到其安全有效性；

c）企业产品的留样观察性能达不到要求。

5.1.4.2　发生召回时，应及时向顾客及相关部门发布通告，其内容包括：

a）涉及质量问题的产品的批号、销售地点、数量；

b）召回处理的方式及方案。

5.2　忠告性通知启动的条件

忠告性通知启动的条件包括：

a）同内外报告或文献对医疗器械风险的认识；

b）国家相关法规调整导致产品的不适应；

c）顾客反馈信息。

5.3　忠告性通知的实施

5.3.1　当构成忠告性通知的启动条件时，销售部向公司的管理者代表提出发布忠告性通知的申请。

5.3.2　销售部负责忠告性通知的起草，并协同相关部门评审、确认发布忠告性通知的必要性和实施措施的有效性，上报管理者代表审核，总经理批准后实施。

5.3.3　销售部依据销售记录，将忠告性通知发送至医疗器械产品的最终客户，并提请其关注发布的通知；生产部负责医疗器械产品的改动。

5.4　忠告性通知形成的文件

5.4.1　忠告性通知形成的文件包括：

a）产品使用补充说明；

b）产品改动情况说明；

c）产品返回情况说明；

d）产品销毁说明。

5.4.2　忠告性通知的发布按 Q/TZ G21504 的有关规定执行。

5.5　产品召回的处理

5.5.1　召回的产品有专人保管，隔离存放，并有明显的标识。

5.5.2　由品质部检验人员对召回的产品进行复检，出具复检报告，并对相关的数据进行统计分析。

5.5.3　相关部门进行会审，对召回的产品提出处理意见，采取销毁或其他的处理措施。

5.5.4　召回产品的处理结果，由管理者代表再次通告顾客及相关机构。

5.6　忠告性通知的监督

5.6.1　企业应定期或不定期接受政府部门的监督，对监督过程中发生的问题按照公司内部规定的程序执行，并保证产品产生的不良影响降低到最低。

5.6.2　当国家和地区法规要求时，销售部将忠告性通知报告行政主管部门。报告内容应涉及以下方面：

a）报告危害及不合格性质的严重程度及采取的措施；

b）出现问题的产品及批号；

c）发布忠告性通知的理由；

d）可能产品的危害。

5.6.3 若因使用导致质量事故的发生，应按照 Q/TZ G21516 的要求及时向有关部门进行事故的报告。

6 记录（略）

8.10.4 法规链接

【链接9】我国医疗器械法规规定的忠告性通知发布要求。

《医疗器械监督管理条例》（国务院令第 739 号）第六十七条：

医疗器械注册人、备案人发现生产的医疗器械不符合强制性标准、经注册或者备案的产品技术要求，或者存在其他缺陷的，应当立即停止生产，通知相关经营企业、使用单位和消费者停止经营和使用，召回已经上市销售的医疗器械，采取补救、销毁等措施，记录相关情况，发布相关信息，并将医疗器械召回和处理情况向负责药品监督管理的部门和卫生主管部门报告。

医疗器械受托生产企业、经营企业发现生产、经营的医疗器械存在前款规定情形的，应当立即停止生产、经营，通知医疗器械注册人、备案人，并记录停止生产、经营和通知情况。医疗器械注册人、备案人认为属于依照前款规定需要召回的医疗器械，应当立即召回。

医疗器械注册人、备案人、受托生产企业、经营企业未依照本条规定实施召回或者停止生产、经营的，负责药品监督管理的部门可以责令其召回或者停止生产、经营。

《医疗器械生产质量管理规范》（国家食品药品监督管理总局公告 2014 年第 64 号）第七十六条：

企业应建立产品信息告知程序，及时将产品变动、使用等补充信息通知使用单位、相关企业或者消费者。

8.11 返工

8.11.1 标准条文

> **8.3.4 返工**
>
> 　组织应按照考虑了返工对产品的潜在不良影响所形成文件的程序进行返工。这些程序应经过与原程序相同的评审和批准。
>
> 　返工完成后，产品应经验证以确保其满足适用的接收准则和法规要求。
>
> 　应保留返工的记录（见 4.2.5）。

8.11.2 理解与实施要点

1）组织应编制医疗器械返工控制程序，以确定对不合格品进行分析、进行返工的工作程序，包括下达返工指令、编制返工的作业指导书、负责返工的部门人员、对返工以后的效果验证、审核和批准使用返工品的部门和人员，返工记录的保存等。

2）对返工后的不合格品，组织应对其再次进行验证，以证实其是否符合接收标准的要求和法规的要求。不合格品返工以后的验证，要根据不合格品的材料特性来决定。对某些材料来讲，能否返工或者返工措施会否影响材料特性是十分重要的，例如辐射灭菌照射就可能影响材料特性，所以必须考虑多次辐照以后的材料性质是否会有变化；对环氧乙烷灭菌也要考虑此灭菌是否会对材料性质产生影响；等等。

3）对不能返工的不合格品，应当规定相应的处理方式及管理制度，防止误用。例如，对不合格的乳胶产品是否应当进行粉碎处理，不能再用；对一些金属性质的不合格品是否可以击碎或者拆解。对此，组织应当有专门的管理制度和人员，特别是组织对废品回收的部门和人员，也应做出相应的规定。

4）对采取措施后的返工产品，组织应对其进行再次验证，以证实其是否符合规定的要求和法规的要求。此时应注意验证的有效性，例如对按照批次实施检验的产品，在再次验证时，应当适当加大抽样的数量。

5）对返工过程中所涉及的返工记录和检验记录应予以保持，以保证数据的可追溯性。

8.11.3　实施案例

【例7-19】某公司医疗器械返工作业指导书

医疗器械返工作业指导书

1　范围

本文件规定了不合格品的返工作业内容。

本文件适用于生产部门因不符合质量要求的半成品及成品的返工作业。

2　规范性引用文件

下列文件中的内容通过文中的规范性引用而构成本文件必不可少的条款。其中，注日期的引用文件，仅该日期对应的版本适用于本文件；不注日期的引用文件，其最新版本（包括所有的修改单）适用于本文件。

Q/TZ G21003　退货处理规定

3　职责

3.1　生产部

a）负责不合格品的返工作业的安排；

b）协助品质部对返工原因进行分析，制定出纠正措施，防止问题再发生。

3.2　品质部

a）负责返工品的品质控制；

b）负责对返工原因进行分析。

3.3　各车间

a）负责不合格品的返工作业；

b) 负责统计返工工时。

3.4 销售部售后组

负责对退回产品的检修、入库。

4 作业内容

4.1 在制品的返工作业

4.1.1 制程检验员在检验过程中，发现在制品未达到品质要求时，首先将不合格批进行隔离并贴上"不合格标签"且在"不合格标签"上盖上检验员印章，然后将"制程巡检记录表"连同不良样品交由生产主管确认后，由生产主管安排返工作业（执行各工序的作业指导书）。

4.1.2 制程检验员需对返工过程进行巡检，并对返工后的在制品进行重新检验，以判断返工后的在制品是否达到品质要求。

4.1.3 若生产部门对返工要求有争议时，品质部主管会同生产部主管将"制程巡检记录表"与不良样品交分管副总，由分管副总裁定。

4.2 成品返工作业

4.2.1 最终检验员在抽样检验过程中，发现成品未达到品质要求时，首先将不合格批进行隔离并贴上"不合格标签"，且在"不合格标签"上盖上检验员印章，然后将"制程巡检记录表"连同不良样品交由生产部主管确认后，由生产主管安排分解到工序进行返工作业（执行各工序的作业指导书）。

4.2.2 最终检验员需对返工过程进行巡检，并对返工后的成品进行重新检验，以判断返工后在制品是否达到品质要求。

4.2.3 若生产部门对成品返工要求有争议时，品质部主管会同生产部主管将"制程巡检记录表"与不良样品交给分管副总，由分管副总裁定。

4.2.4 成品出厂检验员在抽样检验过程中，发现出货成品未达到AQL标准时，由成品出厂检验员在该批次"成品出厂检验记录单"上注明"不合格品"后，将不良样品与成品出货检验报告单交由生产部主管确认后，由生产部主管安排返工作业。

4.2.5 若生产部门对出货成品返工要求有争议时，品质部主管会同生产部主管将"成品出厂检验记录单"与不良样品交由分管副总，由分管副总裁定。

4.3 已经出厂，经各种渠道返回的产成品由售后部负责检修、入库，执行Q/TZ G21003的有关规定。品质部负责质量跟踪。

4.4 返工工时统计

4.4.1 车间需对在制品、成品返工工时进行统计。

4.4.2 销售部售后组对返回不良品的返工（检修）工时进行统计。

5 记录

5.1 制程巡检记录表

5.2 成品出厂检验记录单

5.3 成品返工/返修记录单

8.12 数据分析

8.12.1 标准条文

8.4 数据分析

组织应将确定、收集和分析适当数据的程序形成文件以证实质量管理体系的适宜性、充分性和有效性。这些程序应包括对统计技术在内的适当方法及其使用程度的确定。

数据分析应包括来自监视和测量的结果以及其他有关来源的数据，并至少包括以下方面的输入：

a) 反馈；

b) 产品要求的符合性；

c) 过程和产品的特性及趋势，包括改进的机会；

d) 供方；

e) 审核；

f) 适当时，服务报告。

如果数据分析表明质量管理体系不是适宜的、充分的或有效的，组织应按照8.5 的要求将此分析结果用作改进的输入。

应保留分析结果的记录（见 4.2.5）。

8.12.2 理解与实施要点

8.12.2.1 数据分析是指用适当的统计分析方法对收集来的大量数据进行分析，提取有用信息和形成结论，而对数据加以详细研究和概况总结的过程。为判定质量管理体系的适宜性、充分性和有效性，以及识别评价是否可对质量管理体系的有效性进行改进，组织应建立形成文件的程序，收集和分析与产品质量、不良事件、顾客反馈和质量管理体系运行有关的数据。

8.12.2.2 通过监视和测量活动会收集到很多的数据和信息，如果不对数据和信息进行评价、分析并转化为有用的输出，数据和信息收集本身是没有意义的。分析这些数据和信息可以找出趋势所在，发现的任何趋势都可能意味着质量管理体系存在问题或存在需要改进的地方。本条款要求数据分析的来源至少应包括来自以下方面的信息：

1) 顾客反馈。即顾客对组织提供的医疗器械的安全有效性的评价信息，包括产品、服务、价格、交付等方面的反映情况。对顾客反馈的信息分析可以了解质量管理体系的绩效。

2) 与产品要求的符合性。即组织提供的产品与所确定的产品要求的符合情况，如产品的合格率等，它可以帮助组织发现医疗器械生产过程中存在的问题和不足。

3）过程和产品的特性及趋势，包括改进的机会。即质量管理体系过程和产品的特性方面的实际状况及其变化趋势情况。这种变化趋势方面的数据，可以帮助组织识别过程和产品特性中的潜在不合格，为组织提供改进的机会，从而避免不良趋势的进一步发展。

4）供方。即与供方有关的信息（可以包括供方提供的产品质量的信息、外包过程质量的信息、供方保持其按要求提供产品的能力的信息等），这些信息可作为组织调整、改进、增进与供方互利合作关系的依据，并帮助组织对供方实施更有效的控制。

5）审核。包括内审和外审发现的产品、过程体系的不合格信息。通过实施对审核中发现不合格信息的分析，组织可针对性地采取相应的改进措施，从而进一步提高质量管理体系的符合性和有效性。

6）服务报告。通过器械安装、维修、培训过程中反馈的信息，用户回访反映的情况等汇总形成的服务报告，可以帮助组织发现医疗器械服务过程中存在的问题和不足。

8.12.2.3　组织应编制收集和分析生产和生产后活动数据以运行过程。当数据分析表明质量管理体系不是适宜、充分或有效的，组织应当将分析结果作为改进过程的输入。这些结果可用于：

1）管理评审的输入；

2）纠正措施和预防措施过程的输入；

3）评定顾客反馈的输入；

4）风险管理的输入；

5）符合顾客要求的证据。

8.12.2.4　选用合适的数据分析工具。根据不同类型的不同来源的数据采取不同的分析统计方法。例如，可以使用图形分析的方法（排列图、因果图、分层法、调查表、散布图、直方图、控制图等），以直观地分析数据的结果和趋势。对离散性数据或按规律分布的数据还可采用计算的方法，如回归分析法、方差分析法、报表分析法，还有目前出现的越来越多的计算机分析软件等。对于同一个统计方法资料，若选择不同的统计分析方法处理，有时结论是截然不同的。对此，组织需要进行必要的管理研究。

8.12.2.5　对数据分析结果的记录应予保持。它是有效决策的原始依据。

8.13　改进/总则

8.13.1　标准条文

8.5　改进

8.5.1　总则

组织应利用质量方针、质量目标、审核结果、上市后监督、数据分析、纠正措施、预防措施和管理评审来识别和实施任何必要的更改，以确保和保持质量管理体系的持续适宜性、充分性和有效性以及医疗器械的安全和性能。

8.13.2 理解与实施要点

8.13.2.1 "改进"是指提高绩效的活动（ISO 9000：2015，3.3.1），活动就是指识别和实施任何更改以确保和保持质量管理体系的持续适宜性、充分性和有效性以及医疗器械的安全和性能，以满足顾客要求和适用的法规要求。识别和实施改进的方法包括：

1）通过质量方针的建立做出改进质量管理体系适宜性、充分性和有效性的承诺，营造一个激励改进的氛围和环境。

2）建立质量目标，提出了奋斗目标和改进的要求，明确改进的方向。

3）通过内部审核发现质量管理体系在符合性和有效性上的不足，不断完善质量管理体系。

4）通过收集和分析从已经上市的医疗器械获得的经验来改进医疗器械的安全和性能。

5）通过数据分析发现不足，不断寻求改进的机会。

6）实施纠正措施和预防措施，不断实现改进。

7）进行管理评审，对质量管理体系进行评价，提出新的、更高的改进目标和改进的决策。

8.13.2.2 适宜性是指管理体系适应内外部环境变化的能力，如法律、法规的变化，外部市场的变化等。这种变化有可能导致质量方针、质量目标的变更，在这种情况下，组织应及时调整或改进原有的质量管理体系，以保持其与内外环境的适宜性。充分性是指管理体系满足市场、相关方要求及期望的能力，也指管理体系各过程的展开程度。质量管理体系由众多相互关联的过程所构成，如果一个过程没识别，或尽管识别了所有过程，但对确保过程有效运行的控制措施未做全面规定，或对控制职责未做适当的规定，就会因某些过程未得到有效控制而使质量管理体系不充分。管理体系无效只是指体系存在区域性失效和系统性失效，或组织发生了重大的质量安全事故等。有效性指完成策划的活动并达到所策划的结果程度的度量。质量管理体系的有效性是组织实现所设定的质量方针、质量目标和各项职责的程度的度量。

8.13.2.3 世界各国现行法规对医疗器械最主要和最基本的要求就是安全性和有效性，在医疗器械投放市场以前，要根据其类别的不同，按照法规分别进行相应的临床试验或者临床验证。并且根据上述结果做出有说服力的鉴定，然后上报政府监督管理部门，取得生产许可和产品注册，才能投放市场。此外，凡涉及安全性和有效性问题的技术状态，都不应轻易进行变动，要保持持续稳定性。因此强调保持质量管理体系有效性是必要的。只有这样才能确保医疗器械的安全有效。医疗器械改进是需要的也是必要的，但要在符合法规的范围内进行，如果过分强调持续改进和频繁改进，有可能在临床上产生不良的后果，甚至影响到患者的安全和治疗效果。因此强调"持续改进"对医疗器械是不适宜的，将有可能背离法规。保持体系的有效性旨在反映当前法规和促进全世界医疗器械法规协调的目标相一致。

8.13.2.4 关于上市后的监督，这是标准中首次提出医疗器械上市后监督将作为质量管理体系的一部分，并且是个系统的过程。上市后监督是指收集和分析从已经上市的医疗器械获得的经验的系统过程，是组织对于已上市医疗器械开展的一系列关于产品安全、有效性等产品特性相关经验的收集和分析活动。各个国家和地区医疗器械法规有一系列上市后监督的管理规定。上市后监督的要求应该直接与器械相关风险相适应，此外还应考虑可用的科学知识、类似产品的市场经验和组织在产品或技术上的经验。

对附条件批准上市的医疗器械，组织应当加强对附条件批准上市的医疗器械的不良事件监测，并符合《医疗器械不良事件监测和再评价管理办法》的相关规定。当组织按注册证载明附带条件要求获取的相关证据表明风险大于受益或经再评价不能证明产品的安全性和有效性时，组织应当及时主动申请注销医疗器械注册证。

8.13.3 法规链接

【链接11】医疗器械附条件批准上市指导原则

医疗器械附条件批准上市指导原则

为贯彻落实中共中央办公厅、国务院办公厅《关于深化审评审批制度改革鼓励药品医疗器械创新的意见》，解决严重危及生命疾病的临床治疗需求，加快相关医疗器械的审评审批，根据《医疗器械监督管理条例》，结合我国医疗器械注册管理相关要求及审评工作实践，制定本指导原则。

一、范围

本指导原则适用于拟申请附条件批准上市的医疗器械注册。

二、基本原则

对治疗严重危及生命且尚无有效治疗手段疾病的医疗器械，应当充分考虑医疗器械上市后预期收集的数据与上市前已收集的数据之间的平衡性，综合评估产品的风险受益。上市前已收集的数据应当能够证明医疗器械已显示疗效并能合理预测或者判断其临床价值，可附条件批准该医疗器械上市。

医疗器械附条件批准上市应当有助于增加患有严重危及生命且尚无有效治疗手段疾病的患者及时使用新器械的机会。

从可附条件批准上市的论证、所附条件的设立，到上市后数据的收集，附条件批准上市对医疗器械临床试验的要求有灵活性，但不得降低医疗器械安全性有效性综合评价的要求。

三、基本要求

申请人应当充分评估申报产品附条件批准上市的受益风险比和剩余风险，且风险评估结果应当表明受益大于风险。

在申报产品注册申请过程中及附条件批准上市后，申请人、注册人应当按照既定临床试验方案继续开展临床试验和完成其他研究工作及要求。

注册申报资料除满足本指导原则要求的资料外，还应当符合医疗器械注册申请其他要求。

四、沟通交流

医疗器械上市前和上市后，申请人、注册人可针对重大技术问题、重大安全性问题、临床试验方案、注册证中附条件的完成情况等向技术审评机构提交沟通交流申请。

五、临床前研究要求

（一）临床试验前研究资料应当合理验证申报产品的安全性和有效性，申请人应当对可能存在的风险进行充分评定。

（二）临床试验前研究资料包括但不限于申请人的科学研究结果，如实验室数据、动物实验、细胞试验、模拟试验等，和/或相关文献资料的总结，以及性能研究、生物相容性评价研究、稳定性研究、软件研究资料等。

六、上市前临床试验要求

（一）临床试验资料至少包括：临床试验方案、伦理委员会意见、必须接受治疗的情况说明、受试者知情同意书（文本）、临床试验报告等，如有特殊情况应当具体说明。

（二）临床试验方案设计与统计分析方法应当科学合理，并符合我国医疗器械注册相关法规、规章、指导原则的要求。

（三）申请人可在临床试验方案设计时将替代指标纳入到研究设计中，通过分析替代指标来评估产品安全性和有效性，注意评估的科学性，如统计学考量。

（四）临床试验替代指标是指可显示疗效并合理评估产品临床价值的指标，可不是临床试验主要评价指标，不直接衡量长期临床获益。

（五）临床试验替代指标的确定需要根据疾病、长期终点和预期作用之间关系的合理性以及支持这种关系的科学证据进行判断。申请人应当提供证据证明替代指标与临床试验主要评价指标的关联性和可评价性。

（六）临床试验数据应当证明申报产品已显示疗效并能合理评估或者判断其临床价值。

（七）申请人可与技术审评机构沟通并确定申请附条件批准上市产品的评价指标，以及临床试验数据要求、可合理评估或者判断其临床获益的标准、临床试验的设计及其他内容。

（八）申请人应当充分评估提交的临床试验数据显示申报产品可能存在的风险。如不良事件的严重程度、类型、数量和发生率，不良事件对受试者造成伤害的持续时间、手术相关并发症的类型、数量和发生率等。

（九）临床试验数据应当符合医疗器械注册相关要求，科学、真实、准确、完整、可追溯，且不得筛选。申请人应当确保临床试验中受试者的权益得到保障，其他人员可能遭受的风险得以控制。

七、附条件要求

（一）医疗器械注册人应当在规定的时限内完成医疗器械注册证备注栏载明的上市批准附带条件的要求。

附条件批准上市的医疗器械注册证的有效期与注册证注明的附带条件的完成时限一致。

（二）附带条件可包括以下内容：

1. 继续完成上市前临床试验；

2. 新的上市后临床研究；

3. 上市后产品的临床使用信息；

4. 其他要求，包括产品上市后规定时限内应当继续完成的其他工作和要求，如使用该医疗器械的医疗机构范围、使用者的能力要求、使用前应当经伦理委员会同意、相关研究的时限等。

（三）注册人应当在产品标签、说明书中提示产品的风险。

八、上市后监测

（一）注册人应当加强对附条件批准上市的医疗器械的不良事件监测，并符合《医疗器械不良事件监测和再评价管理办法》相关规定。

（二）注册人应当在医疗器械全生命周期收集受益和风险相关数据，持续对申报产品的受益和风险开展监测与评估。

（三）发生以下情形时，注册人应当及时主动申请注销医疗器械注册证：

1. 注册人按注册证载明附带条件要求获取的相关证据表明风险大于受益；

2. 经再评价不能证明产品的安全性和有效性。

资料来源：国家药品监督管理局《关于发布医疗器械附条件批准上市指导原则的通告》（2019 年第 93 号），2019 年 12 月 17 日发布。

8.14 纠正措施

8.14.1 标准条文

8.5.2 纠正措施

组织应采取措施消除不合格的原因以防止不合格的再发生。组织应采取任何必要的纠正措施，应无不当拖延。纠正措施应与不合格的影响程度相适应。

组织应将规定以下方面要求的程序形成文件：

a) 评审不合格（包括投诉）；

b) 确定不合格的原因；

c) 评价确保不合格不再发生的措施的需求；

d) 对所需的措施进行策划、形成文件并实施，适当时，包括更新文件；

> e) 验证纠正措施对满足适用的法规要求的能力和对医疗器械的安全和性能无不良影响；
>
> f) 评审所采取的纠正措施的有效性。
>
> 应保留任何调查的结果和所采取措施的记录（见4.2.5）。

8.14.2 理解与实施要点

8.14.2.1 纠正和纠正措施有着不同的含义。纠正是指为消除已发现的不合格所采取的措施，如返工、返修等。纠正措施是为了防止已经发生的不合格再次发生而采取的措施。两种措施最本质的区别在于原因，消除原因的措施是纠正措施，未涉及原因的措施只是纠正。例如，对不合格品进行返工是纠正，而经分析发现造成该不合格品的原因是设备精度不够，则对设备精度进行维修以解决问题是纠正措施。

8.14.2.2 为了确保纠正措施与所遇不合格影响程度相适应，组织必须建立确定和实施所需的措施的评审活动。对所提出的纠正措施方案进行评价，除了对方案本身评价外，还应考虑解决不合格问题给组织带来的风险和相关费用，在多长时间内采取措施才不至于使组织的经营受到影响或虽有影响，但是最小。拟定纠正措施实施计划，并对其进行监控，确保实施的有效性。

8.14.2.3 纠正措施的实施应无不当拖延。这与不合格的风险有关，换言之，若问题的风险很高（严重度高或发生概率高），措施宜迅速实施，并采取适当的应急措施缩短实施时间。若风险高或组织缺乏能力或充足的资源，可上报至最高管理者以采取进一步的措施。最重要的是组织必须限定采取措施时允许的延迟且与风险相适应。

8.14.2.4 组织应编制纠正措施的形成文件的程序，以消除不合格的原因，防止其再发生。纠正措施的实施应采取以下步骤：

1) 评审不合格（包括顾客投诉）。组织应针对已发生的不合格（包括体系、过程和产品质量方面的不合格，特别应关注由于不合格所引发的顾客投诉）进行评审，以判断不合格的性质及其影响。当发生顾客投诉时，应考虑采取纠正措施的有效性。

2) 确定不合格的原因。组织应充分地分析查找不合格产生的原因，只有正确地分析出不合格产生的原因，才能帮助组织对症下药，寻找有效的解决办法。这些原因可包括下列方面：

——进货材料、过程、工具、产品加工的设备或设施、储存或搬运，包括其中的设备和系统的失效、发生故障或不合格；

——没有程序文件或程序文件不充分；

——不符合程序文件或作业指导书的要求；

——不恰当的过程控制；

——计划不完善和培训不到位；

——工作环境不适宜；

——资源不充分，包括人力资源和材料资源；

——固有的过程产生变异。

3）评价确保不合格不再发生的措施需求。对于组织发现或识别出的不合格，只要可行，组织都应采取相应的措施进行处置/纠正，但是并不一定需要对所有的不合格都采取纠正措施。如组织已最大限度地利用现有资源，将产品成品合格率提高到99.7%，如果再想提高，即消除0.3%的不合格的原因，则可能需要极大的投资来改善设备和工艺，这时组织就需要综合评价不合格对组织的影响、成本效益关系以及安全性等因素后，再决定是否采取纠正措施或采取何种纠正措施。

4）确定并实施所需的纠正措施。确定纠正措施的具体实施方案，并实施所确定的方案。纠正措施的实施，可能需要其他资源的支持。必要时，要形成指导文件。

5）应充分考虑到，采取的纠正措施不会对满足适应的法规要求或医疗器械安全和性能的能力，产生负面的影响。组织需对这些纠正措施进行验证，验证应该是两方面的，一方面要验证措施的有效性，是能解决所发生的问题的；另一方面，要验证措施不能产生新的不良影响或引入新的风险，以确保医疗器械符合法规要求和安全性能要求。

6）评审所采取的纠正措施的有效性。组织针对已发生的不合格及其原因采取纠正措施后，应对所采取的纠正措施的有效性进行评价，以验证所采取的纠正措施是否已将不合格原因消除了，是否能够防止不合格的再发生。如果采取纠正措施后达到了防止同类不合格再发生的效果，则可以认为该纠正措施是有效的，否则，组织应考虑确定并实施更为有效的纠正措施。纠正措施的有效实施主要包括：

——清楚、准确地识别不合格及受影响的医疗器械；

——识别受影响的医疗器械的接受人，包括对其他产品、过程或程序可能受到的影响；

——识别不合格产生的根本原因；

——识别为防止问题再发生所需要的措施；

——任何措施实施前所要求的必要的批准；

——标明已识别并采取纠正措施的记录；

——检查所采取的纠正措施是否有效（验证不合格不可能再发生，即纠正措施没有引入新的风险）。

8.14.2.5　对纠正措施的结果，包括原因分析、纠正措施的内容、完成情况、评审结论以及针对纠正措施进行任何调查的情况等，都应进行记录，以作为采取了纠正措施的证据，也是对实施纠正措施的一种监视。

8.15　预防措施

8.15.1　标准条文

8.5.3　预防措施

组织应确定措施消除潜在不合格的原因以防止不合格的发生。预防措施应与潜在问题的影响程度相适应。

组织应将说明以下方面要求的程序形成文件：

a)　确定潜在不合格及其原因；

b)　评价防止不合格发生的措施的需求；

c)　对所需的措施进行策划、形成文件并实施，适当时，包括更新文件；

d)　验证预防措施对满足适用的法规要求的能力和对医疗器械的安全和性能无不良影响；

e)　适当时，评审所采取的预防措施的有效性。

应保留任何调查的结果和所采取措施的记录（见4.2.5）。

8.15.2　理解与实施要点

8.15.2.1　预防措施是指消除潜在不合格的原因所采取的措施。与纠正措施不同，"潜在不合格"是指现在尚未发生的但可能发生的不合格；"原因"是指导致这些潜在不合格或其他潜在不期望情况发生的原因，这意味着采取预防措施前，先要进行导致潜在不合格或潜在不期望情况原因的分析。

8.15.2.2　组织所采取的预防措施的程度取决于问题的风险的大小、性质及其对产品质量的影响程度和执行预防措施的费用。

8.15.2.3　应编制预防措施形成文件的程序，针对体系中存在的潜在不合格，采取适当措施，以防止不合格的发生。预防措施的实施应考虑以下步骤：

1）确定潜在不合格及其原因。潜在的不合格通常不容易被识别，许多潜在的不合格可以通过数据分析预测，在数据分析的基础上可以发现组织的产品、过程及供方的产品质量变化的趋势，当出现不稳定趋势时，可以考虑分析原因、采取预防措施。

2）评价防止不合格发生的措施的需求。采取预防措施是要发生费用的，因此应分析潜在不合格在技术上（可信性、安全性等）和经济上的影响程度，在权衡风险和成本，以及平衡顾客、组织和社会等方面的利益的基础上，确定是否采取预防措施，以及采取何种预防措施。

3）确定并实施所需的预防措施。针对潜在不合格，制定预防措施。预防措施中应确定实施的步骤、实施的责任部门及配合部门、完成日期和进度。实施过程中要对预防措施进行监控以确保其有效。必要时，要形成指导文件。

4）应充分考虑到，采取的预防措施不会对满足适应的法规要求或医疗器械安全和性能的能力，产生负面的影响。组织需对这些预防措施进行验证，以确保医疗器械符合法规要求和安全性能要求。

5）评审所采取的预防措施和其有效性。组织针对潜在不合格及其原因采取了预防措施后，应对所采取的预防措施的有效性进行评价，以验证所采取的预防措施是否已将潜在不合格原因消除了，是否能够防止不合格的发生。如果采取预防措施后达到了防止不合格发生的效果及预防措施没有引入新的风险，则可以认为该预防措施是有效的，否则，组织应考虑确定并实施更为有效的预防措施。

8.15.2.4 对预防措施的结果，包括原因分析、预防措施的内容、完成情况、评审结论以及针对预防措施进行任何调查的情况等，都应进行记录，以作为采取了预防措施的证据，并为验证预防措施的有效性提供信息。

第三部分
内部审核与管理评审

第八章　内部审核

内部审核是医疗器械质量管理体系运行过程中的一个重要环节，也是审核体系保持有效性的重要手段。所谓审核，是指"为获得客观证据并对其进行客观的评价，以确定满足审核准则的程度所进行的系统的、独立的并形成文件的过程"（ISO 9000：2015，3.13.1）。在体系运行的一定阶段，进行体系内部审核，检查体系运行的符合性和有效性，以便及时发现存在问题，实现纠正预防措施，完善和改进体系。由于 ISO 13485：2016 是以 ISO 9001：2008 为基础的独立标准，遵循 ISO 9001：2008 的大部分质量管理体系要求，其基本的审核方法和要求也与通用性的 ISO 9001 质量管理体系的审核一样，只是针对医疗器械产品这一特别的质量特性，在审核的不同环节有不同的关注重点，如强调法规要求、医疗器械产品的专用要求等。

1　内部审核的策划

1.1　内部审核的总体要求

1）最高管理者对内部审核必须给予足够的重视，管理者代表要全面参与。

2）内部审核要由一个职能部门来管理，明确其职责和权限。

3）培训并组建一支合格的二合一内部审核队伍（ISO 9001/ISO 13485），由审核组长和内审员组成。

4）明确内部审核的目的、范围和准则。

5）建立并保持审核程序，准备有关工作文件和记录表格。

1.2　内部审核方案的策划

内部审核方案的内容包括审核目的、审核准则、审核范围、审核频次、审核方法、审核时间、资源需求等。策划内部审核方案时允许基于相关风险改变审核重点和时间间隔。对于产品或过程的重大变更，可能有必要对特定的区域或要求进行重点审核。例如，企业可对特定产品的设计和开发过程进行重点审核。

审核方案的安排应确保审核过程的客观与公正（包括内审员的选择、审核的实施），应保证内审员不审核自己的部门。

对企业而言，一般在证书有效期内策划一次审核方案，策划的输出为"××公司

ISO 13485 内部审核方案"，见本章 1.2.8。

内部审核方案一般由管理者代表编制，总经理批准。

1.2.1 审核目的

内部审核的目的是通过审核发现问题并致力于完善和改进质量管理体系，维护体系的有效性运行，并使其持续完善和改进，具体表现在如下方面：

1）确定质量管理体系建立的充分性、适宜性、符合性和运行的有效性。

2）作为一种监控机制，及时检查并发现管理体系建立及运行中存在的问题、不足和薄弱环节，有针对性地加以纠正和预防，确保管理体系的有效运行和不断完善。

3）评价质量管理体系确保满足顾客要求和适用的法规要求的能力。

4）为管理评审输入做准备，为管理体系的调整、完善和改进提供依据。

5）为外部审核做准备。企业在接受第三方认证审核，包括监督审核之前，通常需要安排一次集中式审核以发现问题并及时纠正。

一般地，内部审核的目的会随着体系推行到不同阶段或组织的特定需求而存在一定的差异。如体系在完成策划后进入运行阶段实施的审核，其审核目的通常是验证体系策划的完整性和符合性；而体系经过长期运行，进入到一种相对较为成熟的阶段之后，内部审核的目的通常是确定体系的有效性。此外，针对组织发生的内外重大质量事故、法律法规的重大变化等开展的专项内部审核，其审核的目的是围绕具体事项验证组织管理流程的重要性、合理性，提出改进的建议。

1.2.2 审核范围

审核范围是审核内容和界限，通常包括对实际位置、组织单元、产品、活动和过程以及覆盖的时期的描述。审核的目标不一样，审核的范围也可能不一样。如：

1）组织按照年度内部审核方案规定的时间间隔策划的一次完整的审核，其审核范围应包括质量管理体系覆盖的所有区域和所有要素（或活动、产品、过程），审核的方式可以采用集中式审核或滚动式审核的方式进行。

2）组织为了顺利通过第二方审核（供方现场评价）目标而策划的内部审核，可能不是一个完整的审核，其审核范围是合同或协议中所涉及的产品和服务、活动和场所。

3）组织为了顺利通过第三方认证审核目标而策划的内部审核，其审核范围是与管理体系认证范围相关的产品和服务、活动和场所。

1.2.3 审核准则

审核准则也称为审核依据，是审核所持的准绳，其标准定义为："用于与客观证据进行比较的一组方针、程序或要求"（ISO 9000：2015，3.13.7）。审核准则就是质量管理体系建立时所遵循的要求及管理体系本身形成的所有规定。审核准则通常包括法律、法规、政策、方针、管理体系标准、管理体系文件等。

针对内部审核而言，审核准则通常包括以下几个方面。

1）管理体系标准：质量管理体系标准为 ISO 13485：2016《医疗器械　质量管理

体系 用于法规的要求》；

2）企业适用的法律、法规及其他专用要求。ISO 13485 强调对医疗器械法律、法规遵守的承诺，因此适用于企业的法律、法规和其他要求也必须作为审核准则的主要组成部分，因为它在医疗器械管理上占有十分重要的地位，是组织从事技术开发、生产经营所处的大环境。当一个企业的活动、产品或服务涉及其他国家和地区时，企业的活动、产品或服务接受其所在地的法律、法规的约束。

3）受审核方质量管理体系文件。质量管理体系文件包括质量手册、程序文件及其他支持性文件。质量手册和程序文件是企业根据 ISO 13485：2016 的要求编制的，它对组织内部管理体系的实施提供强制性指令和具体运行指导，一经正式发布就是企业的内部管理法规，因此质量手册和程序文件及其他相关的管理文件是内部审核准则的主体部分。质量目标、计划、工作指引等是构成管理体系并维持管理体系运行的重要补充文件，因此也是审核准则的重要组成部分。

1.2.4 审核重点

在体系建立的初始阶段，内部审核的重点主要是验证和确认体系文件的适用性、符合性和有效性。其重点包括：

1）体系文件是否符合 ISO 13485：2016 的要求。

2）规定的质量方针和质量目标是否可行。

3）体系文件是否覆盖了所有的产品范围和过程以及必要的支持活动，各文件之间的接口是否清楚。

4）组织结构是否满足体系运行的需要，各部门、各岗位的职责是否明确。

5）产品实现过程的各项资源是否满足规定的要求。

6）所有员工是否养成了按体系文件操作或跟踪的习惯，执行情况如何。

7）规定的记录是否起到见证的作用。

在体系运行阶段，除关注体系的符合性、适宜性外，重点应评价体系的有效性和组织识别改进的机会。

1.2.5 审核的频次和时机

医疗器械质量管理体系内部审核分为例行的常规审核和特殊情况下的追加审核。

例行的常规审核按预先编制的年度审核方案进行。质量管理体系建立之初，频次可多一些。至于各部门各过程的审核频次，可以根据审核中发现问题的大小、多寡以及该部门的重要程度来决定。

在一年的审核中，应确保所有的部门的所有过程至少被审核一次。两次内审的时间间隔不得超过 12 个月。

在下列特殊情况下，应追加进行质量管理体系内部审核：

1）法律、法规及其他外部要求发生变化；

2）发生重大的医疗器械事故以及产品被进口国要求召回事件；

3）原材料、工艺流程发生重大改变或采用新技术、新工艺时；

4）组织结构或质量管理体系结构发生较大变化；

5）验证所要求的纠正措施是否已实施，并保持其有效性；

6）有建立合同关系的要求，验证质量管理体系是否持续满足规定的要求并被实施。

1.2.6 审核方法

在进行质量管理体系内部审核时，要考虑审核的方法，如按过程审核，还是按部门审核。两种审核方法各有利弊。

按过程审核是以过程来组织审核，目标明确，易与"标准"及体系文件对照，但一个过程通常需要涉及多个部门，审核路线重复往返多。

按部门审核是以部门来组织审核，即以部门的主要职能为主线，涉及相关的职能进行审核。且由于审核时间较为集中，所以审核效率高。但一个部门通常要涉及多个过程和接口，易发生疏漏，造成过程的覆盖不够全面。

对比以上两种审核方式，为了提高审核效率，ISO 13485 质量管理体系审核通常采用部门审核的方式，而在追溯某一过程实施情况时，又采用过程审核的方式。

1.2.7 审核计划的编制

（1）集中式年度审核计划

集中式审核类似于认证审核，就是在确定的时间内（一般 2～15 天）一次性集中审核管理体系覆盖的所有区域和过程。其优点是审核具有连续性、系统性，可以节约大量的时间和人力资源，缺点是会给正常生产带来一些影响。目前，大多企业采用集中式审核方式。例 8-1 给出了某企业集中式年度内部审核计划。

（2）滚动式年度审核计划

滚动式审核是指按照一定的时间间隔（月或季）分期对若干部门或过程进行一次审核，逐期开展，在一个生产经营周期（通常为年）使 ISO 13485 所涉及的部门、过程每年至少被审核一次，而对重要的过程和部门可安排多频次审核。其优点是可以扩大抽样，尽可能充分地发现组织管理体系运行的薄弱环节，给正常的生产带来的影响小，缺点是缺乏系统性。

【例 8-1】某企业 ISO 13485：2016 年度内部审核计划（集中式）

ISO 13485：2016 年度内部审核计划（集中式）

1. 审核目的
评价管理体系的符合性、有效性，迎接第三方监督审核。

2. 审核范围
公司产品设计开发、制造、服务涉及的所有部门场所和过程。

3. 审核准则

ISO 13485：2016；质量管理体系文件；适用的法律、法规及其他要求。

4. 审核日程安排（具体的审核日期在审核实施计划中确定）

部门	审核条款 ISO 13485：2016	2023 年度内部审核计划											
		1	2	3	4	5	6	7	8	9	10	11	12
领导层	4.1/4.2.1/4.2.2/5.1/5.2/5.3/5.4.1/5.4.2/ 5.5.1/5.5.2/5.5.3/5.6/6.1/8.1/8.2.4/ 8.2.5/8.5.1								✕				
办公室	4.2.4/4.2.5/5.4.1/5.5.1/6.1/6.2/6.3/ 6.4/8.2.3								✕				
品质部	6.1/5.5.1/5.4.1/4.2.5/7.1/7.5.5/7.5.6/ 7.5.8/7.5.9/7.6/8.2.6/8.3/8.4/8.5.2/8.5.3								✕				
技术部	4.2.3/4.2.4/4.2.5/6.1/5.5.1/5.4.1/7.1/7.3/ 7.5.6//7.5.7/8.2.3								✕				
生产部	6.1/5.5.1/5.4.1/6.3/6.4/7.5.1/7.5.2/7.5.8/ 7.5.11/7.6/8.2.5/8.2.6/8.3/8.5.2								✕				
采购部	5.5.1/5.4.1/6.1/7.4/7.5.8/7.5.9/7.5.10/ 7.5.11/8.2.5								✕				
销售部	5.5.1/5.4.1/6.1/7.2/7.5.3/7.5.4/7.5.9/ 7.5.10/7.5.11/8.2.1/8.2.2/8.2.3								✕				

注：

已计划　　　　已审核　　　　已制定措施　　　　措施已实施　　　　措施已验证

编制/日期：　　　　　　审核/日期：　　　　　　批准/日期：

由于 ISO 13485 遵循 ISO 9001 的大部分质量管理体系要求，对于同时实施两体系的企业，内部审核时应同时进行，以提高内部审核的质量和效率。

1.2.8　内部审核方案的案例

制定审核方案时，应考虑包括策划、组织和实施审核所必需的所有活动。例 8-2给出了某企业 ISO 13485 内部审核方案。

【例 8-2】某企业 ISO 13485 内部审核方案

××公司 ISO 13485：2016 内部审核方案

<table>
<tr>
<td rowspan="6">P审核方案的建立</td>
<td>目标、范围与程度</td>
<td>目标：□管理体系要求；□相关方的需求和期望；□法律法规和合同要求；□供方评价的需要；□其他
范围与程度：
(1) 审核频次：每年至少进行一次，两次内部审核的时间间隔不得超过12个月；
(2) 审核范围：ISO 13485：2016 所覆盖的产品设计开发、制造、服务涉及到的所有部门场所和过程。
(3) 审核关注的重点：按影响体系进行的重要程度，需对技术部在设计开发控制和关键过程控制方面进行重点审核</td>
</tr>
<tr>
<td>职责</td>
<td>管理者代表确保审核活动有效实施；审核组长和内审员实施审核活动；最高管理者对审核方案管理进行授权；公司体系办负责内审员的具体事务和资料管理</td>
</tr>
<tr>
<td>风险</td>
<td>管理者代表负责识别可能影响审核方案目标实现的风险</td>
</tr>
<tr>
<td>资源</td>
<td>保证审核过程所需的办公资源、人力资源、技术资源、时间资源、财务资源和信息资源</td>
</tr>
<tr>
<td>程序</td>
<td>执行《内部审核控制程序》</td>
</tr>
<tr>
<td></td>
<td></td>
</tr>
<tr>
<td rowspan="8">D审核方案的实施</td>
<td>审核日程安排</td>
<td>制定《内部审核实施计划》，具体安排审核日程，进行审核活动协调</td>
</tr>
<tr>
<td>审核准则</td>
<td>(1) ISO 13485：2016；
(2) 质量管理体系文件；
(3) 适用的法律、法规及专用要求；
(4) 顾客及其他相关方的要求</td>
</tr>
<tr>
<td>审核方法</td>
<td>采用按部门审核的方式进行。一般应连续进行至审核结束，当遇到特殊情况时，可以间隔式地安排内部审核日程</td>
</tr>
<tr>
<td>聘任内审员</td>
<td>公司聘任的经过专业培训的 ISO 13485：2016 内审员共 10 名，具备一定的专业知识和内部审核工作能力，且取得内审员资格证书</td>
</tr>
<tr>
<td>选择审核组</td>
<td>审核组成员拟从聘任的内审员中产生，每次宜5～7名，审核组长由管理者代表指定。内审员应与受审核对象无直接责任和管理关系</td>
</tr>
<tr>
<td>指导审核活动</td>
<td>管理者代表指导审核活动，包括提供适宜的审核指导文件，保持与审核组及时有效沟通，随时向审核组提供必要的技术指导，确保向相关管理者报告审核结果</td>
</tr>
<tr>
<td>保持记录</td>
<td>对纪录的收集、审查、归档、保存、处置等过程进行管理。保持与审核有关的记录，包括：内部审核实施计划、内审检查表、不符合报告、内部审核报告，适用时，还包括纠正措施的验证报告</td>
</tr>
</table>

（续）

C 审核方案的监视	监视审核方案的实施，并按适当的时间间隔进行评审，确定审核方案的适宜性以及实施的符合性和有效性，并识别改进活动的需要。包括审核组实施审核计划的能力，与审核方案和日程安排的符合性，受审核部门和内审员的反馈。由于某种原因需要调整审核方案的内容时，应及时调整审核方案
A 审核方案的评审及改进	根据对审核方案监视和测量结果，分析审核方案实施过程中存在的不满足要求或某些不良变化趋势，识别改进区域，并根据需要改进审核方案

注：本审核方案适应于一个认证有效期（三年）

编制：　　　　　　　审核：　　　　　　　批准：

2 内部审核的准备

2.1 组成审核组

（1）审核组成员

审核组由审核组长和内审员组成。审核组长由管理者代表任命。审核组成员应经过培训，考试合格，获得 ISO 13485 内审员证书。内审员由管理者代表和审核组长共同选择、确定。当审核组只有一名内审员时，该内审员即为审核组长，需要履行审核员和审核组长的全部职责。

（2）内审员的能力要求

内审员的能力应包括在三方面：法规知识、医疗器械专业知识、体系知识。关键过程的审核人员应熟悉产品的生产流程。

2.2 文件收集与审查

内审员通常参与了组织的质量管理体系的建立与完善活动，对组织的文件化管理体系比较熟悉，所以一般不需要对已有的文件进行重新的审核，这应该结合组织的具体情况来决定。

在进行现场审核前，内审员重点收集的文件包括以下内容：

1）与受审核过程、部门和区域有关的程序文件、作业指导书。

2）公司产品适用的法律、法规要求和顾客要求、产品标准。

3）重要的记录，如最近几次内部审核和外部审核的报告、不符合报告及纠正措施的实施记录等。

2.3 编制内部审核实施计划

1）由审核组长编制内部审核实施计划，主要内容包括：

a）审核目的。对内部质量管理体系审核而言，审核的目的通常是评价组织的质量管理体系是否符合审核准则的要求并有效实施，促进组织的质量管理体系持续正常有效运行。

b）审核范围。包括受审核的组织单元、职能单元以及过程。

c）审核依据准则。主要是 ISO 13485：2016、质量管理体系文件、适用的法规及其他要求。

d）审核组成员名单及分工情况。对审核组成员分工时，应安排具有专业能力的内审员审核相应的专业过程，需要时，这些过程应安排在技术专家的指导下审核。

e）审核的时间和地点。现场审核活动的起止日期和受审核方的地址，如果存在多现场，应明确每个现场的地址和审核起止日期。

f）各主要审核活动的预期日期和持续时间，包括与受审核部门相关管理者的会议及审核组会议。

g）首次会议、末次会议以及审核过程中需安排的与受审核部门领导交换意见的会议安排。

h）审核报告的分发范围和预定的发布日期。

一般计划应提前 7～10 天，由审核组长通知各相关部门负责人。审核组长在编制内部审核实施计划时，应考虑内审员与受审核部门无直接责任和管理关系，从而确保审核过程客观和公正。

2）编制内部审核实施计划时应注意：

a）按部门审核路线编制的内部审核实施计划中应写明该部门需审核的主要过程（相应的质量管理体系标准条款）。按部门审核时，审核组应加强沟通，以免发生对某些过程活动的重复和遗漏，并应对审核的过程和活动作出合理的安排，对从各部门分别收集的审核证据进行汇总和综合评价。

b）按过程审核路线编制的内部审核实施计划应写明过程涉及的主要职能部门或场所。

c）内部审核实施计划不应遗漏审核范围内的部门和过程，对质量手册中写明不适用的条款和过程，在审核实施计划中应安排在适宜的部门/场所对其不适用的合理性进行核查。

d）针对不同过程或部门的特点和重要性安排适当的审核时间。

3）内部审核实施计划没有统一的固定格式，由组织自己确定。例 8-3 和例 8-4分别给出了按部门编制的内部审核实施计划和按过程编制的内部审核实施计划。

【例 8-3】按部门编制的内部审核实施计划

ISO 13485 内部审核实施计划（按部门编制）

审核目的	评价管理体系的符合性、有效性、迎接第三方监督审核
审核范围	公司产品设计开发、制造、服务涉及的所有部门场所和过程

（续）

审核依据	ISO 13485：2016；质量管理体系文件，适用的法律、法规及其他要求					
审核组长	×××	内审员	第一小组：A、B 第二小组：C、D			
审核时间	202×年11月11日至11月12日					
首次会议时间	11月11日08时30分					
末次会议时间	11月12日16时30分					
日期	时间	受审核部门	部门负责人	审核内容	内审员	备注
11日	9：00-10：30	人事行政部	—	4.2.4/4.2.5/5.4.1/5.5.1/6.1/6.2/6.3/6.4/8.2.3	A、B	第一组
	10：30-12：00	采购部	—	5.5.1/5.4.1/6.1/7.4/7.5.8/7.5.9/7.5.10/7.5.11/8.2.5	A、B	
	13：00-15：30	品质部	—	6.1/5.5.1/5.4.1/4.2.5/7.1/7.5.6/7.5.8/7.5.9/7.6/8.2.6/8.3/8.4/8.5.2/8.5.3	C、D	第二组
	15：30-17：00	技术部	—	4.2.3/4.2.4/4.2.5/6.1/5.5.1/5.4.1/7.1/7.3/7.5.6//7.5.7/8.2.3	C、D	
12日	8：30-10：30	生产部（含车间）	—	6.1/5.5.1/5.4.1/6.3/6.4/7.5.1/7.5.2/7.5.5/7.5.8/7.5.11/7.6/8.2.5/8.2.6/8.3/8.5.2	A、B	第一组
	10：30-11：30	销售部	—	5.5.1/5.4.1/6.1/7.2/7.5.3/7.5.4/7.5.9/7.5.10/7.5.11/8.2.1/8.2.2/8.2.3	A、B	
	13：30-15：30	领导层/管理者代表	—	4.1/4.2.1/4.2.2/5.1/5.2/5.3/5.4.1/5.4.2/5.5.1/5.5.2/5.5.3/5.6/6.1/8.1/8.2.4/8.2.5/8.5.1	C、D	第二组
	15：30-16：30	补充审核，汇总审核情况			A、B、C、D	

编制：　　　　　　　　审核：　　　　　　　　批准：

【例8-4】按过程编制的内审实施计划

ISO 13485内部审核实施计划（按过程编制）

审核目的	评价管理体系的符合性、有效性、迎接第三方监督审核
审核范围	公司产品设计开发、制造、服务涉及的所有部门场所和过程
审核依据	ISO 13485：2016/管理体系文件，适用的法律、法规及其他要求

（续）

审核组长	×××	内审员	第一小组：A、B 第二小组：C、D	
审核时间	\multicolumn{4}{l}{××年××月××日至××月××日}			
首次会议时间	\multicolumn{4}{l}{××月××日××时××分}			
末次会议时间	\multicolumn{4}{l}{××月××日××时××分}			

日期	时间	内审员		备注
		A、B	C、D	
—	—	与顾客相关的过程（5.5.1、7.2、7.5.3、7.5.4、8.2.1、8.2.2、8.2.3） 相关部门：销售部	管理过程（4.1、4.2.1、4.2.2、5.1、5.2、5.3、5.4.1、5.4.2、5.5.1、5.5.2、5.5.3、5.6、6.1、8.1、8.2.4、8.2.5、8.5.1） 相关部门：管理层	
—	—	产品实现策划过程（5.5.1、5.4.1、7.1、7.3） 相关部门：品质部、技术部	采购过程（5.5.1、5.4.1、7.4、7.5.8、7.5.9） 相关部门：采购部（含仓储）	
—	—	生产与服务提供过程（5.5.1、5.4.1、7.5.1、7.5.5、7.5.6、7.5.8、7.5.9、7.5.11、6.3、6.4、8.2.6） 相关部门：生产部（含生产车间）	测量、分析与改进过程，监视和测量装置过程（5.5.1、5.4.1、8.2.5、8.2.6、8.3、8.4、8.2.2、8.5.2、7.6） 相关部门：品质部	
—	—	生产与服务提供过程 生产现场	文件控制、资源管理过程（4.2.3、4.2.4、4.2.5、6.2、6.3、6.4） 相关部门：行政部、技术部	
—	—	\multicolumn{2}{l}{相关部门或过程：补充审核}		
—	—	\multicolumn{2}{l}{内部评定：审核组人员参加}		
—	—	\multicolumn{2}{l}{审核情况通报：受审核方领导参加}		

编制：   审核：   批准：

2.4 编写检查表

2.4.1 检查表的作用

1）使内审员保持明确的审核目标。现场审核中会出现各种各样的问题，这些问题可能影响内审员的注意力而导致偏离方向。借助检查表，内审员可以保持审核的主题方向，避免偏离审核目标。

2）确保审核工作的系统和完整。由于审核内容较为繁杂，单凭经验或记忆，难免有遗漏之处，内审员通过对审核对象的策划将审核内容列出，可以确保审核内容的系统和完整。

审核组分工进行审核，但受审核部门的质量管理体系过程是相互联系和相互作用的，分工进行的审核必须有机的结合，并确保抽样的代表性，才能构成系统和完整的审核。审核组长通过对检查表的编制及执行进行审查，来把握审核的总体情况，内审员则依据检查表进行审核，保证审核内容没有遗漏，从而保证审核的系统性和完整性。

3）保证审核的节奏和连续性。现场审核是一项高节奏而紧张的活动。由于审核时间有限，不允许在某一问题或某一区域停留很长时间。依据检查表的安排，掌握节奏，可以使审核有序地连续进行。

4）减少内审员的偏见和随意性。事先编制好检查表后按检查表进行审核，可以减少由于内审员的特长或兴趣偏好和感情等因素而对现场审核所造成影响，减少了可能出现的偏见和随意性。

5）明确审核的抽样样本。审核抽样的目的是提供信息，以使内审员确信能够实现审核目标。抽样时应考虑可用数据的质量，因为抽样数据不足或数据不准确将不能提供有用的结果。应根据抽样方法和所要求的数据类型，（如为了推断出特定行为模式或得出对总体的推论）选择适当的样本。

6）作为审核记录存档。审核结束，检查表、审核计划与审核报告均作为审核记录存入档案备查。组织也可以利用若干相关的审查表建立数据库，以备今后为同类型的审核编制检查表做参考。

2.4.2 检查表的编写要点

在具体的一次审核中，审核工作可以按部门进行（按部门审核），也可以按条款进行（按过程审核），检查表的编制方法和步骤也因审核的具体方式的不同而不同。检查表的编制，主要根据审核准则或受审核方的文件，列出"审核内容"，确定"审核方法"。

在编制检查表时，应注意以下几点：

1）以标准、准则等规范性文件为依据。

2）应覆盖审核职能的全部单位、过程和要素。

3）抓住重点，也就是关注受审核部门的主要、关键或特殊过程。

4）抽样要有代表性（分类、重要性，通常抽2～5个样本）。

5）时间要留有余地。

6）检查表应有可操作性（检查表应有具体的抽样方法和检查方法，如选择什么样本，数量多少，问什么问题，问什么人，观察什么事物等）。

7）检查表要注意审核的全面性。

2.4.3 检查表的内容

1）受审核部门、审核时间、内审员；

2）审核的依据，即在该区域审核时所依据的审核准则，列出要审核的内容，说明"查什么"。

3）审核方法，即列出审核的步骤和具体方法包括抽样方案，说明"怎么查"。

4）审核记录栏，供现场审核时记录审核结果。

2.4.4 检查表示例

检查表没有统一固定的格式，只要它能满足审核过程需要，并能有效地包括全部审核活动就可以接受。表 8-1 给出了内审员按照 ISO 13485：2016 条款编写的内部审核检查表，供参考。

表 8-1 ISO 13485：2016 内部审核检查表

受审部门		部门负责人	
内审员		审核日期	
标准条款	审核方法	记录	评价
4 质量管理体系			
4.1 总要求	检查质量体系策划结果。 检查文件清单。 确认标准要求的程序文件是否覆盖。 检查质量体系过程图示。 检查过程描述和过程关系是否符合实际情况。 检查外包过程的描述		
4.2 文件要求 4.2.1 总则	检查质量方针、质量目标、质量手册、程序文件、作业指导书是否形成。 确认文件结构。 检查适用的法规要求及其他文件是否形成		
4.2.2 质量手册	质量手册的编制格式不做规定，在现场检查时了解其实际效果。 检查质量手册的删减描述。 检查质量手册覆盖的产品范围。 检查质量手册描述的体系覆盖范围是否能覆盖标准的所有要求。 检查质量手册对标准应用的说明、引用和含有标准、程序文件，支持性文件清单。 检查质量手册对使用的文件结构的描述。 检查质量手册对过程及其相互作用的描述		

表 8-1（续）

4.2.3 医疗器械文档	请提供 2 个产品的主文档。 检查主文档内容，是否覆盖产品规范、检验规范、生产规范、产品图样等		
4.2.4 文件控制	检查文件控制程序，内容包含。 检查文件清单，从中抽查 5 份文件，核对文件的编制审核批准记录，核对文件的发放记录。 检查文件更新情况。 抽查 5 份更新后的文件编、审、批的记录。 检查 5 份文件的更改状态、修订状态。 抽查 5 份现场使用的文件，核对其现行版本和标识。 检查文件的识别标识。 检查外来文件清单。 抽查 8 份外来文件的最新版本。 抽查 5 份外来文件的发放记录和标识。 抽查已经过期外来文件的保存情况。 抽查 5 份作废保存的文件，核对保存期限		
4.2.5 记录控制	检查记录控制程序是否形成文件。 检查记录表单批准的记录。 检查记录表单的清单，是否反映实际需要，是否规定保存期限。 检查记录表单的归档、标识、储存。 检查记录的填写是否清晰，修改方法。 检查记录表单销毁的管理。 检查记录的保存期限		
5 管理职责			
5.1 管理承诺	和领导层交谈，了解领导质量意识。 了解公司采取了解客户要求的方法和渠道。 了解满足客户的方法和对其的监测。 了解领导采取哪些方法传达法律法规的要求。 检查质量方针和质量目标，核对其关系。 了解领导层提供资源的渠道，如何知道何时提供合适的资源。 对资源利用率如何管理		
5.2 以顾客为关注焦点	了解如何了解顾客要求。 了解如何确定顾客要求。 了解如何评估顾客要求。 了解采取哪些方法满足顾客要求。 了解有哪些适用的法规要求。 了解如何处理顾客投诉，客户有意见时采取何种措施		

表8-1（续）

5.3　质量方针	记录质量方针。 检查质量方针包含的含义		
5.4　策划 5.4.1　质量目标	检查质量目标的可测量性。 检查质量方针的宣贯。 抽查3名员工对质量方针和质量目标的理解。 检查评审质量方针记录。 检查质量目标的分解。核对分解目标和总目标之间的关系。 检查目标的完成情况。 检查质量目标的管理		
5.4.2质量管理体系策划	检查质量体系策划方案。 检查质量管理体系的完整性		
5.5　职责、权限与沟通 5.5.1　职责和权限	检查职能分配和组织结构的文件。 检查需要独立行使权利的部门/人员的任命书。 到部门核对、了解、证实		
5.5.2　管理者代表	检查管理者代表任命。 询问管理者代表如何开展自己的工作。 询问管理者代表如何建立并保持质量管理体系。 如何评价质量管理体系的有效性、业绩		
5.5.3　内部沟通	检查内部沟通的规定和证据。 了解内部沟通的渠道。 了解内部沟通执行的效果		
5.6　管理评审	检查管理评审的频度和记录。核对召开时间、召开地点、参与人员。 检查最高管理者是否主持管理评审。 查看管理评审报告。 检查管理评审输入文件内容。 检查管理评审输出文件内容。 检查管理评审结论和输出文件/输入文件之间关系。 了解各部门对管理评审问题采取的措施		
6　资源管理			
6.1　资源提供	检查资源配置是否充足。 审核管理层资源提供的承诺和落实。 通过实际产品不合格、体系不合格、过程不合格、顾客投诉、产品抽查等确认资源配置		

表 8-1（续）

6.2 人力资源	检查人力资源识别的方法。 检查人力资源的要求。核对其要求和有关法律法规的符合性。 了解最高管理者对法律法规的熟悉程度。 检查技术、生产、质量的管理层的能力。 检查检验员、内审员的配置。 检查特殊岗位人力资源。 检查培训措施策划结果。 检查培训实施的记录。 检查考核记录。 现场抽查2名检验员执行检验任务。 去车间询问操作工对产品质量的理解		
6.3 基础设施	现场查看附近是否存在污染源。 现场核对生产产量和生产场地、仓储场地、灭菌后解析场地的适应性。 现场核对实验室设施配置完备性。 现场检查灭菌现场环境。 现场检查洁净室压差、温湿度、风速。 抽查2份环境全性能检测记录。 现场检查设备布局的合理性。 现场检查工位器具的使用情况。 现场检查制水设备的能力。 记录3次工艺用水全性能检测记录。 现场检查废气、废水的排放。 检查设备维护计划。 检查设备档案，抽查3份设备其维修记录，维护记录，以及设备出现问题时产品的处置措施。 检查设施维护的文件		
6.4 工作环境和污染控制	检查关于工作环境和污染控制的文件化的规定。 检查洁净车间的管理。 检查人员洗手、消毒、更衣、换鞋的情况。 检查进入洁净室人员的培训记录。 询问净化设施一旦出现故障时该采取何种措施		
7 产品实现			
7.1 产品实现的策划	核对质量管理覆盖的产品范围，超出范围的产品是否制定计划对其进行管理。 检查质量计划内容的完整性。 检查风险管理的程序。 检查风险分析的报告。 核对风险分析报告的内容是否覆盖 ISO 14971 有关内容。 检查风险分析报告是否能指导对产品风险进行总体控制。 检查风险分析所用的依据来源是否合理、充分。 检查产品生产工艺流程图		

表8-1（续）

7.2 与顾客有关的过程 7.2.1 产品要求的确定	审核组织识别顾客要求的规定。 抽查产品要求规定文件。审核组织产品要求的完整性		
7.2.2 产品要求的评审	审核产品要求评审规定和方法。 抽查3份合同、标书、订单的评审记录。 抽查3份合同、标书实施的记录。 检查合同修订的管理规定和执行记录		
7.2.3 沟通	检查服务的管理规定。 检查组织是否在产品前、中、后提供相应的服务。 抽查5份服务提供的记录		
7.3 设计和开发 7.3.1 总则	检查设计控制程序文件		
7.3.2 设计和开发策划	检查是否形成设计计划。 核对划分的阶段、活动和相应的职责。 检查计划更新的情况		
7.3.3 设计和开发输入	检查设计输入的文件。 核对输入的内容是否有矛盾、未解决的。 检查风险分析结果		
7.3.4 设计和开发输出	检查设计和开发的输出内容。 检查输出文件的批准。 核对输出和输入是否一致。 核对输出文件是否包含采购信息、生产信息、检验信息等		
7.3.5 设计和开发评审	检查设计评审记录。 检查设计评审人员组成		
7.3.6 设计和开发验证	检查设计开发验证记录。 核对验证结果是否表明输出和设计输入一致		
7.3.7 设计和开发确认	检查设计和开发确认记录。验证确认结果是否表明满足使用者要求。 检查设计完毕的产品向生产转移的记录。 了解设计是否符合实际生产的需要		

表 8 - 1（续）

7.3.8 设计和开发转换	检查设计开发转换文件 检查设计开发转换文件的记录		
7.3.9 设计和开发更改的控制	检查设计更改记录。 检查设计更改后的评审、验证、确认和批准。 抽查 5 套产品图纸，检查更改情况		
7.3.10 设计和开发文档	抽查 2 个产品设计文档。 检查文档资料是否齐全，包括设计开发资料、物料、设备清单、产品技术标准、技术图纸、生产工艺指导书、操作规程、检验规程等		
7.4 采购 7.4.1 采购过程	检查采购程序文件的规定。 询问供方评价流程。 索要合格供方名录。从中抽查 5 份检查供方评价记录。 抽查 3 家重新评定的供方记录		
7.4.2 采购信息	询问采购信息应制定的文件有哪些？包含哪些采购信息内容？是否有质量的要求？是否有外包产品？ 抽查 5 份原辅材料的采购文件，检查采购文件的批准。 抽查 5 份原辅材料的采购文件，检查采购文件的保管		
7.4.3 采购产品的验证	如何规定采购品验证和放行？ 抽查 5 份原辅材料的检查记录和标准对照。核对其是否按照规定执行。 检查在供方货源处验证的记录		
7.5 生产和服务提供 7.5.1 生产和服务提供的控制	检查文件化的程序。 询问生产部门负责人生产管理的职责。 抽查 5 份关键过程、特殊过程的作业指导书。 检查标签和包装实施的作业指导书。核对标识是否正确。 抽查 5 批产品批记录，核对生产数量和销售数量		
7.5.2 产品的清洁	检查产品清洁作业指导书。 抽查 5 份清洁、灭菌记录		
7.5.3 安装活动	检查产品安装作业指导书。 抽查 5 份安装记录		
7.5.4 服务活动	检查服务提供的程序文件。 抽查 5 份服务提供的记录		

表 8－1（续）

7.5.5 无菌医疗器械的专用要求	检查5份灭菌记录，核对灭菌记录和工艺规定是否一致。 检查灭菌记录是否反映生产批记录		
7.5.6 生产和服务提供过程的确认	检查组织有哪些特殊过程的规定。 检查特殊过程确认要求的规定。 检查灭菌过程确认的依据（方案）。 检查灭菌设备认可的记录。 检查人员认可的记录。 检查物理性能确认的记录。 检查微生物性能确认的记录。 检查产品性能认可的记录。 检查环氧乙烷残留量确认的记录。 检查产品放行的规定和灭菌确认结果是否一致。 检查生产过程控制应用软件的验证文件		
7.5.7 灭菌过程和无菌屏障系统确认的专用要求	检查验证报告。 检查环氧乙烷灭菌确认的程序文件。 核对灭菌过程和无菌屏障系统确认时间是否在初次使用前确认。 检查灭菌确认记录的保管		
7.5.8 标识	检查标识和可追溯性的程序文件。 检查标识的方法是否和文件规定一致。 现场检查生产、仓储，核对状态标识、产品标识、唯一性标识		
7.5.9 可追溯性 7.5.9.1 总则	检查可追溯性的程序文件。 抽查3批产品批号检查可追溯性的实现记录。——记录表单名称、编号		
7.5.9.2 植入性医疗器械的专用要求	追溯范围为：原辅材料、外购外协件批号、生产过程人员、设备、质量记录、洁净车间环境检测记录等。 检查生产批和灭菌批的划分方法		
7.5.10 顾客财产	检查顾客财产管理记录		
7.5.11 产品防护	检查产品防护管理的程序文件。 检查防护管理包含的内容是否涉及搬运、标识、包装、贮存、保护和交付。 检查有贮存寿命期限的产品或者特殊贮存方法的产品的防护规定。 现场检查防护执行的规定。 检查产品搬运方法。 检查产品贮存时的管理规定。 检查产品出入库的规定。 检查包装设计的文件、包装工艺文件。 检查返回公司的产品的管理规定以及执行情况		

表 8-1（续）

7.6 监视和测量设备的控制	检查程序文件。 检查监视测量设备清单。 从中抽取 5 台检查校准记录、校准标识、校准周期。 现场检查核对校准标识。 检查自检设备的规程和执行记录。 检查检测设备的调整、维护、贮存、使用环境的规定要求和实施情况。 询问一旦计量校准偏离状态，应采取什么措施？ 抽查采取的措施和执行记录。 检查计算机软件的验证记录		
8 测量、分析和改进			
8.1 总则	询问目前使用的统计技术有哪些？ 检查统计技术使用的实际效果		
8.2 监视和测量 8.2.1 反馈	检查反馈过程程序文件。 检查该程序执行的记录		
8.2.2 投诉处置	检查顾客投诉的渠道规定、顾客投诉方法规定、顾客投诉后信息传递途径和职责的规定。 检查实际顾客投诉的记录和处置方法。 检查收集顾客投诉信息的渠道、方法、职责的规定。 检查顾客投诉的信息利用的证据。 检查其他部门核对这些信息利用后对体系的影响，评价该信息反馈的业绩		
8.2.3 向监管机构报告	检查不良事件监测及报告控制程序。 检查是否按相关法规要求，将符合不良事件规定的报告准则或符合发布忠告性通知要求的投诉向监管机构报告		
8.2.4 内部审核	检查内部审核控制程序。 检查审核计划，审核目的、范围、依据，内审员，审核检查表和审核记录。 核对内审员有无自己检查自己的情况。 核对检查表和不合格报告，确认不合格报告出具是否具有依据。 检查内部审核报告、不合格报告、纠正措施整改和验证情况。 检查审核频度		

表 8-1（续）

8.2.5　过程的监视和测量	检查过程监视和测量的方法的规定。 了解针对不同的过程分别采取哪些监视和测量的方法。 检查过程的监视和测量的执行情况。 对于生产过程，检查采取的监视和测量的方法以及执行记录。 检查工艺纪律检查的规定和记录。 对于关键过程和特殊过程，检查工艺检查的记录		
8.2.6　产品的监视和测量	检查产品监视和测量的程序文件。 询问产品的监视和测量分为哪些阶段？ 检查监视和测量的执行是否按照规定执行。 一般应包括：进货检验、过程检验、成品检验。 检查检验记录是否达到目标。 检查产品放行规定和执行记录核对。 抽查 5 份检验记录，核对检验结果，检验者。 抽查 3 份检验项目，请检验员执行检验。 抽查 3 份检验记录，核对可追溯性		
8.3　不合格品控制 8.3.1　总则 8.3.2　交付前发现不合格品的响应措施 8.3.3　交付后发现不合格品的响应措施	检查不合格品控制程序的规定。 询问不合格品评审、处置的权限。 对交付前或交付后发现的不合格，是否根据调查分析的结果采取相应的措施。 若对不合格品采取了纠正，是否对其进行再次检验。 检查忠告性通知发布控制程序。 抽查发布忠告性相关措施和记录。 抽查 5 份不合格品记录（报告），检查其处置方法		
8.3.4　返工	若产品需要返工，是否编制了返工文件，包括作业指导书及不合格品返工后的重新检验和重新评价等内容，并经过批准。 在批准返工文件前是否确定返工对产品的不利影响。 抽查 5 份返工的记录，检查返工执行的情况		
8.4　数据分析	检查数据分析的程序文件。 检查数据分析结果的利用。 抽查 5 份数据分析的结果，了解统计技术使用情况。 抽查 5 份数据分析的结果，了解数据分析结果反映的质量体系发展趋势或改进机会		

表 8-1（续）

	检查质量目标实现情况。 如何识别改进机会？ 如何建立改进组织，制定改进计划？ 如何进行原因分析，确定改进措施？ 如何对改进措施进行验证？措施是否有效？有无记录		
8.5 改进 8.5.1 总则			
8.5.2 纠正措施	检查纠正措施程序文件以及执行记录。 询问纠正措施的责任和信息传递。 检查纠正措施关闭情况。 检查纠正措施实施结果和业绩在管理评审上的汇报		
8.5.3 预防措施	检查预防措施程序文件。 检查预防措施执行的记录。 检查预防措施关闭情况。 检查预防措施实施结果和业绩在管理评审上的汇报		

注：本检查表适用于各部门，组织在进行内部审核时，可根据部门的职责范围选择相应的条款编制部门检查表，内容仅供参考。

3 内部审核的实施

3.1 首次会议

首次会议是审核组和企业各部门负责人共同参加的一次会议，会议由审核组长主持，首次会议主要内容：

1）宣布审核计划，明确审核目的、范围和依据准则。

2）介绍审核过程安排及审核组成员分工。

3）说明审核的方法和程序。

4）确认沟通渠道。

5）说明审核的注意事项和要求，希望各个部门密切配合。

6）确认末次会议的时间。

首次会议的要求：

1）首次会议应准时、简短、明了。

2）首次会议时间以不超过半小时为宜。

3）获得受审核部门的理解和支持。

4）与会人员都要签名。

3.2 现场审核

3.2.1 审核证据的收集

在现场审核过程中，内审员主要通过面谈，对活动的观察及文件的评审和查阅记录，以及以对一些关键过程实施现场查看等方法收集与审核目的、审核范围和审核准则有关的信息。

3.2.2 审核发现

把审核过程中获取的经验证的信息，对照审核依据和准则形成审核发现，以表明其与依据、准则符合或不符合，并同时识别其改进的机会。审核发现的内容为符合项和不符合项。对审核证据或审核发现有分歧时，应协商解决。记录尚未解决的问题，对于未按照审核策划实施的审核需记录理由。

3.3 审核组内部会议

一般每天的现场审核结束后，审核组应召开会议，进行内部交流、沟通和协调。现场审核结束后的审核组会议应对质量管理体系的符合性和有效性做出基本评价，决定不符合项，开具不符合报告。

3.4 不符合项的确定与不符合报告

3.4.1 确定不符合项的原则

1）不符合的确定，应严格按照审核证据的原则。

2）凡依据不足的，不能判为不符合。

3）有意见分歧的不符合项，可通过协商和重新审核来决定。

3.4.2 不符合项的形成

1）质量管理体系文件不符合质量管理体系标准、适用的法律、法规或政策的要求，即文件规定不符合标准（该说的没说到）。这种不符合通常称为"体系性不符合"。例如企业编制的某一质量管理体系文件对标准的某一要求未做描述，或对标准的要求理解有误，导致文件的规定出现不满足标准的要求。

2）质量管理体系的实施现状未按质量管理体系标准、质量管理体系文件或适用的法律法规或政策的要求执行，即实施现状不符合文件规定（说到的没做到）。这种不符合通常称为"实施性不符合"。例如审核中发现某部门的顾客投诉处置过程未按照规定的流程进行操作，或文件未发放到相关的使用部门。

3）质量管理体系的运行结果未达到预定的目标，即实施效果不符合规定要求（做到的没有效果）。这种不符合通常可称为"效果性不符合"。例如企业出现产品合格率达不到目标的要求，虽然采取了一些措施，但类似问题还在不断发生。

3.4.3 不符合的性质

（1）严重不符合

影响管理体系实现预期结果能力的不符合称之为严重不符合（CNAS‑CC01：2015，3.12）。严重不符合可能是下列情况：

——对过程控制是否有效或者产品或服务能否满足规定要求存在严重的怀疑；

——多项轻微不符合都与同一要求或问题有关，可能表明存在系统性失效，从而构成一项严重不符合。

严重不符合项具有以下一项或几项特征：

1）体系与标准、合同不符。

2）体系出现系统性失效。如某一条款，某一关键过程重复出现失效现象，如在多个部门或多个活动场所均发现有不同版本的文件同时使用，这说明整个系统文件管理失控。

3）体系运行区域性失效。质量管理体系没有覆盖到所有的部门、车间，造成某个部门或某个产品未按体系要求进行控制。

4）可能产生严重的后果。如可能产生严重的质量安全事故，产品召回；可能导致不合格品装运；可能导致产品或服务失效或预期的使用性能严重降低；可能严重降低对产品和过程的控制能力。

5）组织违反法律、法规或其他要求的行为较严重。

（2）轻微不符合

不影响管理体系实现预期结果能力的不符合称之为轻微不符合（CNAS‑CC01：2015，3.13）。轻微不符合项的判断标准有：

1）对满足质量管理体系条款或体系文件的要求而言，是个别的、偶然的、孤立的、性质轻微的不符合。

2）对保证所审核范围的体系而言，是次要的问题。

3）不太可能导致出现下列结果的不合格：

——体系失效；

——降低对过程的控制能力；

——不合格产品可能被装运。

3.4.4 不符合报告的编写

经过审核组讨论确定的不符合报告，由内审员负责编写，受审核部门确认，不符合报告的内容应该包括以下几个方面：

1）不符合事实的描述；

2）判为不符合事实的理由；

3）不符合的审核准则及对应的条款；

4）不符合项的性质；

5）内审员、审核组长的签字；

6）受审核部门的确认意见。

3.4.5 不符合事实的描述要求

1）只陈述客观事实，不进行主观猜测和推断；

2）事实描述应完整、准确、清晰、简明，便于追溯，证据来源可包括时间、地点、事件、人物（一般不写姓名只注明岗位）等信息；

3）准确地写出审核准则，以便于受审核部门正确理解、分析原因，制定纠正措施；

4）不能用结论代替客观事实的描述；

5）不符合事实应经过受审核方的确认。

3.4.6 不符合报告的格式

不符合报告没有统一的格式规定，在保证基本信息足够的前提下，可以由组织自己规定适用的格式。例8-5给出了某企业内部审核不符合报告示例，供参考。

【例8-5】某企业内部审核不符合报告示例

不符合报告（1）

受审核部门	电子车间	部门负责人	×××
内审员	×××	审核日期	202×-11-12

不符合事实陈述：

查A27手控板回流焊现场，回流焊机温度设定分别为NO.1 105℃，NO.2 155℃，NO.3 160℃，速度为300 mm/min，但回流焊安全操作规程中未对此工艺参数做出规定。

上述观察结果不符合ISO 13485：2016中7.5.1"生产和服务提供应予策划、实施、监视和控制以确保产品符合规范。"的要求。

不符合标准条款：ISO 13485：2016，7.5.1。

不符合项类型：□严重　■轻微

内审员：×××　　审核组长：×××　　部门负责人确认：×××

日期：202×-11-12　　日期：202×-11-12　　日期：202×-11-12

不合格原因及对产品质量影响的分析：

对标准要求的条款理解不够，对产品实现的策划不够充分。

部门负责人：×××　　日期：202×-11-13

建议的纠正措施计划：

1．组织相关部门对ISO 13485：2016中7.5.1条款的学习和培训；

2．对回流焊机特殊过程进行确认；

3．编制回流焊工序作业指导书。

部门负责人：×××　　日期：202×-11-14

预定完成时间：202×-11-23　　内审员认可：×××　　日期：202×-11-14

（续）

纠正措施完成情况：
1.202×-11-18人力资源部已组织电子车间有关人员进行了 ISO 13485：2016 中 7.5.1 条款的学习和培训； 　　2.技术部已组织有关部门对回流焊机特殊过程进行了确认，确认报告保存在资料室； 　　3.技术部已编制完成回流焊工序作业指导书，并下发车间执行。 　　（附：培训记录，略） 　　　　　　　　　　　　　　　　　　　　部门负责人：×××　　日期：202×-11-19
纠正措施的验证： 　　经验证，该纠正措施实施有效，同意关闭。 　　　　　　　　　　　　　　　　　　　　内审员：×××　　日期：202×-11-24

不符合报告（2）

受审核部门	生产部	部门负责人	×××
内审员	×××	审核日期	202×-11-12

不符合事实陈述：

　　注塑车间因厂地调整，对重新搬迁安装的注塑、吹塑两个特殊过程未进行再确认，不符合 ISO 13485：2016 中 7.5.6 条款"当生产和服务提供过程的输出结果不能或不是由后续的监视或测量加以验证，并因此使问题仅在产品使用后或服务交付后才显现时，组织应对任何这样的过程进行确认"之规定。

不符合标准条款：ISO 13485：2016，7.5.6

不符合项类型：□严重　　　　　　■轻微

　　　　　　　　　　　　内审员：×××　　　　　部门负责人：×××
　　　　　　　　　　　　日期：202×-11-12　　　日期：202×-11-12

不符合原因及分析：

　　对标准条款和文件的要求理解不够，未按标准和体系文件的要求对特殊过程进行再确认。

　　　　　　　　　　　　　　　　　　部门负责人：×××　　日期：202×-11-13

建议的纠正措施计划：

　　1.组织相关部门对 ISO 13485：2016 中的 7.5.6 条款和程序文件 Q/TZ 20411—2023《生产过程控制程序》的学习和培训；

　　2.组织相关人员对注塑和吹塑两个特殊过程进行再确认；

　　3.上述措施要求在 202×年 11 月 23 日前完成。

　　　　　　　　　　　　　　　　　　部门负责人：×××　　　　日期：202×-11-14

　　预定完成时间：202×-11-23　　　　内审员认可：×××　　　日期：202×-11-14

（续）

纠正措施完成情况： 已组织相关人员对公司的注塑和吹塑两个特殊过程进行了再确认，并形成了记录。 <div align="right">部门负责人：×××   日期：202×-11-19</div>
纠正措施的验证： 纠正措施实施有效，同意关闭。 <div align="right">内审员：×××   日期：202×-11-24</div>

4 末次会议

审核结束后，由审核小组召开末次会议，会议要求企业主要领导和各个部门的负责人参加。会议由审核组长主持，会议的内容包括：

（1）感谢各部门的支持

首先感谢受审核部门审核期间所给予的支持和配合，使得审核得以顺利进行。

（2）重申本次审核的目的、范围和依据准则

重申要简要，重申审核目的、依据和范围，使与会者对审核的脉络能有清楚的了解，更好地理解审核中的调查结果。

（3）简要介绍审核过程

要正式报告审核的过程及审核涉及的部门，并要再次说明，审核只是一种抽样活动，存在着抽样带来的风险。审核组长要提醒审核只是一种管理的手段。

（4）宣读不符合报告

审核组长或内审员要逐项宣读不合格报告，这些报告在会前要经过受审核部门的确认。不合格报告的原件要留给受审核部门。

（5）宣读审核结论

审核组长宣布本次内部审核的审核结论。注意：审核结论中必须有符合性、有效性方面的结论。

（6）对纠正措施的实施及完成期限的要求

对审核存在的主要问题，审核组应要求受审核部门不要"就事论事"，而应"举一反三"采取纠正措施。因为审核是抽样检查，存在的问题不一定就是查到的部门存在，其他的地方也可能存在。可向受审核部门提出采取纠正措施的期限要求，来避免不适当的拖延。

（7）受审核部门讲话

受审核部门可对这次审核活动提出评价意见，以及采取纠正措施表明自己的态度。

（8）请最高管理者讲话

主要是针对审核过程中出现的问题，对受审核部门提一些要求。对一些涉及面大

的整改事项，可落实责任人和配合部门。

（9）结束

审核组长宣布本次审核活动正式结束，并再次向受审核部门的支持表示感谢。末次会议时间控制在 30min～60min。

5 编写审核报告

审核报告是审核组结束现场审核工作后必须编制的一份文件，应由审核组长编写。审核组长对审核报告的准确性与完整性负责。审核报告涉及的项目应按审核计划中所规定的，编写过程中如欲对此有所变动，应取得有关各方的一致同意。审核报告通常由组织管理者代表审批后，并根据具体情况分发给相关受审核部门和人员。

审核报告的格式没有统一的规定和要求，各组织通常会根据需要设计适用的格式。例 8-6 给出了某企业审核报告案例，供参考。

【例 8-6】某企业审核报告案例。

内部管理体系审核报告

审核目的：评价医疗器械质量管理体系的符合性、有效性，检查各部门对标准、文件的执行情况，迎接第三方认证审核
审核范围：公司产品设计开发、制造、服务涉及的所有部门场所和过程
审核依据：ISO 13485：2016，体系文件，适用的法律、法规及其他要求。 审核日期：202×年 11 月 11 日至 11 月 12 日
受审核部门：管理层/管代/总经办、行政部、品管部/化验室、生产部/车间、技术部、采购部/原材料库、销售部/成品库
审核组长：××× 内审员：第一小组：A、B； 　　　　　第二小组：C、D
审核过程综述： 　　202×年 11 月 11 日～202×年 11 月 12 日，根据已安排的内部审核计划，由×××担任审核组长，上述组员为成员对公司医疗器械质量管理体系的运行是否有效进行了内部审核。本次内部审核是公司按照 ISO 13485：2016 质量管理体系标准转化为国家标准后组织的第一次审核，内审员均已参加了培训机构组织的 ISO 13485：2016 质量管理体系标准转化培训，并取得了相应的内审员资格。在本次内部审核活动中，内审员本着实事求是、公正客观的原则，发扬高度负责的精神，依据 ISO 13485：2016 及据此编制的质量手册、程序文件和公司相关的管理文件及相关的法律法规，就涉及的所有要素和过程，对相关职能部门体系运行情况进行了耐心、全面、细致和认真的审核。由于公司领导及各相关部门的重视、支持和配合，本次审核工作按照审核计划的安排顺利完成。在 2 天的审核过程中，审核组审核了与公司医疗器械质量管理体系有关的包括公司高层领导在内的 7 个部门，同时查看了生产现场和各项设施，对 ISO 13485：2016 的所有要求做了抽查证实

（续）

不合格项统计与分析（包括：数量、严重程度、特定部门优缺点、特定程序执行情况、存在的主要问题等）： 　　本次内部审核共发现不符合项8个，均为轻微不符合项。内部审核结果表明：公司的质量管理体系已经正常运行，但仍存在一些不容忽视的问题，主要是：1）医疗器械文档不完整，没有与设计输出的文档相对应；2）生产计划安排应规范，应加强对车间生产过程的控制；3）风险分析报告内容缺少生产和生产后活动信息，没有满足相关标准的要求；4）部分记录不太规范，应加强对记录的管理和检查力度；5）对涉及监视和测量的计算机软件没有确认，存在使用风险；6）国家/地区的法律法规收集不到位，识别和发放做得不够；7）部分顾客投诉处理不及时，未记录投诉产生的原因。另外提出了一些建议，均表示可以接受。8个不符合项分布情况见"不符合项分布表"。（略）
对管理体系的评价（包括：文件体系与标准的符合性、实施效果、发现和改进体系运行的措施等）： 　　总体上看，本次审核发现公司质量管理体系所需的过程识别较充分，质量管理体系文件基本满足ISO 13485：2016及相关的法律法规要求，具有可操作性，质量管理体系基本得到有效实施和保持。各部门和全体员工的质量意识有了很大的提高，对本部门的职责、分解的质量目标及质量管理体系的控制要求也比较熟悉，基本上能按规定的要求去实施。因此，质量目标能得以较好地实现，产品的符合性符合规定的要求，顾客、相关方对公司的质量管理及反映出来的业绩比较满意，公司员工的素质基本能适应体系运行的要求。 　　由于本次审核采取的是抽样审核的方法，存在一定的审核风险，发现的问题是客观存在的，未查出问题的部门并不代表不存在问题，因此，要求未被检查出不符合项的部门，对本次出具的不符合项亦应引起重视，应对本部门的相关工作进行自查，举一反三，确保整个质量管理体系的有效运行
结论： 　　公司建立的质量管理体系基本符合ISO 13485：2016的要求和相关的法律法规要求，质量管理体系运行基本有效。建议在对本次审核提出的不符合项按规定时间纠正完成之后，可以申请ISO13485：2016医疗器械质量管理体系认证审核
纠正措施要求及审核报告分发对象： 　　1.不符合项要求各部门在12月10前关闭； 　　2.本报告分发对象： 　　1）公司领导； 　　2）受审核方； 　　3）公司内审员。 　　本次内部审核的情况提交管理评审，对一些涉及面较大的主要问题，经管理评审会议提出整改措施
审核组长：×××　202×.11.12　　管理者代表：×××　202×.11.12　　批准：×××　202×.11.12

6 内部审核中纠正措施的跟踪验证

6.1 对纠正措施完成情况进行跟踪验证，评价其有效性，并报告验证结果

审核组应对受审核部门采取的纠正措施的实施情况和有效性进行跟踪。审核组接收到受审核部门完成纠正措施并提交的实施证据后，应对纠正措施完成情况及其有效性进行验证。

内审员验证并认为纠正措施确已完成并达到预期效果后，出具验证有效的意见，此不符合项即可关闭。如果经内审员验证发现未完成纠正措施或未达到预期的效果，则应提请受审核部门继续完成或重新采取更为有效的纠正措施。

6.2 不符合跟踪原则

所有在内审中发现的不符合项，必须由受审部门切实采取纠正和预防措施，内审员进行跟踪验证，形成闭环。

根据不符合性质和程度，可对其相应纠正或预防措施采用不同的跟踪验证方式：

1）针对严重不符合项或只有到现场才能验证的轻微不符合项，再次组织内审员到受审核部门现场，检查、核实纠正或预防措施的效果。

2）针对轻微不符合项，由受审核部门提交纠正和预防措施的实施记录或报告，审核部门据此安排内审员书面验证其是否已完成（参见例 8-5）。

3）针对短期内无法完成而又制定了纠正和预防措施计划的轻微不符合项的跟踪验证，审核组在下次内部审核时再予复查。

7 内部审核后续活动跟踪的重要性

内部审核后续活动跟踪的重要性主要体现在以下几方面：

1）使受审核部门对已形成的不符合进行清理和总结，彻底解决过去出现的问题，防止质量管理体系运行受到影响。

2）监控受审核部门对现存的不符合采取的措施，防止其滋生、蔓延或进一步扩大，造成更大的不良后果。

3）督促受审核部门认真分析原因，立足于改进完善质量管理体系，为未来质量管理体系的运行创造良好的条件。

8 内审员

内部质量管理体系审核是一种内部评价活动，这种评价是通过内审员的审核工作完成

的。内审员的能力与素质如何，是影响一个组织内部质量管理体系审核效果的主要因素。

8.1　内审员应具备的能力

作为一名内审员除应具有较好的语言、文字交流和沟通能力外，还应具备下列方面的知识和技能：

（1）通用知识和技能

1）掌握审核原则、程序和审核方法，保证审核的一致性和系统性，理解与审核有关的各种风险。

2）了解受审核方管理体系和引用文件，理解审核范围并运用审核准则。

3）理解受审核方的组织概况，包括组织结构、业务、管理实践等。

4）掌握适用的与受审核方审核范围相关的法律法规要求。

5）理解审核中运用抽样技术的适宜性和后果。

6）确认审核证据的充分性和适宜性以支持审核发现的结论。

7）评定影响审核发现和结论可靠性的因素。

（2）特定领域和专业的知识和技能

1）特定领域如 ISO 13485：2016 质量管理体系标准要求、原则及其应用。

2）特定领域法规要求及专有技术要求。

3）特定领域与专业有关的风险管理原则、方法和技术等。

4）特定领域的术语。

5）特定领域的过程和惯例。

8.2　内审员的职责

内审员是维持、提高质量管理体系运行效果的骨干力量。其职责是：

1）遵守有关的审核要求，并向受审核方准确传达和阐明审核要求。

2）参与制定审核活动计划，编制检查表，并按计划完成审核任务。

3）将审核发现整理成书面资料，并报告审核结果。

4）验证由审核结果导致的纠正措施的有效性。

5）整理、保存与审核的有关文件。

6）配合和支持审核组长的工作。

7）协助受审核方制定纠正措施，并实施跟踪审核。

8）对供方进行审核。

8.3　内审员的作用

8.3.1　对质量管理体系的运行起监督作用

质量管理体系的运行需要持续地进行监督，才能及时发现问题并采取改进措施。这种连续的监督主要是通过组织的内部审核进行的，而实施内部审核主要是组织自己的内审员。因此，从某种意义上来讲，内审员对质量管理体系的运行起到监督的作用。

8.3.2 对质量管理体系的保持和改进起到参谋作用

在进行内部审核过程中，作为组织的内审员通常对自己所在组织的情况比较熟悉，可以针对所发现的某些不符合提出有针对性的纠正措施建议。必要时，内审员还可参加对不符合项的纠正措施的实施活动。因此，内审员不但是内部审核活动的一名审核员，而且，更多的角色是作为组织质量管理体系保持和改进的优秀参谋。

8.3.3 在质量管理体系运行过程中，起到沟通管理者与员工之间的桥梁纽带作用

内审员在内部审核过程中与各部门员工有着广泛的交流和接触，他们既可以收集员工对质量管理体系运行方面的建议和要求，通过审核报告向最高管理者反映，也可以把最高管理者的决策、意图向员工传达、解释和贯彻，起到桥梁纽带作用。

8.3.4 在第二方、第三方审核中起到内外接口的作用

内审员经常会参加第二方审核活动，如对供方的审核，在审核中贯彻本组织对供方的要求，同时也可了解供方的实际情况和要求。当外审员来本组织进行审核时，内审员由于熟悉本组织的体系运行过程，往往会担任审核组的向导和联络员，这样既可以了解对方的审核要求、审核方式和方法，向管理者代表反映，同时也可以向对方介绍本组织的实际情况，起到内外接口的作用。

8.3.5 在质量管理体系的有效实施方面起到带头作用

内审员通常都是经过专门培训的，对组织管理体系的要求理解得比较透彻。在日常工作中，内审员不但会带头认真执行和贯彻有关的质量规范、体系文件和岗位职责要求，而且会指导和影响身边的员工贯彻执行组织的管理体系要求。因此，内审员在组织的员工中起到模范带头作用，是组织贯彻实施质量管理体系的模范带头人。

8.4 内审员能力的提高

一个组织可能有很多内审员，他们的水平不可能完全一致，其知识面也有差距。有时对同一个问题会提出不同的意见，对标准内涵的理解也各不相同。这种不一致的意见可能会影响组织内部审核工作的公正性和公平性。因此，组织需不断地提高内审员的知识和技能，以满足内部审核工作的需要。提高内审员的能力可采取以下几种措施：

（1）参加培训班学习

组织应选派一些对审核工作有热心的员工参加认证机构或咨询公司举办的管理体系内审员培训班。人员多的情况下，组织可与培训机构联系，到厂培训，这样既节约了费用，又扩大了培训面。特别要注重培养多体系内审员，如"三标一体"内审员，从而扩大内审员的知识面，丰富内部审核工作经验，加深对标准条款的理解，从而提高审核效率。

（2）轮流担任审核组长

每年组织进行内部审核时，管理者代表可指定不同的内审员担任审核组长。审核组长除了承担审核任务外，同时还承担内部审核实施方案的编制、检查表的编制、内部审核报告的撰写以及审核过程中的各项协调等工作，这对内审员全面把握审核工作中各项环节，提升审核水平具有很好的促进作用。

（3）通过参加第二方审核提高审核水平

一个组织内审员可以从事对供方管理体系的检查、评定和认可来实践其审核知识，通过对供方的审核，从而发现对方做得好的方面和存在的问题，提高自己的审核水平和审核能力。

（4）向外审员学习

利用每年监督审核的机会，组织可安排内审员担任陪同人员、联络员和向导等，观察外审员在现场进行审核的全过程，从中学习他们的审核技巧和对问题的判断方法。

第九章　管理评审

　　管理评审就是最高管理者为评价管理体系的适宜性、充分性和有效性所进行的活动。管理评审的主要内容是组织的最高管理者就管理体系的现状、适宜性、充分性和有效性，以及方针和目标的贯彻落实及实现情况组织进行的综合评价活动，其目的就是通过这种评价活动来总结管理体系的绩效，并从当前绩效上考虑找出与预期目标的差距，同时还应考虑任何可能改进的机会，并在研究分析的基础上，对企业在市场中所处地位及竞争对手的业绩予以评价，从而找出自身的改进方向。

1　管理评审概述

1.1　评审的目的

1）对质量管理体系进行系统的评价，提出并确定各种改进的机会和变更的需要。

2）确保质量管理体系的持续适宜性、充分性和有效性。

1.2　评审要求

1.2.1　确保质量管理体系持续的适宜性

适宜性是指管理体系适应内外部环境变化的能力。

组织的外部环境可能产生的变化，包括：

1）质量概念或质量管理体系要求的变化（如不合格和缺陷的概念产生变化，ISO 13485 的改版等）；

2）顾客的要求和期望的变化；

3）市场情况的变化；

4）先进技术的出现；

5）法律法规或产品标准的变化等。

组织的内部环境可能产生的变化，包括：

1）主要管理人员的变动（如总经理、管理者代表的变动）；

2）组织机构职责的变化（如机构改组）；

3）组织规模的变化（如产量的增加、厂区的扩大、人员的增加等）；

4）产品的变化；

5）组织运行机制的变化（如国有企业改制）；

6）新技术或新工艺的采用；

7）新设备、新的生产线的采用引起的基础设施等资源的变化。

由于所处的内外部环境的变化，客观上要求组织的质量管理体系相应地变化。这种变化有可能导致质量方针、质量目标的变更，在这种情况下，组织应及时调整或改进原有的质量管理体系，以保持其与内外环境的适宜性。

1.2.2 确保质量管理体系持续的充分性

充分性指管理体系满足市场、相关方要求及期望的能力，也指管理体系各过程的展开程度。质量管理体系由众多相互关联的过程所构成，如果一个过程没识别，或尽管识别了所有过程，但对确保过程有效运行的控制措施未做全面规定，或对控制职责未做适当的规定，就会因某些过程未得到有效控制而使质量管理体系不充分。而管理评审就是要发现质量管理体系的这种不充分性，以便加以改进。

1.2.3 确保质量管理体系持续有效性

1）有效性指完成策划的活动并达到所策划的结果程度的度量。质量管理体系的有效性是组织实现所设定的质量方针、质量目标和各项职责的程度的度量。

2）为判定质量管理体系的有效性，应将以下方面的信息与组织设定的质量方针、质量目标和职责进行对比：

——顾客反馈、顾客抱怨；

——过程的绩效，即过程实现增值从而达到预期结果的程度；

——产品的符合性，包括对产品质量目标和要求的符合性；

——审核结果，包括内部审核和外部审核发现的产品、过程体系的不合格情况。

总之，由于企业内部环境的变化，可能导致质量管理体系的不适宜；由于过程未识别或已识别的过程未充分展开，可能造成质量管理体系的不充分；由于质量方针、质量目标未能实现，会影响质量管理体系的有效性。

适宜性、充分性和有效性是相互关联、不可分割的整体。有效性是组织建立质量管理体系的根本目的，适宜性、充分性是达到有效性的重要保证。企业的最高管理者应按策划的时间间隔，围绕适宜性、充分性、有效性对质量管理体系进行系统的评审，根据评审结果及时做出改进决定并采取相应的措施，实现对质量管理体系、产品、过程和资源需求的必要改进，以确保和保持医疗器械的安全和性能。质量管理体系对环境的变化应具有持续的适宜性，在满足要求方面具有持续的充分性，从而确保实现质量方针、质量目标的持续有效性。

1.3 评审的对象

质量方针、质量目标和质量管理体系。

1.4　评审的内容

ISO 13485：2016 的 5.6.2 规定了组织管理评审时，需要向最高管理者提供的证实质量管理适宜性、充分性和有效性的信息。这些内容仅为组织参考，组织可根据体系运行情况将评审内容进一步扩展，包括但不限于：

1）内部审核的有效性、符合性情况及结论；

2）顾客的反馈及满足顾客要求情况；

3）相关方投诉处理和答复情况；

4）质量方针的持续适宜性和目标的实现情况；

5）向监管机构汇报情况；

6）过程绩效和产品的符合性，包括过程、产品测量和监控的结果；

7）以往管理评审的跟踪措施；

8）新的或修订的法规要求；

9）纠正和预防措施的有效性，自我改进完善机制的有效性；

10）组织架构、职责权限、设施资源的评价及其资源的需求；

11）体系文件的系统性、合理性；

12）可能影响质量管理体系的内外部变化；

13）其他改进的建议。

1.5　评审的实施者

管理评审应当是高层次的。组织的最高管理者应按照策划的周期，定期主持实施管理评审活动。管理评审结果可能会引起企业的质量方针、目标、体系文件、资源、机构职能、产品结构等重大项目的调整和改进，具有一定的风险性，因此，会议通常由企业最高管理者主持召开。其他参与者可以是中层管理以上人员，应能够对评审内容和结果发表观点，参与决策。

管理评审不应当重复地讨论相对来说对组织不重要的问题。最高管理者应当对组织的重要发展趋势进行分析并做出相应的决策。

1.6　评审的时机

对于新建立的体系，在运行初期，可根据运行实施需要召开管理评审会议，以确保质量管理体系能够持续、适宜和有效的地满足质量管理体系标准的要求。

随着体系的日趋完善，管理评审的次数可根据质量管理体系运行的现状及必要性，并结合内部审核后的结果，由企业最高管理者每年至少进行一次管理评审（时间间隔不超过 12 个月）。

当出现下列情况之一，可适当增加管理评审的频次。

1）当组织结构、产品范围、资源配置发生较大变化时；

2）当发生重大质量安全事故或顾客关于质量安全有严重投诉或产品被召回时；

3）当法律、法规、标准及其他要求有变化时；

4）当市场需求发生变化时；

5）即将进行第二、三方审核或法律、法规规定的审核时；

6）质量审核中发现严重不合格时。

1.7 评审的方式

开展管理评审的方式可结合组织的实际情况进行，可包括：

1）按既定的日程安排、会议纪要和正式确定的评审要点以正式会议的形式开展。管理评审会议应有别于其他的业务会议和行政会议。管理评审是专门研究质量管理事项的会议，目的是确保质量管理体系有持续的适宜性、充分性和有效性。其中质量方针和质量目标的评审与更新是管理评审活动的主要内容。质量方针和质量目标的变更和改进，是组织最高层次上的改进，是决定质量管理方向的活动，因此，管理评审应予高度重视，注重实效，切勿潦草走形式。

2）通过电视、电话会议或网络视频的形式。网络视频可充分利用企业资源，使组织关键人物、信息变得更容易接近，最高领导者可以做出更快的决策，提高协同办公的效率。

3）各部门单独进行评审，并负责向最高领导者报告评审情况的形式。

4）可以把管理评审融入到组织的业务过程中去，不同的最高管理者主持的管理评审会议都可以涉及管理评审的部分内容，然后集中把这些会议或是其他形式得出的管理评审结果进行汇总，最终形成管理评审的输出。

5）为使管理评审增值并避免重复召开会议，管理评审的时间可与其他业务活动安排（如战略策划、经营策划、年度会议、运营会议、其他管理体系标准的评审）保持一致。

1.8 评审的输入

1）为确保覆盖整个质量管理体系，宜采用一致的方法以确保评审覆盖下列内容。评审输入是为管理评审提供充分的信息，是管理评审有效实施的前提条件，评审应包括但不限于以下信息：

a）反馈。顾客和相关方的反馈来自市场和有关产品和服务方面的信息，这些信息包括顾客和相关方的需求、期望和改进的建议，也包括监管部门的产品抽查结果。

b）投诉处置。对产品和服务方面的投诉的处置，如对每个已销售型号的产品的投诉数量、投诉类型以及投诉过程有效性的评审。

c）向监管机构汇报的情况，包括不良事件的上报、忠告性通知上报信息或者产品的检测数据等。

d）审核结果。审核结果不限于内部审核的结果，第二方、第三方审核的结果也是管理评审输入的重要内容。

e) 过程的监视和测量。包括过程效率、不合格项、过程偏差和主要过程更改及更改状态，可以理解为管理的质量状况，可运用统计技术进行数据分析。

f) 产品的监视和测量，包括新产品引进和产品的更改。

g) 纠正措施。包括新采取的纠正措施、当前纠正措施的状态、已关闭的纠正措施、纠正措施的时效性以及纠正措施有效性的评审。

h) 预防措施。包括新采取的预防措施、当前预防措施的状态、已关闭的预防措施、预防措施的时效性以及预防措施有效性的评审。

i) 以往管理评审的跟踪措施，就是对以前管理评审做出的改进决定和措施的有效性进行评审，以提出继续改进的决定和措施。

j) 可能影响质量管理体系的变更。组织质量管理体系的内外部环境是不断变化的，如果这些变化影响到了质量管理体系的适宜性、充分性和有效性，那必须进行管理评审，以确定质量管理体系需要做出的变更，从而实现体系的改进。

k) 改进的建议。在管理评审输入的时候就应该提出改进的建议，以便通过评审，做出最终的改进决定。在对管理评审输入信息充分研究和分析的基础上，提出改进建议。需要注意的是，不应该在管理评审输出的时候还停留在改进建议上，评审输出的是决定和措施，是明确了的改进要求。

l) 适用的新的或修订的法规要求。对于管理评审中提到的"法规要求"是指任何出版的或由任何政府部门颁布的法律法规，这些法律法规构成了为以下目的所需的合法条件：

——将医疗器械投放市场；

——医疗器械的使用；

——医疗器械的安装；

——开展相关服务。

这样的法规要求仅适合于医疗器械组织，即组织的产品已经进入或计划进入的市场或区域有这类的法规要求（如美国的 21CFR 820、欧盟的 MDR/IVDR、日本的 PAL 以及中国的《医疗器械监督管理条例》等）。管理评审的一部分内容应当是了解组织对法规符合性的状态及措施计划，以确保建立和保持对法规的符合性。

2) ISO 13485：2016 中的"8.4 数据分析"的要求也宜包括在管理评审中。其他可以考虑的输入包括：培训需求、供应商问题、设备需求和维护、工作环境和基础设施等。通过识别这些问题，依据评审结果，组织可对未来的活动制定或修订其质量计划、战略和业务计划。

3) 结合当前评审结果和业务发展情况的需要，对质量方针和目标以及组织管理架构的持续适宜性进行评审。

4) 个别与质量有关的问题一般可在其发生时及时进行处理，不必等到下一次管理评审会议。管理评审的预期目的是检查同样的问题是否再发生，所采取的措施是否适宜，顾客和法规要求是否得到满足。然而，在对质量管理体系完整的评审时，应补充讨论值得注意的个别问题，目的是评价满足组织的质量目标方面是否有效。

5）管理评审不必重复地讨论相对来说不重要的问题，更准确地说，管理评审应能认真的讨论汇报进而能获得一个清晰全面的概况，而不仅仅是评审一系列小的细节，这样的管理评审才更有意义。管理评审的讨论也不要仅聚焦所列输入内容的操作层面，应该侧重在质量管理体系标准要求的关于质量管理体系的过程的适宜性、充分性和有效性。最高管理者宜对重要发展趋势进行分析并做出相应决策。

以上各方面的信息应按照管理评审的策划安排，由各相关职能部门和负责人在评审前通过收集、整理、分析，形成现实状况、研究分析和改进建议等内容的输入材料，做好评审的准备。

1.9 评审的输出

评审的输出是管理评审活动的结果，是最高管理者对组织的质量管理体系乃至经营宗旨作为战略决策的重要基础。所以，管理评审的输出需要做出改进的决定和措施，这些决定和措施应是明确的、具有发展和提高性的。

管理评审的输出应包括以下内容：

1）对组织质量管理体系及其过程（包括管理评审间隔）的适宜性、充分性和有效性的总体评价结论，质量管理体系变更的需要、改进的机会，质量方针和质量目标改进的需求，体系运行情况的说明及其对所需的改进的决定和措施。

2）与顾客要求有关的产品的改进决定的措施，包括针对顾客规定的明示和未明示的要求及适用法规的要求，对整机或零部件的特性的改进，如对产品安全有效性的改进。这方面的决定和措施应与顾客要求的变化密切相关。

3）适用于组织的新法规或修订的法规要求引起的变更，包括体系的变更、过程的变更、产品和服务的变更等。

4）有关资源需求的决定和措施。组织应针对内外部环境的变化或潜在的变化考虑当前或未来的资源需求，为质量管理体系的持续适宜性、充分性和有效性提供基本保障。通过评审，确定人力资源、基础设施、财务资源及信息资源投入的措施，如对人力资源的补充调整，购置新的设备、设施，对工作环境的改造方案等。这方面的输出应考虑体系的能力提升的需求。

5）提出质量管理标准及管理程序的改进建议。对质量管理体系文件所进行的修订，是基于对质量管理体系过程有效性所实施的措施。

组织应保持评审的输入和输出记录。评审记录应包括评审要点的说明及将采取的纠正、预防措施、措施的责任者、完成措施可能需要的资源及措施预计完成日期等的简要描述。记录可采取任何适合于企业的形式。管理评审记录通常包括评审活动策划记录，如评审计划、评审通知等；包括评审活动实施记录，如会议签到、会议记录、部门总结等；包括评审结果的记录，如管理评审纪要或报告、管理评审改进措施及验证记录等。评审记录应予以保存。

对质量管理体系在适宜性、充分性和有效性3个方面的现状做出基本评价。这种评价应当与以上的决定和措施保持协调、一致。

评审的结果需要做出一些改进的决策，但这并不意味着每一次的评审都要根据ISO 13485：2016的5.6.2的要求——做出决策，而是根据评审输入和评审过程的实际情况确定，输出要针对输入。对管理评审提出的改进决策，在执行中应由有关人员进行跟踪，并验证这些改进决策的效果，跟踪并验证的记录构成管理评审记录的一部分，并作为下一次管理评审的输入记录。

1.10 管理评审报告的内容

管理评审的输出（管理评审的结论）应写入管理评审报告。管理评审的报告内容包括：

1）评审目的。

2）评审日期及参加评审人员。

3）评审的内容及摘要。

4）评审的结论：

a）质量管理体系适宜性、充分性和有效性的结论；

b）组织机构是否需要调整；

c）管理体系文件是否需要修改；

d）资源配备是否充足，是否需要调整增加；

e）方针、目标、风险管理方案是否适宜，是否需要修改；

f）制定下一年度质量目标的建议；

g）存在问题的纠正措施和预防措施。

注：评审报告中要体现方针、目标以及管理体系适宜性、充分性和有效性的结论，其他结论性建议可根据每次管理评审的内容酌情决定。

2 管理评审与内部审核的区别

在内部审核过程中，组织宜评审质量管理体系各程序以确保符合标准和适用的法规要求，并确定程序是否得到有效实施。相比而言，管理评审是对组织进行更广泛的评审，以确保实现质量方针、达成质量目标，且质量管理体系是适宜的、充分的和有效的。因此，需注意内部审核和管理评审的区别，不能混为一谈。两者的目的、依据、执行人员、使用方法导致的结果都不同，解决不同层次的管理问题。内部审核与管理评审的区别见表9-1。

表9-1　内部审核与管理评审的区别

区别	内部审核	管理评审
目的不同	确保管理体系运行的符合性、有效性	确保管理体系的适宜性、充分性和有效性
类型不同	第一方、第二方、第三方	第一方
依据不同	标准、体系文件、适用的法律法规	适用的法律法规、相关方（顾客）的期望、管理体系审核的结论
控制不同	控制活动和结果符合方针目标要求，属战术性控制	控制方针、目标本身的正确性，属战略性控制
结果不同	第一方：提出纠正措施，并跟踪实现； 第二方：选择合适的合作伙伴（供应商）； 第三方：导致认证、注册	改进管理体系、修订管理手册和程序文件，提高质量管理水平
执行者不同	与被审核领域无直接关系的内审员	最高管理者

3　管理评审计划

　　管理评审计划一般在正式评审前3～4周，由管理者代表编制，经总经理批准后下发至各参会部门。部门负责人在这段时间内，应按照管理计划中的要求，撰写本部门体系运行情况总结，以便提交管理评审会议时进行评审。管理评审计划见例9-1。

　　【例9-1】管理评审计划

管理评审计划

评审目的：评价公司质量管理体系的适宜性、充分性和有效性，迎接第三方审核
评审范围：公司各部门，管理手册覆盖的活动、产品、服务和所有受控文件
评审参加部门、人员：部门经理以上干部
评审主题内容： 　　a）内部审核的有效性、符合性情况及结论； 　　b）顾客的反馈及满足顾客要求情况； 　　c）相关方投诉处理和答复情况； 　　d）质量方针的持续适宜性和目标的实现情况； 　　e）向监管机构汇报情况； 　　f）过程的业绩和产品的符合性，包括过程、产品测量和监控的结果； 　　g）以往管理评审的跟踪措施； 　　h）新的或修订的法规要求； 　　i）纠正和预防措施的有效性，自我改进完善机制的有效性； 　　j）组织架构、职责权限、设施资源的评价及其资源的需求； 　　k）体系文件的系统性、合理性； 　　l）可能影响质量管理体系的内外部变化； 　　m）其他改进的建议

（续）

各部门评审准备工作要求：

　　各部门负责人均应对本部门质量体系运行情况加以总结，总结内容如下：

　　a）实施 ISO 13485：2016 以来本部门做了哪些工作以及本部门的职责、目标；

　　b）这些工作中，做得较好的地方（要求有证据和数据，包括目标实现情况）；

　　c）工作中不合理、不完善的地方；

　　d）分析存在问题的原因；

　　e）提出相应的改进建议；

　　f）资源需求。

　　除上述内容外，还必须按下述要求进行专题内容准备：

　　a）市场信息及顾客信息反馈（销售部）；

　　b）投诉处理（销售部）；

　　c）给监管机构的报告（销售部）；

　　d）审核结果，包括内部的和外部的审核结果（管理者代表）；

　　e）产品符合性及产品测量和监控的结果（生产部、品管部）；

　　f）纠正和预防措施的有效性（品质部）；

　　g）以往管理评审的跟踪措施的实施情况（管理者代表）；

　　h）可能影响质量管理体系的变更，包括公司内外部环境的变化，如法律法规的变化，新技术、新工艺、新设备的开发或使用等（技术部）；

　　i）改进的建议，包括对改善产品的特性、过程的效率和质量体系有效性的建议（管理者代表）；

　　j）适用的新的或修订的法规要求（人事行政部、技术）。

计划评审时间：202×年 12 月 12 日

| 编制：×××　 | 审核：×××　 | 批准：×××　 | 日期：202×－11－25 |

4　管理评审会议议程

　　为保证管理评审会议的质量和效果，各部门应在管理评审会议前将体系运行情况总结（一般做成 PPT 的形式）发给会议召集部门，由会议组织人员按会议议程录入电脑。评审时，各部门负责人按会议顺序报告本部门负责的事项，在部门报告后，与会者对该部门体系运行情况的有效性、充分性和适宜性及其提出的改进建议进行评价并作出改进决策。管理评审会议议程见例9－2。

　　【例9－2】管理评审会议议程

管理评审会议议程

（202×年 12 月 12 日下午 1 时，时间半天）

1. 与会人员签到

2. 指定专人做会议记录

3. 总经理主持会议

4. 各部门汇报工作（时间掌握在 5min～8min，汇报内容按管理评审计划中的要求）

1）行政部

2）人力资源部

3）品管部

4）生产部

5）销售部

6）采购部

7）技术部

8）管理者代表（总经办）

5. 讨论（针对提出的不足如何整改，对整个体系进行评价，不足的地方要采取措施，哪些部门去完成，完成时间）

6. 总经理（或管理者代表）做总结讲话

7. 散会

5 管理评审报告

管理评审结束后，由管理者代表编写《管理评审报告》，经总经理批准后下发给各有关部门。审核报告发放时接受人应在文件发放清单上签字，原稿应交文件归档部门存档，同时应注意后续工作（如改进建议、纠正措施验收等）产生的相关文件的存档。管理评审报告见例 9-3。

【例 9-3】管理评审报告

管理评审报告

评审会议时间、地点：202×年 12 月 12 日，公司二楼会议室
评审目的：评价公司质量管理体系的适宜性、充分性和有效性，迎接第三方审核
参加评审人员：公司中层以上干部及相关人员
评审内容摘要： 1 各部门体系运行情况 1.2 生产部：完善了部分设备操作规程的编制，并逐一实施，有效运行。质量目标 1～11 月平均完成情况：1）生产计划完成率 80.87%；2）产品一次交验合格率 93.55%，离目标尚有差距，主要问题是新产品在生产过程中还需一定的磨合期。 1.3 采购部：采购物资准时到位率 95.65%，但记录不够全面，主要是体系运行过程中接口需进一步加以完善。现有关键供方评定率达 100%，但仍有一些辅助材料的供方评定的工作没有完成，主要是体系运行时间不长，对这部分供方的信息收集需要一定的时间。 1.4 销售部：主要目标完成情况：合同履约率 98.5%；订单及时交付率为 94.1%；顾客反馈意见能及时处理，没有出现重大质量安全事故。

（续）

1.5 品质部：公司在用 A 类计量器具受检率为 100%；检验及时率为 100%。产品质量通过了国家权威机构检测，各项性能指标符合 GB 9706.1 和 GB 9706.15 的要求。

1.6 技术部：有两个新产品投入生产，各项性能指标符合 GB 9706.1 和 GB 9706.15 的要求；在用生产设备维护率 100%。

2 方针、目标完成情况

　　一年来，各部门紧紧围绕公司的质量方针开展工作，产品质量有了一定的提高，产品一次合格率较去年同期上升了 6 个百分点，共开发新产品 8 项，通过市级以上鉴定 3 项。各部门严格按照体系的要求运行，管理水平有了大幅度的提高，在今年全行业市场竞争十分激烈的情况下，公司仍能保持良好的发展势头。通过一年多的体系运行证明，公司的质量方针是适宜充分的，能够适应企业内、外部条件和要求的变化，实现保持体系有效运行。

　　目标实现情况：1）装配产品一次交验合格率为 88%。1～11 月月平均一次交验成品器械 6 462 台，平均合格率为 88%，离目标值还差两个百分点。2）合同履约率 100%。个别没有履约的原因是客户取消订单，从公司来讲，未发生过毁约事件。3）订单及时交付率 97%。离目标尚有一定的差距，主要原因是原材料供应不能及时到位，生产进度有时受模具制约的因素比较大，影响产品准时交付。4）202×年上半年顾客投诉处理率为 77.1%，服务质量有待进一步改进。

　　为有效贯彻质量目标的要求，公司对质量目标按职能和层次进行了分解，形成细化的部门质量目标，并且尽可能地量化。根据 202×年度管理评审决议要求，公司对技术部的质量目标进行了调整。从考核情况来看，大部分目标完成得较好，尚有部分存在差距，有关部门均制定了纠正和预防措施。

3 管理体系审核情况

　　202×年 11 月 11～12 日，公司组织了为期两天的内部审核，涉及的范围包括公司的所有部门、过程和场所。本次内审共发现不符合项 8 个，均为轻微不符合项。内部审核结果表明：公司的质量管理体系已经正常运行，但仍存在一些问题，主要是：1）医疗器械文档不完整，没有与设计输出的文档相对应；2）生产计划安排应规范，应加强对车间生产过程的控制；3）风险分析报告内容缺少生产和生产后活动信息，没有满足相关标准的要求；4）部分记录不太规范，应加强对记录的管理和检查力度；5）对涉及到监视和测量的计算机软件没有确认，存在使用风险；6）国家/地区的法律法规收集不到位，识别和发放做得不够；7）部分顾客抱怨处理不及时，未记录抱怨产生的原因。所发现的 8 个不合格项，已由责任部门在 12 月 10 日前进行了有效的整改，并经内审员进行跟踪验证完毕。

　　202×年 11 月，公司组织有关人员对×××× 等 4 家主要关键供应商进行了第二方审核，并出具了审核报告，共开具不符合报告 14 份，目前已收到回复 10 份。

4 采取纠正预防措施情况

　　体系运行改进是通过对不符合纠正及预防措施来进行的。在日常运行过程中发现和发生的不符合，均由发现和发生部门填写不符合、纠正预防措施处理单，由责任部门负责制定纠正、预防措施并进行实施，品质部负责跟踪验证。11 个月来，共开出不符合、纠正、预防措施单 15 份，各类整改建议 50 起，品质部均进行了有效的跟踪。

　　但体系仍有需要改进完善的地方，如部分文件中的规定的过程接口不畅，形不成闭环；个别文件可操作性还不尽完善等。

5 顾客反馈/投诉处理情况

　　202×年 1～11 月，共收到顾客/顾客代表投诉 118 件，其中已回复 91 件，尚有 27 件未处理完毕，顾客/顾客代表投诉处理及时率为 77.1%。从顾客/顾客代表处理情况来看，顾客投诉处理的力度还需加强。

（续）

6　向监管机构的报告情况

　　1～11月，产品没有发生重大质量投诉，亦没有出现产品因出现安全问题而召回现象。国家抽检情况合格。

7　法律、法规及其他要求遵循情况

7.1　产品认证方面

　　1～11月完成产品认证9个（CE6个，ETL3个），阻燃环保测试3个。

7.2　产品安全性能方面

　　国内型式检测22个，符合GB 9706.1/IEC 60601-1、GB 9706.15/IEC 60601-1-1强制性标准要求。

7.3　新的或修订的法规要求

　　2021年7月22日起，医疗设备（包括体外医疗设备）纳入RoHS2.0（2011/65/EU）的管控范围，为应对这一全新的挑战，公司从8月开始，导入QC 080000有害物质过程管理体系，计划在年底取证。通过QC 080000认证，确保公司的各个过程均不含有害物质以符合标准的要求，可以向全球市场宣布，公司已经实施了能够正确管理产品、实现有害物质减免（HSF）的各种过程。确保能够进入全球市场，并创造竞争优势。同时，确保符合法律法规和相关标准的专项要求。

8　改进建议

　　1）规范设计开发流程，确保××器具产品安全有效。

　　2）进一步强化生产现场管理，开展5S管理活动。

　　3）把好新产品质量关，提高新产品一次装配合格率。

　　"管理评审改进建议策划书"见附件一

评审结论：

　　（1）公司已按照ISO 13485：2016建立、实施了文件化管理体系，实施结果表明：

　　1）公司的质量方针是适宜的；

　　2）公司的质量管理体系是适宜的、充分的和有效的；

　　3）能够满足医疗器械法规的要求，建立了风险管理的运行机制，且实施有效。

　　（2）技术部质量目标调整为：

　　1）年度新产品开发至少2个规格；

　　2）年度完成老产品设计技术改进和工艺改进项目3项以上。

　　（3）就本次管理评审会议提出来的改进建议，希望有关部门尽快拿出计划并实施

不符合、纠正和预防措施摘要及责任部门：

　　见附件二

编制：×××	审核：×××	批准：×××	日期：202×-12-12

附件一：

管理评审改进建议策划书

序号	改进建议	改进措施	责任单位	完成期限	验证部门	验证时间
1	规范设计开发流程，确保××器具产品安全有效	1) 设计开发程序必须符合法规的规定； 2) 重视设计转换工作，设计转换必须根据产品的具体的工艺过程，产品的生产组织特性，产品使用和维修特点来决定	技术部	202×－03	总经理	
2	进一步强化生产现场管理，开展5S管理活动	1) 强化5S管理的检查力度，公司设立5S督导员，定期进行检查指导 2) 各部门主要负责人为5S第一责任人，落实5S活动中的各项要求	各部门	202×－03	总经理	
3	把好新产品质量关，提高新产品一次装配合格率	通过导入精准盖生产管理，细化工艺流程，进一步提高产品合格率	品质部/ 生产部/ 技术部	202×－03	总经理	

编制：×××202×－12－12　　　审核：×××202×－12－12　　　批准：×××202×－12－12

附件二：

不符合、纠正措施摘要及责任部门

序号	不符合现象	改进措施	责任单位	完成期限	验证部门	验证时间
1	对体系运行的要求还不够熟悉，未按文件的规定要求执行	由人事行政部牵头，相关部门配合，进一步有针对性地加强体系要求的培训，通过培训使管理人员和员工认识到执行文件的重要性，理解和掌握文件规定的工作方法和职责	各部门	202×年1月25日	人事行政部	
2	不太重视记录	1）加强对记录的管理和检查力度，人事行政部按照文件的要求定期或不定期地组织检查 2）加强对文件的培训，了解文件中的记录在体系运行中所起的作用	各部门	202×年1月25日	人事行政部	
			各部门	202×年1月25日	管理者代表	
3	需进一步完善设计转换工作	1）在产品设计和开发策划过程中，应重视设计转换工作，并形成文件； 2）设计转换的方式、过程、结果应经过验证、确认可行，确保产品的质量	技术部	202×年1月25日	管理者代表	

编制：×××202×-12-12　　审核：×××202×-12-12　　批准：×××202×-12-12

6 评审的后续管理

管理评审结果可能会引起企业的质量方针、目标、体系文件、资源、机构职能、产品结构和技术创新等重大项目的调整和改进，因此具有一定的风险性，必须慎重对待，对管理评审结论中的纠正措施进行跟踪验证，防止出现负面效应。验证的结果应记录并上报最高管理者。对具有成效的改进，涉及质量管理体系文件的更改时，应更改原有的文件，以确保和保持质量管理体系持续的适宜性、充分性和有效性以及医疗器械的安全和性能。

第四部分
体系文件的编制

第十章　质量管理体系文件的编制

编制一套适合企业特点，符合质量管理要求，便于操作和利于考核检查的结构化、系统化的质量管理体系文件，对保证企业质量管理体系的正确运行和有效实施，实现企业预定的目标具有不可缺少的重要作用。

GB/T 42061—2022/ISO 13485：2016 增加了质量管理体系文件及其记录的要求。质量管理体系文件中的质量手册、程序文件、过程运行控制文件以及记录的要求没有减少，不同于 GB/T 19001—2016/ISO 9001：2015 相对弱化了文件的要求。ISO 13485：2016 中"形成文件"达到 56 处，保持记录要求达到 53 处，比 ISO 13485：2003 有所增加（见附录 1）。同时，ISO 13485：2016 新增加有关文件要求的条款，如"4.2.3　医疗器械文档""7.3.10　设计和开发文档"的要求中增加了文件具体要求。增加文件要求不只是体现文件的约束作用，而是强调组织执行质量管理体系要求的控制能力和效果，充分发挥文件的沟通意图、统一行动、实现增值的作用。

1　质量管理体系文件的构成和作用

1.1　质量管理体系文件的分类

1.1.1　按作用分类

（1）法规性文件

质量管理体系的法规性文件是用来规定质量管理工作的原则，属于这类文件的有质量手册、程序文件、作业指导书等，它们是组织内部实施质量管理的法规，是组织内各级人员必须遵循的行为规范，是开展各项质量活动的依据。

（2）见证性文件

质量管理体系的见证性文件，是用来表明质量体系运行情况和证实其有效性的文件，质量记录属于这类文件。质量记录记载了各项质量活动的实施情况和产品实物质量的状况，是质量体系运行有效性的见证。

1.1.2　按适用范围分类

（1）通用性文件

质量管理体系通用性文件，是指适合于组织生产的各种产品，为组织长期遵循使用的文件，属于这类文件的有质量手册、程序文件和质量记录。

（2）专用性文件

质量管理体系专用性文件是指针对某一新产品或某一特殊合同要求所编制的专项文件，它是对通用性文件中一般规定的补充，属于这类文件的有质量计划。

1.2 质量管理体系文件的构成

ISO/TR 10013：2001《质量管理体系文件指南》附录 A 给出了典型的质量管理体系文件层次结构（如图 10 - 1 所示），分层的数目可根据组织需要调整，记录表格可应用于所有层次。

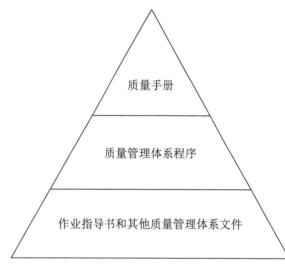

文件内容

第一层：根据声明的质量方针和目标描述质量管理体系。

第二层：描述实施质量管理体系所需的相互联系的过程和活动。

第三层：由详细的作业指导书组成。

注1：文件层次的多少可以根据组织的需要进行调整。
注2：表格在各层次可能都是适用的。

图 10 - 1 质量管理体系文件层次

质量管理体系文件的最上层是宗旨方向的总描述；最下层是执行过程的证实材料，是客观运行的基础，数量最多。上下位置表示内在联系及区别，金字塔的构架映射了文件多少的形象比较。

质量管理体系文件通常包括以下几个方面：

1）质量方针和质量目标；

2）质量手册；

3）形成文件的程序；

4）作业指导书；

5）表格；

6）质量计划；

7）规范；

8）外来文件；

9）记录。

质量管理体系文件可以采用任何类型的媒体，如硬拷贝和电子媒体。使用电子媒体有如下一些优点：

1）相关人员可以随时访问相同的最新信息；

2）易于调阅和更改，且便于控制；

3）分发迅速，且因有选择地打印出硬拷贝而易于受控；

4）可以远程存取文件；

5）收回作废文件简单有效。

1.3　质量管理体系文件的价值

文件能够沟通意图、统一行动，其使用有助于以下几个方面：

1）满足顾客要求和质量改进；

2）提供适宜的培训；

3）重复性和可追溯性；

4）提供客观证据；

5）评价质量管理体系的有效性和持续适宜性。

2　质量手册的编制

2.1　质量手册的作用

1）贯彻阐明组织的质量方针、质量目标、管理承诺、程序和要求；通过体系的有效应用，保持质量管理体系的有效性，以持续提供安全有效的医疗器械。

2）描述和实施有效的质量管理体系，提供总体性控制要求。

3）对外介绍其质量管理体系，证明体系符合标准要求，证实组织有能力提供持续满足顾客要求和安全、性能方面适用的法律法规要求的产品。

4）作为质量管理体系审核的依据。

5）质量管理体系改变时，保持质量管理体系的有效性。

6）按手册要求和相应方法培训人员。

2.2　质量手册的内容

形成文件的程序可以全部纳入质量手册中，也可在质量手册中引用，可根据组织对质量手册应用的方便程度而定。质量手册应包含下面内容，但不必按照同一顺序。

1）标题和范围。

2）目次。

3）前言。

4）引言。

5）组织的有关信息（名称、联络方法、背景、历史和规模）。

6）质量方针和质量目标。

7）组织职责、权限。职责权限及其相互关系可以用企业结构图、流程图和（或）岗位说明书等方式表示。

8）规范性引用文件。

9）术语和定义。

10）质量管理体系过程的描述。包括质量管理体系、管理职责、资源管理、产品实现、测量分析和改进。

11）附录。包括规范性附录和资料性附录。

2.3 质量手册编写步骤和方法

1）成立文件编写小组，明确职责。

2）确定并列出现行适用的质量方针、目标和规范性引用文件。

3）收集有关质量管理方面的资料。

4）对参与文件的编写人员进行质量管理方面的知识培训和文件编制的培训。

5）确定拟编制文件的结构、格式和文件编制计划。

6）根据标准确定的过程，完成质量手册草案的编制。

3 程序文件的编制

程序文件是质量手册的支持性文件，是质量管理体系的基础文件。程序可以形成文件，也可以不形成文件，当程序形成文件时，此程序可称为"书面程序"或形成文件的程序。

ISO 13485：2016 中有 30 处提到形成程序文件的要求。对于其他各阶段的控制所需要的程序文件，可以由组织结合其实际的质量和经营活动，产品的复杂程度等因素去灵活掌握，编制实用的程序文件和作业指导书等控制文件。

3.1 程序文件的作用

1）程序文件是质量管理体系文件的一个重要组成部分。

2）对管理手册而言，程序文件是支持性文件。

3）程序文件阐明与质量管理活动有关人员的责任，对职责、权限和相互关系予以明确规定。

4）通过在实际活动中执行程序文件，使质量管理活动受控。

5）程序文件作为执行、验证和评审活动的依据。规定的程序应执行，执行的情况应记录。

6）程序文件是审核和评价质量管理体系的重要准则之一。依据程序文件审核实际运行是否符合要求。

3.2 程序文件的基本要求

1）满足质量管理体系文件化的要求。程序文件的建立必须满足 ISO 13485：2016 的要求。实施 GMP 的企业，还必须同时满足《医疗器械生产质量管理规范》和 3 个附录（无菌医疗器械附录、植入性医疗器械附录和体外诊断试剂附录）的要求。其中所有要求必须予以充分满足。

2）符合法律法规和其他要求。遵循国家、地区有关法规要求，如欧盟 CE 要求建立警戒系统控制程序、美国 FDA 21CFR 820 要求建立标签控制程序等。

3）系统性。层次清楚、接口明确、结构合理、协调有序。程序文件存在着层次性和顺序性，当两个以上过程合并成一个程序文件时，过程之间也存在着层次和顺序的问题；不同层次的活动过程要协调，不同层次的程序文件之间也要协调；应该从全面的需要来统筹安排程序文件的设置、控制范围和接口关系，以及详略程度和衔接方法。

4）适宜性。充分考虑组织规模、产品的特点、原有的管理经验、人员的素质和技能，以及培训的程度，使体系文件保持在一个合理的水平。

5）高增值性。程序文件是活动过程的行动指南和准则，它与质量管理体系的实施是密不可分的。所以，编写程序文件应围绕着"实施"这个中心，与实施的需要相统一。文件的内容不可与上一级文件发生矛盾，在实施中具备可行性、可操作性、可检查性、预防性、独立性和自我改进等特性，在运行一段时间后应不断优化达到过程控制的途径。

3.3 程序文件的内容

1）文件封面、文件编号和文件名称。

2）目的。程序文件应当规定其目的。

3）范围。程序文件应当描述其范围，包括适用与不适用的情况。

4）规范性引用文件。将与该程序相关的支持性文件，如管理制度、作业指导书一一列出，包括这些文件的编号。

5）术语和定义。需要时，对程序文件中出现的某些术语作出定义或解释。

6）职责和权限。规定实施该程序的主要责任部门及岗位人员、协作部门及岗位人员的职责和权限，以及相互关系。

7）活动的描述。对活动的描述的详略程度取决于活动的复杂程度、使用的方法以及人员的技能和培训水平。适用时，应考虑以下方面：

a）用文字或流程图的方式描述过程。

b）明确做什么、由谁做、为什么做、何时、何地以及如何做（5W1H）。

c）描述过程控制以及对已识别的活动的控制。

d）明确完成活动所需的资源（人员、培训、设备和材料）。

e）明确与要求的活动有关的文件。

f）明确过程的输入和输出。

g）明确要进行的测量。

企业可以将上述部分内容在指导性文件中加以描述更为适宜。

8）记录。该程序文件在实施过程中形成和使用的相关记录、报告、表格的名称，并一一列出。

9）附录。需要时，将一些支持性的信息，如图表、流程图、空白记录表格作为附录。附录分为规范性附录和资料性附录。规范性附录要求是必须遵照执行的；资料性附录要求是参照执行的。

3.4 程序文件的编写步骤

1）调查研究。首先是调查、收集以往的管理资料、管理经验，并进行分析总结；其次是审查现行管理方法的有效性及发现存在的问题；最后是实施标准需要加强控制和改善的活动。这些调查的结果将成为重点控制的方向，要体现在编制程序文件的计划中，以继承和发扬原有管理模式。

2）培训。主持编写程序文件的人员应参加质量管理体系标准的培训，熟悉相应的产品标准和法律法规要求；了解生产过程和产品的要求和重点控制过程。

3）确定过程。在分析过程、确定程序的基础上，结合对现有文件的清理工作，拟定所需程序文件清单。

4）按过程的方法建立（流程图）PDCA，其中，P为策划，D为实施，C为检查，A为措施。

5）制定程序文件的"编写指南"。程序文件的编写指南是对程序文件标准化和规范化的要求。

6）提出编写计划。程序文件的编写计划的内容包括程序清单、主要责任部门、编写负责人、编写进度。

3.5 程序文件的编写原则

1）程序文件必须是涉及质量管理体系的一个逻辑上的独立部分或活动。由于程序文件是对质量管理体系的某项管理活动实施内容、方法和顺序要求的规定，因此程序文件所描述的应该是能够构成一个逻辑上独立的质量管理活动，这个逻辑上的独立，可以是质量管理体系的一个条款的一部分，或涉及多个相关条款。程序文件对质量管理活动应规定目的和范围，实施的具体步骤，实施结果的处理、反馈，以及在实施过程中与各部门的关系等，形成一个逻辑上独立的部分。

2）程序文件的内容必须同质量手册的规定要求相一致。程序文件是质量手册的支持性文件，因此，程序文件实际上是对质量手册规定的进一步展开、落实和细化。程序文件的编写要考虑质量管理体系的整体性、系统性，即要把各项质量活动加以充分展开，使所有的程序文件充分体现质量手册的规定和要求，同时也要注意处理好各个程序文件之间的关系，使它们既是一个单独的逻辑上独立的部分，同时各程序文件相互又构成一个有机的整体，充分落实和实施质量管理体系所要求的各项管理活动。程序文件编写还要处理好质量活动发生过程中各部门之间的联系，规定好各部门之间的接口问题，真正使程序文件中规定的各项活动能够协调进行。

3）程序文件应简练、准确，具有很强的可操作性的要求。程序文件的编写应力求简明，用词要准确，避免赘述。要清楚地规定整个质量管理活动在实施过程中的每一步骤和环节，相关部门的责任和义务。即使是没有从事过此项工作的员工通过程序文件也能清楚地了解此项管理活动的内容和过程，并能很快地明确按其流程应该做什么和如何去做的要求。

4）程序文件不涉及纯技术性的细节问题。程序文件是质量管理活动的具体实施方法和步骤，在实施某项管理活动时，会涉及一些技术细节和工作细节，这些细节一般情况下由指导性文件来确定。

4 作业指导书的编制

4.1 作业指导书的定义

什么是作业指导书？ISO/TR 10013：2001（GB/T 19023—2003）中对作业指导书的定义是：有关任务如何实施和记录的详细描述。作业指导书可以形成文件，也可以不形成文件。作业指导书可以是详细的书面描述、流程图、图表、模型、图样中的技术注释、规范、设备操作手册、图片、录像、检查清单，或这些方式的组合。作业指导书应当对使用的任何材料、设备和文件进行描述。必要时，作业指导书还可包括接收准则。

在典型的质量管理体系文件层次中，作业指导书又称作"C层文件"或"三级文件"。它是规定某项活动如何进行的文件，是程序文件的支撑性文件。具体地说，作业指导书是为确保完成指定的某项活动/工作/岗位的要求，对该岗位或对完成该项活动或工作的员工应该如何做，所做出的规定的文件。它的名称可不必局限于作业指导书，如工艺规程、操作规程、检验规程、试验规程、安全技术措施、作业标准、操作手册等，均可作为作业指导书来使用。

4.2 作业指导书的分类

作业指导书主要可分为三类：

1）运作性作业指导书，是供生产或服务的操作者（实现者）使用的文件。如注塑机操作规程、器械返工作业指导书等。

2）检验和试验性作业指导书，是检验和试验（包括计量检定）机构和检验人员、试验人员、检定人员所使用的文件，如进货检验规范、成品检验规范等。

3）管理性作业指导书，是供管理部门的执行者使用的文件，如环氧乙烷灭菌管理规定、设备维护和保养规定等。

4.3　作业指导书的作用

作业指导书的作用主要包括：

1）支持管理体系程序文件。

2）界定从事具体活动或过程的人员的职责和权限。

3）证明过程受控。

4）可作为相关员工培训的教材。

5）依据作业指导书和作业规程可以评价工作效果。

6）为文件的修改提供最基本的反馈信息。

4.4　编制作业指导书的时机

总体来说，如果没有作业指导书就不能保证过程受控，组织应该编制作业指导书，以确保产品质量和服务水平达到规定要求。或者说，"对没有作业指导书就会产生不利影响的所有活动，应当制定并保持作业指导书对其实施进行描述"。通常在以下8种情况发生时，需要考虑编制作业指导书：

1）当某个过程或活动尚不能被操作者所理解、掌握时，组织应编制作业指导书，为其提供指导。

2）如果关键过程因操作失当，其后果可能比较严重，应编制作业指导书。

3）对特殊过程，应事先编制作业指导书，以确保过程完全受控。

4）对过程复杂、操作技能要求较高的过程，应有作业指导书予以指导。

5）对操作人员变化较大或过程需要操作者较多的过程，应用作业指导书对他们的操作予以统一。

6）操作者为新职工、临时工，或缺少经验、文化水平或操作技能较低时，应用作业指导书对其进行培训和规范。

7）对需要进行特殊控制的过程、控制要求比较特殊的过程，应有作业指导书。

8）组织认为需要时。

4.5　作业指导书的内容

作业指导书的内容，一般应符合下列要求：

1）名称和编号。

2）适用的场所、岗位、工位、设备的名称。

3）应提出作业依据、验收标准和工作要求，必要时辅以图表。

4）作业所需的人、机、料、法、环等要求。

5）重点控制的事项。

6）检验指导书（项目、要求、方式、频次、接收准则、检测设备）。

7）规定各项工作完成后的记录。

4.6　作业指导书的编制步骤

1）策划和确定所需要编制作业指导书的清单。

2）文件的管理部门将编制任务分配到相关部门（车间）。

3）编制人员收集相关的文件、资料、标准等。

4）按照组织的规定（如作业指导书编制导则等）对文件进行编制。

5）依据《文件控制程序》的要求，对文件进行评价、审核、批准和发布。

6）在实施过程中对文件进行修改。

4.7　编制作业指导书的注意事项

1）应注意对已有文件的应用。

2）文字应通俗易懂，避免使用冷僻难懂的词语。

3）不定义术语。一般情况下，作业指导书使用而不定义术语，术语的定义在手册、程序文件中予以规定。员工对术语的理解通过培训来实现。

4）形式多样。应尽量避免全部使用密密麻麻的文字表述，可以采用流程图、图表等。

5）使用方便。作业指导书供作业人员使用，应使他们感到方便。使用纸质文件比电子文件要方便一些。

6）培训。作业指导书是对员工进行技能培训的主要教材之一，应对他们进行培训，使之更好地理解作业指导书的要求，自觉地执行并根据自己的实践及时对作业指导书的修改提出合理化建议。

5　表格的编制

5.1　表格的定义

什么是表格？ISO/TR 10013：2001（GB/T 19023—2003）中对表格的定义是：用于记录质量管理体系所要求的数据的文件。当表格中填写了数据，表格就成了记录。

5.2　表格的作用

1）实现记录的规范化。

2）确保管理体系所需要的数据的完整性。

3）保证统计分析的数据源完整可靠。

4）实现可追溯（必要时）的可能性。

5.3 表格和质量记录的区别

1）表格格式是文件，按文件的要求进行控制。

2）质量记录是证据，按记录的要求进行控制。

5.4 表格的编制要求

1）按文件控制要求，质量记录表格总清单应作为有效文件清单的一部分。

2）依据所支持的质量管理体系文件的要求。

3）表格应由表题、标志、编号、表头、质量活动的主要控制内容、质量活动的时间、部门、责任人等组成。

4）记录表格的设计应与文件同步进行，以使记录表格与文件协调一致，接口清楚。记录表格可在文件中作为附录引出来。

5）必要时对某些较复杂的表格给出填写说明。

6）应有可追溯性。

7）具有可操作性，可有可无的栏目应予以取消。

5.5 记录

质量管理体系记录需阐明获得的结果或提供所完成活动的证据，以表明程序文件和作业指导书中所规定的活动已得到了实施。记录应当能够表明质量管理体系的要求和产品的规定要求得到了满足。在质量管理体系文件中应当阐明记录的职责。

由于记录不得更改，通常不对其实施修订控制。

应明确记录所使用的表格，规定记录的填写、归档以及保存方法，同时考虑法规的要求。

6 体系文件的格式

目前，体系文件编写的格式很乱，大多数组织是按照咨询师的要求来进行编制。本书建议组织参照 GB/T 1.1—2020 的要求，制定本组织的《企业标准编写基本规定》《企业标准分类与编号规定》等标准化文件，以规定企业标准编写的基本要求、企业标准的内容构成、条文的排列顺序和编写细则以及企业标准化体系中各类标准的分类原则和编号方法。

6.1 需要注意的几个问题

1）正文首页应从单数页开始起排。

2）章、条的编号应顶格起排，空一个汉字的间隙接排章、条标题。

3）章的编号和章标题应单独占一行，上下各空一行；条的编号和条标题也应单独占一行，上下各空半行。

4）无标题条的条编号之后，空一个汉字的间隙接排条文。

5）段的文字应空两个汉字起排，回行时顶格编排。

6）终结线为居中的粗实线，长度为版心宽度的四分之一。终结线应与标准最后一个要素的内容位于同一页，不准许另起一面编排。

7）列项：

a）第一层次列项的各项之前的破折号（——）、字母编号均应空两个汉字起排，其后的文字以及文字回行均应置于版心左边第五个汉字的位置。

b）第二层次列项的各项之前的间隔号（·）、数字编号均应空四个汉字起排，其后的文字以及文字回行均应置于版心左边第七个汉字的位置。

8）其他：

a）文件清单中列出的引用文件排列顺序为：国家标准化文件，行业标准化文件，本行政区域的地方标准化文件，团体标准化文件，ISO、ISO/IEC 或 IEC 标准化文件，其他机构或组织的标准化文件，以及其他文献。所引用文件之间不加标点符号。其中国家标准、ISO 或 IEC 标准按文件顺序号排列；行业标准、地方标准、团体标准、其他国际标准化文件先按文件代号的拉丁字母和/或阿拉伯数字的顺序排列，再按文件顺序号排列。

b）起草文件时不应引用：不能公开获得的文件；已经代替或废止的文件。

c）起草文件时不应规范性引用法律、行政法规、规章和其他政策性文件，也不应普遍性要求符合法规或政策性文件条款。诸如"……应符合国家有关法律法规"的表述是不正确的。

注：文件使用者不管是否声明符合标准，均需要遵守法律法规。

d）规范性引用文件可采用，也可不采用。若采用不应违背 GB/T 1.1—2020 的本意，即规范性引用文件应在标准正文中被引用，并且被规范性引用（写明引用标准的标准号和名称）。

e）标准中每幅图与前面的条文，每个表与其后面的条文之间均宜空一行。图编号和表编号之后均应空一个汉字的间隔接排图题和表题。图编号和图题应置于图之下居中位置；表编号和表题应置于表之上居中位置。图编号和图题、表编号和表题的上下应各空半行。

f）表的外框线、表头的框线以及表中的注、表脚注所在的框线均应为粗实线。

g）条文中的注、术语条目中的注、图中的注和表中的注均应另行空两个汉字起排，文字回行时应与注的内容的文字位置左对齐。

h）示例应另行空两个汉字起排。"示例："或"示例×："宜单独占一行。文字类的示例回行时顶格编排。区分示例的框线应为粗实线。

注：更多信息见 GB/T 1.1—2020。

6.2 企业标准条文编排格式

企业标准条文编排格式见图 10-2。

标准标题

1 范围

　　××
××
×××××××××。
　　××
×××××××××××××××××××××××××××××××。

2 规范性引用文件

　　下列文件中的内容通过文中的规范性引用而构成本文件必不可少的条款。其中，注日期的引用文件，仅
该日期对应的版本适用于本文件；不注日期的引用文件，其最新版本（包括所有的修改单）适用于本文件。
　　×××××× ×××××××××××××××××××××××××××××××
　　×××××× ×××××××××××××××××××××××××××××××
　　×××××× ××××××××××××××××××××××××××××
　　×××××× ×××××××××××××××××××××××××

3 术语和定义

　　下列术语和定义适用于本文件。
　　3.1
　　××× ×××××
　　××
××××××××××××××××××××××××××××××××。
　　3.2
　　×××× ××××× ×××××××
　　××
×××××。
　　3.3
　　×××× ×××××
　　××
××××××××××××××××××××××××××××××。
　　3.4
　　×× ××××
　　××
×××××××××××××××××××××××××××××××××××××。

图 10-2　企业标准条文编排格式

4 标题

4.1 标题

4.1.1 ××
×××××××××××××××××××××××××××××××××××××。
4.1.2 ××××××××××××××××××××××××××××××××××××××
×××××××××××××××××××××××××××××[1]。

4.2 标题

　　××
×××××××××××××××××××××××××××××[2]。
　　a)　××××××××××××××××××××××××××××××××××××
　　　　××××××××××××××××××××××××××××××。
　　b)　××××××××××××××××××××××××××××××××××××
　　　　×××××××××××××××××××××××××××××。
　　　1)　×××××××××××××××××××××××××××××××××
　　　　　××××××××××××××××××××××××××××××××。
　　　2)　××××××××××××××××××××××××××××××××
　　　　　××××××××××××××××××××××××。

4.3 标题

　　×××。
　　注：×××
　　　　×××××××××××××××××××××××××××××××××。

5 标题

5.1 标题

5.1.1 标题

　　×××××××××××××××××××××××××××××××××××××××。

5.1.2 标题

　　×××××××××××××××××××××××××××××××××××××××。
　　注 1：×××
　　　　　××××××××××××××××××××××××××××××。
　　注 2：×××××××××××××××××××××××××××××××××××××。

―――――――――――――

　　1)　×××
　　　　××××××××××××××××××××××××××。
　　2)　×××。

图 10-2 （续）

5.2　标题

5.2.1　××
×××××××。

5.2.2　××
×××××××。

示例：
×××
××××××××××××××××××××××××。

5.3　标题

×××。

注 1：×××
××××××××××××××××××××××××××。
×××
××。

注 2：×××
×××××××××××××××××××××××。

5.4　标题

5.4.1　×××
×××。
——×××
××××××××××××××××××××××××××××××××××××。
——×××
×××××××××××××××××××××××××××××××××××××。

5.4.2　×××
×××。

示例 1：
×××
×××××××××××××××××××××××××××××。

示例 2：
×××。

5.5　标题

×××
×××××××××××××××××××××××××××××××××××××××。

......

————————

图 10 - 2　（续）

6.3　标准中的字号和字体

企业标准中的字号和字体可参照 GB/T 1.1—2020 附录 F 的要求进行编制，见表 10 - 1。

表 10 - 1　标准中的字号和字体

序号	层次、要素及描述	位置	文字内容	字号和字体
01	封面	左上第一、二行	ICS 号、CCS 号	五号黑体
02		左上第三行	备案号	五号黑体
03		右上第一行	文件代号	专用美术字体
04		右上第二行	文件编号	四号黑体
05		右上第三行	代替文件编号	五号黑体
06		第一行	中华人民共和国国家标准	专用字
07		第一行	中华人民共和国××行业标准	专用字
08		第二行	文件名称	一号黑体
09		文件名称之下	文件名称的英文译名	四号黑体
10		文件译名之下	与国际文件的一致性程度标识	四号黑体
11		倒数第二行	发布日期、实施日期	四号黑体
12		倒数第一行	发布机构	专用字
13		右下	发布	四号黑体
14	目次	第一行	目次	三号黑体
15		其他各行	目次内容	五号宋体
16	前言	第一行	前言	三号黑体
17		其他各行	前言内容	五号宋体
18	引言	第一行	引言	三号黑体
19		其他各行	引言内容	五号宋体
20	正文首页	第一行	文件名称	三号黑体
21		文件名称之下	重要提示及其内容	五号黑体
22	术语条目	第一行	条目编号	五号黑体
23		第二行	术语、英文对应词	五号黑体
24		其他各行	条目内容	五号宋体
25	附录	第一行	附录编号	五号黑体
26		第二行	(规范性)、(资料性)	五号黑体
27		第三行	附录标题	五号黑体
28		其他各行	附录内容	五号宋体
29	参考文献	第一行	参考文献	五号黑体
30		其他各行	参考文献内容	五号宋体

表 10-1（续）

序号	层次、要素及描述	位置	文字内容	字号和字体
31	索引	第一行	索引	五号黑体
32		其他各行	索引内容	五号宋体
33	层次	各页	章、条编号及其标题	五号黑体
34			条文、列项及其编号	五号宋体
35	来源	各页	标明来源的"来源"	五号宋体
36	图、表	各页	图编号、图题；表编号、表题	五号黑体
37			分图编号、分图题	小五号黑体
38			续图、续表的"续"（第♯页/共＊页）	五号宋体
39			图、表右上方"关于单位的陈述"	小五号宋体
40			图中的数字和文字	六号宋体
41			表中的数字和文字	小五号宋体[a]
42	示例	各页	标明示例的"示例"："示例:"	小五号黑体
43			示例内容	小五号宋体[b]
44	注、脚注	各页	标明注的"注"："注:"	小五号黑体
45			注的内容	小五号宋体
46			脚注编号，脚注、图脚注、表脚注的内容	小五号宋体
47	封底	右上角	文件编号	四号黑体
48	单双页数	书眉右、左侧	文件编号	五号黑体
49		版心右、左下角	页码	小五号宋体

[a] 以表的形式编写的术语标准，表中的文字使用五号宋体。

[b] 如果需要通过示例示出文件相应内容的编排格式，线框中的示例内容与需示出内容的字号和字体相一致。

7 质量管理体系文件的批准、发布和控制过程

7.1 评审和批准

1）在发布前，应当由被授权人员对文件进行评审以确保其清楚、准确、充分、结构恰当。

2）文件的使用者有机会对文件的适用性及其是否反映实际情况进行评价和发表意见。

3）文件的放行前应得到负责文件实施的管理者的批准。

4）每份文件应当有授权放行的证据。

5）企业应当保存文件批准的证据。

7.2 分发

由被授权的人员分发文件，应当确保所有需要文件的人员能够得到适用文件的有效版本。质量手册的分发可能涉及外部人员（如相关方和认证机构）。

7.3 更改

文件更改的过程应当执行与制定原文件相同的评审和批准过程。

7.4 发布和更改控制

1）文件的发布和更改控制是必要的，以确保文件内容得到被授权人员的批准且有明确的批准标识。

2）可采取多种方法实现对文件的更改过程，如采用修改单或用更改页替换作废页的形式更改。

3）可使用表明文件修订状态的文件主清单，确保使用者所使用的是经过批准的有效版本的文件。

4）企业应记录文件更改的历史，以满足法律法规要求和（或）知识积累的需要。

7.5 非受控文件

用于投标、顾客的非现场使用以及其他特殊发放的文件，不要求对其更改进行控制，对此类文件应作为非受控文件明确标识。

注：如果没有对此类文件实施有效的控制可能会造成作废文件的误用。

8 质量管理体系文件编写范例

质量手册范例见附录2；程序文件范例见第七章中的例7-9、例7-13、例7-15、例7-17、例7-18；体系运行中的作业指导书（三级文件）范例见第七章中的例7-12、例7-16、例7-19。记录表格可在文件中作为规范性附录，以使记录表格与文件协调一致，接口清楚。具体编写要求和编写格式可参照本章第6节的要求。

说明：程序文件范例和作业指导书（三级文件）范例中省去了标准封面和前言部分，请读者在实际运用过程中参照GB/T 1.1—2020的要求，增加这部分的内容。

附录 1
GB/T 42061—2022/
ISO 13485：2016
标准形成文件和记录的要求

GB/T 42061—2022/ISO 13485：2016标准形成文件和记录的要求

（1）ISO 13485：2016应形成的30个程序文件

1）用于质量管理体系的计算机软件确认控制程序/4.1.6。

2）文件控制程序/4.2.4。

3）记录控制程序/4.2.5。

4）管理评审控制程序/5.6.1。

5）工作环境控制程序/6.4.1。

6）设计和开发控制程序/7.3.1。

7）设计和开发转换控制程序/7.3.8。

8）设计和开发更改控制程序/7.3.9。

9）采购控制程序/7.4.1。

10）服务控制程序/7.5.4。

11）生产过程确认控制程序/7.5.6。

12）生产和服务提供的计算机软件确认控制程序/7.5.6。

13）灭菌过程和无菌屏障系统的确认控制程序/7.5.7。

14）标识控制程序/7.5.8。

15）医疗器械返回再处理控制程序/7.5.8。

16）可追溯性控制程序/7.5.9。

17）产品防护控制程序/7.5.11。

18）监视和测量设备控制程序/7.6。

19）监视和测量设备计算机软件确认控制程序/7.6。

20）反馈过程控制程序/8.2.1。

21）顾客投诉处置控制程序/8.2.2。

22）不良事件报告控制程序/8.2.3。

23）内部审核控制程序/8.2.4。

24）产品的监视和测量控制程序/8.2.6。

25）不合格品控制程序/8.3.1。

26）忠告性通知发布控制程序/8.3.3。

27）返工作业控制程序/8.3.4。

28）数据分析控制程序/8.4。

29）纠正措施控制程序/8.5.2。

30）预防措施控制程序/8.5.3。

（2）ISO 13485：2016要求组织对某些规定要求形成文件（共26处）

1）组织应将其在适用的法规要求下所承担的一个或多个角色形成文件/4.1.1。

2）形成文件的质量方针和质量目标/4.2.1。

3）编制质量手册/4.2.2。

4）职责权限得到规定、形成文件/5.5.1。

5）对质量有影响的管理、执行和验证工作的人员的相互关系形成文件/5.5.1。

6）确立能力、提供所需的培训和确保人员的意识等一个或多个过程形成文件/6.2。

7）所需的基础设施的要求形成文件/6.3。

8）设备维护活动的要求包括执行维护活动的时间间隔形成文件/6.3。

9）符合产品要求所需工作环境的要求形成文件/6.4.1。

10）特定人员的健康、清洁和服装要求形成文件/6.4.1。

11）对受污染或易受污染产品的控制应进行策划并将安排形成文件/6.4.2。

12）控制微生物或微粒物污染的要求形成文件/6.4.2。

13）组织应在产品实现过程中，将风险管理的一个或多个过程形成文件/7.1。

14）产品实现策划的输出应以适合于组织运行方式的形式形成文件/7.1。

15）产品要求已得到规定并形成文件/7.2.2a）。

16）组织应就与顾客的沟通进行策划并将安排形成文件/7.2.3。

17）应对产品的设计和开发策划形成文件/7.3.2。

18）组织应将验证计划形成文件/7.3.6。

19）组织应将确认计划形成文件/7.3.7。

20）编制生产控制程序和控制方法的文件/7.5.1。

21）组织应将产品的清洁或污染控制要求形成文件/7.5.2。

22）组织应将医疗器械安装要求和安装验证接受准则形成文件/7.5.3。

23）如果经同意的顾客要求允许除组织或其供方以外的外部方安装医疗器械，则组织应提供医疗器械安装和安装验证的形成文件的要求/7.5.3。

24）如果有适用的法规要求，组织应将为医疗器械指定医疗器械唯一标识系统形成文件/7.5.8。

25）包装本身不能提供防护，将所需的特殊条件要求形成文件/7.5.11b）。

26）组织应收集和监视组织是否满足顾客要求的相关信息，并应将获取和利用这种信息的方法形成文件/8.2.1。

（3）ISO 13485：2016 应形成的 53 个记录要求

1）第 6、7 或 8 章中的任何要求，……对于经确定不适用的任何条款，组织应按照 4.2.2 的要求记录其理由/1。

2）保留计算机软件应用的确认活动的记录/4.1.6。

3）管理评审的记录/5.6.1。

4）管理评审的输出应予记录/5.6.3。

5）教育、培训技能和经验的适当记录/6.2。

6）基础设施的维护记录/6.3。

7）风险管理活动的记录/7.1。

8）为实现过程及其产品满足要求提供证据所需的记录/7.1。

9）与产品有关的要求的评审结果及评审所引起的措施的记录/7.2.2。

10）设计和开发输入的记录/7.3.3。

11）设计和开发输出的记录/7.3.4。

12）评审结果及任何必要措施的记录，包括评审中设计的识别、涉及的参加者和评审日期/7.3.5。

13）验证结果和结论及必要措施的记录/7.3.6。

14）记录用于确认的产品选择的理由说明/7.3.7。

15）确认结果和结论及必要措施的记录/7.3.7。

16）记录转换的结果和结论/7.3.8。

17）更改及其评审和任何必要的措施的记录/7.3.9。

18）供方能力或绩效的评价、选择、监视和再评价的结果及由这些活动所引起的任何必要措施的记录/7.4.1。

19）与可追溯性要求有关的采购信息记录/7.4.2。

20）采购产品验证的记录/7.4.3。

21）生产和服务提供的控制　每台或每批生产的记录/7.5.1。

22）组织或其供方完成的医疗器械安装和安装验证的记录/7.5.3。

23）组织或其供方实施的服务活动的记录/7.5.4。

24）灭菌过程参数的记录/7.5.5。

25）生产和服务提供过程确认（包括计算机软件）的记录/7.5.6。

26）灭菌过程和无菌屏障系统确认的记录/7.5.7。

27）可追溯性的记录/7.5.9.1。

28）植入性医疗器械组件、材料和工作环境条件记录/7.5.9.2。

29）植入性医疗器械流通记录/7.5.9.2。

30）植入性医疗器械货运包装收件人的名字和地址的记录/7.5.9.2。

31）顾客财产丢失、损坏和不适用报告记录/7.5.10。

32）产品防护特殊储存条件的记录/7.5.11。

33）测量设备校准或检定依据记录/7.6。

34）测量设备调整和再调整记录/7.6。

35）测量设备有效性评定的记录/7.6。

36）测量设备有问题校准和检定（验证）结果的记录/7.6。

37）测量设备计算机软件确认结果的记录/7.6。

38）投诉没有经过调查，应记录理由/8.2.2。

39）应记录由投诉处置过程形成的任何纠正或纠正措施/8.2.2。

40）投诉处置的记录/8.2.2。

41）向监管机构报告的记录/8.2.3。

42）规定并记录审核的准则、范围、时间间隔和方法/8.2.4。

43）审核和审核结果的记录/8.2.4。

44）产品的监视和测量　接收准则和有权放行产品的人员的身份记录/8.2.6。

45）产品的监视和测量　植入性医疗器械检验和试验人员的身份的记录/8.2.6。

46）不合格品的控制　不合格的性质以及随后采取的任何措施的记录/8.3.1。

47）不合格品的控制　让步接收和授权让步人员身份的记录/8.3.2。

48）不合格品的控制　交付后或开始使用后发现不合格品所采取措施的记录/8.3.2。

49）不合格品的控制　发布忠告性通知相关措施的记录/8.3.3。

50）返工的记录/8.3.4。

51）数据分析结果的记录/8.4。

52）纠正措施　调查的结果和所采取措施的记录/8.5.2。

53）预防措施　调查的结果和所采取措施的记录/8.5.3。

附录 2
质量手册范例

Q/TZ

通振电气有限公司企业标准

Q/TZ G20001—2023
代替 Q/TZ G20001—2017

质量手册

Quality management manual

2023－01－05发布　　　　　　　　　　　2023－01－15实施

通振电气有限公司　　发布

目　次

前　言

本文件是根据 GB/T 42061—2022/ISO 13485：2016《医疗器械　质量管理体系用于法规的要求》，对 Q/TZ G20001—2017 做了技术性修订，本手册发布时，代替 Q/TZ G20001—2017《质量手册》。

本文件的附录 A、附录 B 为资料性附录。

本文件由通振电气有限公司标准化委员会提出并负责解释。

本文件由通振电气有限公司人事行政部归口。

本文件起草单位：通振电气有限公司人事行政部。

本文件起草人：×××。

本文件审查人：×××。

本文件批准人：×××。

本文件所代替文件的历次版本发布情况为：

——Q/TZ G20001—2014、Q/TZ G20001—2017。

引　言

0.1　管理手册发布令

质量手册发布令

　　为实施本公司质量方针，强化质量管理，不断提高产品质量，持续稳定地向顾客提供满足要求和适用的法规要求的医疗器械产品和相关服务，本公司依据 GB/T 42061—2022/ISO 13485：2016《医疗器械　质量管理体系　用于法规的要求》以及有关法规的要求，并结合本公司的实际情况，编制了《质量手册》2023 年版，规定了本公司×××××的设计、开发、生产和服务质量的基本要求，是本公司一切质量活动必须遵循的纲领性文件和基本行为准则。现予以批准颁布实施，公司全体员工必须遵照执行。

总经理：×××

二〇二三年一月五日

0.2　公司简介（略）

0.3　质量方针发布令

通振电气有限公司

质量方针

　　设计制造安全有效的产品，满足顾客要求和法规要求。
　　上述质量方针，公司全体员工必须认真学习，准确理解，有效贯彻，持续保持。

总经理：×××

二〇二三年一月五日

0.4　管理者代表任命书

任命书

　　为了认真贯彻执行 GB/T 42061—2022/ISO 13485：2016《医疗器械 质量管理体系 用于法规的要求》及相关法规要求，加强对质量管理体系运作的控制，特任命×××为本公司管理者代表，除其本身职责以外，特赋予下列职责：

　　1）在总经理领导下确保质量管理体系所需的过程得到建立、实施和保持；

　　2）向总经理报告质量管理体系的绩效和任何改进的需求；

　　3）确保在企业内提高满足法律法规要求和顾客要求的意识；

　　4）代表公司就与质量管理体系有关的事宜与外部联络。

　　就上述事项的执行，本公司予以充分授权，全体同仁需同心协力，充分配合，支持其工作，确保本公司质量管理体系的建立、实施并保持其有效性。

总经理：×××

二〇二三年一月五日

0.5　公司质量管理体系结构图

　　质量管理体系结构图见图 0.1。

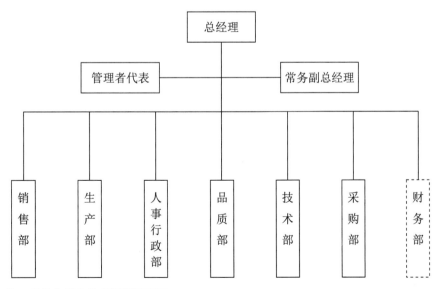

注：虚线方框内的部门暂不受控。

图 0.1　质量管理体系结构图

0.6 职能分配表

质量管理体系职能分配表见表0.1。

表 0.1 质量管理体系职能分配表

ISO 13485：2016 体系要求	职能部门							
	总经理	管理者代表	人事行政部	生产部	技术部	品质部	销售部	采购部
4.1 总要求	★	☆	☆	☆	☆	☆	☆	☆
4.2.1 总则	☆	★	☆	☆	☆	☆	☆	☆
4.2.2 质量手册	★	☆	☆	☆	☆	☆	☆	☆
4.2.3 医疗器械文档	☆	☆	☆	☆	★	☆	☆	☆
4.2.4 文件控制	☆	☆	★	☆	☆	☆	☆	☆
4.2.5 记录控制	☆	☆	★	☆	☆	☆	☆	☆
5.1 管理承诺	★	☆	☆	☆	☆	☆	☆	☆
5.2 以顾客为关注焦点	★	☆	☆	☆	☆	☆	☆	☆
5.3 质量方针	★	☆	☆	☆	☆	☆	☆	☆
5.4.1 质量目标	★	☆	☆	☆	☆	☆	☆	☆
5.4.2 质量管理体系策划	☆	★	☆	☆	☆	☆	☆	☆
5.5.1 职责和权限	★	☆	☆	☆	☆	☆	☆	☆
5.5.2 管理者代表	☆	★	☆	☆	☆	☆	☆	☆
5.5.3 内部沟通	★	☆	☆	☆	☆	☆	☆	☆
5.6 管理评审	★	☆	☆	☆	☆	☆	☆	☆
6.1 资源提供	★	☆	☆	☆	☆	☆	☆	☆
6.2 人力资源	☆	☆	★	☆	☆	☆	☆	☆
6.3 基础设施	☆	☆	☆	★	☆	☆	☆	☆
6.4 工作环境和污染控制	☆	☆	★	★	☆	☆	☆	☆
7.1 产品实现的策划	☆	☆	☆	☆	★	☆	☆	☆
7.2 与顾客有关的过程	☆	☆	☆	☆	☆	☆	★	☆
7.3 设计和开发	☆	☆	☆	☆	★	☆	☆	☆
7.4 采购	☆	☆	☆	☆	☆	☆	☆	★

表 0.1（续）

ISO 13485：2016 体系要求	总经理	管理者代表	人事行政部	生产部	技术部	品质部	销售部	采购部
				职能部门				
7.5.1　生产和服务提供的控制	☆	☆	☆	★	☆	☆	☆	☆
7.5.2　产品的清洁	☆	☆	☆	★	☆	☆	☆	☆
7.5.3　安装活动	☆	☆	☆	☆	☆	☆	★	☆
7.5.4　服务活动	☆	☆	☆	☆	☆	☆	★	☆
7.5.5　无菌医疗器械的专用要求	☆	☆	☆	★	☆	☆	☆	
7.5.6　生产和服务提供过程的确认	☆	☆	☆	☆	★	☆	☆	☆
7.5.7　灭菌过程和无菌屏障系统确认的专用要求	☆	☆	☆	☆	★	☆	☆	☆
7.5.8　标识	☆	☆	☆	★	☆	★	☆	☆
7.5.9　可追溯性	☆	☆	☆	☆	☆	★	★	☆
7.5.10　顾客财产	☆	☆	☆	☆	☆	☆	★	☆
7.5.11　产品防护	☆	☆	☆	★	☆	☆	★	☆
7.6　监视和测量设备的控制	☆	☆	☆	☆	☆	★	☆	☆
8.1　总则	☆	★	☆	☆	☆	☆	☆	☆
8.2.1　反馈	☆	☆	☆	☆	☆	☆	★	☆
8.2.2　投诉处置	☆	☆	☆	☆	☆	☆	★	☆
8.2.3　向监管机构报告	☆	☆	☆	☆	☆	☆	★	☆
8.2.4　内部审核	☆	★	☆	☆	☆	☆	☆	☆
8.2.5　过程的监视和测量	☆	★	☆	☆	☆	☆	☆	☆
8.2.6　产品的监视和测量	☆	☆	☆	☆	☆	★	☆	☆
8.3　不合格品控制	☆	☆	☆	☆	☆	★	☆	☆
8.4　数据分析	☆	☆	☆	☆	☆	★	☆	☆
8.5.1　改进/总则	☆	★	☆	☆	☆	☆	☆	☆
8.5.2　纠正措施	☆	☆	☆	☆	☆	★	☆	☆
8.5.3　预防措施	☆	☆	☆	☆	☆	★	☆	☆

注：带★为归口部门，带☆为相关部门。

0.7　手册管理说明

0.7.1　手册的编写、批准和发布

0.7.1.1　管理者代表负责手册的拟制。

0.7.1.2　最高管理者负责手册的审批。

0.7.2　手册的发放

0.7.2.1　质量手册的发放范围执行《文件控制程序》，由人事行政部加盖受控文件印章后登记发放。发放给咨询机构、客户及上级主管部门等单位的为非受控版本，不加盖受控文件印章。

0.7.2.2　受控版本持有者，应妥善保管手册，不得遗失、外借、擅自更改和复制。当调离工作或离开本公司时，应办理变更或交还手续。

0.7.3　手册的更改和换版

0.7.3.1　手册由人事行政部负责更改。当受控版本手册的内容更改时，可以采用修改单或用更改页替换作废页的形式更改。所有更改由人事行政部集中统一实施，执行《文件控制程序》。

0.7.3.2　当手册经过重大或多次更改，或本公司的体系发生重大调整时，由管理者代表提出手册换版申请，经总经理批准后实施。

0.7.4　质量手册的宣传、贯彻、实施

质量手册是公司的管理法规，公司中层以上干部必须熟悉并理解，使工作有章可循，同时要对全体员工进行广泛宣传教育，使之能自觉贯彻执行。

质量手册

1 范围

1.1 总则

质量手册按照 GB/T 42061—2022/ISO 13485：2016《医疗器械 质量管理体系 用于法规的要求》以及有关法规的要求，结合公司产品开发、生产的实际、产品特点和顾客需求，规定了公司质量管理体系的要求，用于：

a) 证实公司具有稳定地提供持续满足顾客要求和适用的法规要求的产品和服务提供的能力；

b) 通过质量管理体系的有效应用，包括对质量管理体系的改进和预防不合格的过程，旨在保证持续满足顾客要求，从而达到法规要求的安全有效的医疗器械产品；

c) 寻求外部组织对质量体系的审核、认证、注册，进行自我鉴定和自我申明。

1.2 应用

a) 质量手册全面依照 GB/T 42061—2022/ISO 13485：2016 的要求建立质量管理体系，阐明了公司质量方针、质量目标，并概括描述了为实施质量方针而建立的质量管理体系，是公司质量管理体系实施运行和保持完善过程中长期遵循的法规性和纲领性文件，公司实施质量管理体系的目的是保障产品的安全性和有效性。

b) 质量手册所描述的质量管理体系覆盖产品范围：××××及其××××（医疗器械）的设计开发、生产、销售和服务。

c) 除手册之外，公司还编制了34个形成文件的程序（见附录A）；还有一些程序未单独编制文件，直接在手册相应条款中作出了适当的描述。

d) 本公司有能力对产品的全部实现过程实施有效的管理和控制，应用 GB/T 42061—2022/ISO 13485：2016 的全部要求，因此不存在删减。因我公司生产的产品不属于植入性医疗器械范畴，所以 GB/T 42061—2022/ISO 13485：2016 中"7.5.9.2 植入性医疗器械专用要求"不适用。

e) 质量管理手册既适用于公司内部质量管理，也适用于顾客和第三方对质量管理体系评价。

2 规范性引用文件

下列文件中的内容通过文中的规范性引用而构成本文件必不可少的条款。其中，注日期的引用文件，仅该日期对应的版本适用于本文件；不注日期的引用文件，其最新版本（包括所有的修改单）适用于本文件。

GB/T 42061—2022 医疗器械 质量管理体系 用于法规的要求（ISO 13485：2016，IDT）

GB/T 19000—2016　质量管理体系　基础和术语（ISO 9000：2015，IDT）

3 术语和定义

GB/T 19000—2016 和 GB/T 42061—2022 界定的术语和定义适用于本文件。

4 质量管理体系

4.1 总要求

4.1.1 公司按照 GB/T 42061—2022/ISO 13485：2016 和公司的需求建立了文件化的质量管理体系，并加以实施并保持其有效性，使公司能够提供满足顾客要求和法规要求的医疗器械。

4.1.2 公司应做到：

 a) 确定质量管理体系所需的过程及其在整个公司中的应用。识别产生预期输出所需的所有过程。识别所有过程的输出和输入，以及供方、顾客和其他相关方。

 b) 应用基于风险的方法控制质量管理体系所需的适当过程。医疗器械的首要目标是确保医疗器械安全有效，公司应将风险管理的办法运用到产品实现的全过程中，确保产品在整个寿命周期是安全有效的。

 c) 确定这些过程的顺序和相互作用。公司使用模块图、矩阵和流程图等方法和工具支持过程顺序和相互作用的开发。

4.1.3 对于每个质量管理体系过程，公司应：

 a) 确定为确保这些过程的有效运行和控制所需的准则和方法，如对过程的输入、输出及开展的活动和投入的资源做出明确的规定。

 b) 确保可以获得必要的资源和信息，包括人力资源、基础设施、工作环境以及运行资金等。信息可包括顾客反馈、与产品要求的符合性、过程运作的特性和趋势等，以支持这些过程的运行和对这些过程的监视。

c) 实施必要的措施，以实现对这些过程策划的结果并保持这些过程的有效性，包括：

　　——确定对过程的要求；

　　——确定过程的所有者：为每个过程分配职责和责任人，通常过程的责任者应当由一个人担当；

　　——确定过程的准则和方法；

　　——确定过程的风险控制要求和方法；

　　——确定过程的监视和测量要求；

　　——确定所需的资源；

　　——根据确定的目标规定验证过程，验证的结果可能需要重新策划。

d) 监视、测量（适用时）和分析这些过程。通过内部审核、管理评审、纠正和预防措施、独立的外部评估等一系列活动保持所建立的质量管理体系的有效性。

e) 建立和保持所需的记录，为产品符合性要求和法规要求提供证据，在有需要的时候实现可追溯性，开展必要的数据分析和趋势性分析，以便及时采取纠正预防措施。

4.1.4　当质量管理体系发生更改时，公司应识别所需的变更要求，并对变更的影响进行评估。评估内容包括：

a) 变更对质量管理体系的影响程度，如质量方针、质量目标的变更；

b) 变更对该质量管理体系中所生产的医疗器械的影响，如设备、生产线的变更；

c) 公司在实施变更前，应依据质量管理体系要求和法律法规要求，对变更事项进行风险评估，确保医疗器械安全有效。

4.1.5　根据本公司产品特点不存在任何影响产品实现的外包过程。如有外包过程，其控制应按 7.4 中的要求视为采购产品活动进行控制。必要时，也可以按 7.5.6 的要求采取对过程进行确认的方法进行外包方控制。

4.1.6　公司在质量管理体系中应用计算机软件的，应建立形成文件的程序，对此类过程软件进行确认。软件修改后要确认，即使没有修改，在使用前也应确认，并保留确认的记录。

4.2　文件要求

4.2.1　总则

公司按照 GB/T 42061—2022/ISO 13485：2016 的要求建立、实施并保持质量管理体系以及支持公司过程有效和高效运行所需的文件，包括相关记录。质量管理体系文件包括：

a) 形成文件的质量方针和质量目标；

b) 质量手册；

c) GB/T 42061—2022/ISO 13485：2016 所要求形成文件的程序和记录；

d) 公司为确保过程有效策划、运行和控制所需的文件，包括记录；

e) 国家或地区法规规定的其他文件要求。

根据本公司的规模和活动的类型、过程及其相互作用的复杂程度以及人员的能力，本公司的质量管理体系文件分为四个级别，如表 1 所示。

表 1 管理体系文件分类

分类	文件名称	
一级文件	质量手册	
二级文件	程序文件	
三级文件	其他企业标准	技术标准
		管理标准
		工作标准
		规章制度
	外来文件：国家、地区、行业、地方有关的法律、法规	
四级文件	记录	

文件可采用书面形式，也可采用计算机磁盘、光盘或其他电子媒体、照片或标准样品，或它们的组合。所有文件应简洁、明了、易懂、实用，并根据过程的复杂程度和相互作用及所在岗位员工的能力决定详略程度。

4.2.2 质量手册

管理者代表组织有关部门编写质量手册，由总经理审核、批准发布。

质量手册至少包括以下内容：

a) 质量管理体系的范围，包括任何删减和/或不适用的细节与合理性（见1.2）；

b) 为质量管理体系编制的形成文件的程序或对其引用（见附录 A、附录 B）；

c) 有关手册定期评审、修改和控制的规定（见 0.7）；

d) 质量管理体系过程之间的相互作用的表述［见 4.1.2c)］。

4.2.3 医疗器械文档

4.2.3.1 公司应根据每个医疗器械类型或医疗器械族建立和保持一份或多份文档，以满足公司的要求和适用的法规要求。

4.2.3.2 公司的医疗器械文档包括：

a) 医疗器械总体描述性文件，包括预期用途、使用说明书、规格参数描述、维护说明书、警示标签及注意事项等；

b) 产品规范，包括产品图纸、原材料、半成品、成品标准、软件标准和安全标准等；

c) 制造、包装、贮存、处理和经销的规范或程序，包括设备操作规范、生产环境规范、生产作业指导书、包装作业指导书以及生产过程中涉及的各过程的控制程序；

d) 测量和监视程序，包括产品从原材料到成品，以及退回品的质量检验和试验等要求，确保产品符合规范的要求；

e) 安装要求，包括安装的流程、方法和要求等；

f) 维护程序，包括服务的流程和方法，服务的要求包括统计分析的要求、服务的记录要求等。

4.2.4　文件控制

公司对管理体系所要求的文件实施控制，记录是一种特殊类型的文件，应依据4.2.5的要求进行控制。

公司制定并实施《文件控制程序》，对与质量管理体系有关的所有文件（包括法律、法规及其他要求）进行控制，确保所有部门和场所及时得到适用文件的有效版本。

a) 文件发布前得到评审和批准，以确保文件是充分与适宜的；

b) 必要时对文件进行评审与更新，并再次批准；

c) 确保文件的更改和现行修订状态得到识别；

d) 确保在使用场所，尤其是对体系有效运行具有关键作用的岗位，都得到适宜版本的适用文件；

e) 确保文件保持清晰、易于识别；

f) 确保公司所确定的策划和运行质量管理体系所需的外来文件得到识别，并控制其分发；

g) 防止文件的损坏或丢失；

h) 防止作废文件的非预期使用，如果因法律、法规或其他原因而保留作废文件，应对其进行适当的标识。

公司应确保文件更改后评审和批准由原审批部门进行，或指定其他部门进行，此时该被指定部门应能得到相关的背景资料作为依据。

应保存一份过时无效的受控文件，此文件的保存期限需确保已制造的医疗器械的规格，至少在公司所宣告的产品寿命或相关法规要求的期限内能被取得。

4.2.5　记录控制

公司建立并保持记录，对质量管理体系运行中形成的所有记录进行有效控制，以提供质量管理体系符合要求和有效运行的证据，同时为采取纠正和预防措施以及为保持和改进质量管理体系提供信息。记录应保持清晰、易于识别和检索，具备对相关产品、服务或活动的可追溯性。记录可以是文字的，也可以是电子媒体形式和照片等。

公司制定并实施《记录控制程序》，以规定记录的标识、贮存、保护、检索、保存期限和处置所需的控制，使之便于查阅，避免损坏或遗失。

发现记录填写错误应划改，保留原记录内容，并签字注明日期，必要时注明理由。如果使用电子记录来代替纸质的记录，电子版的记录应当包括标明时间的、不可改变的，系统形成的审核追溯情况，以便对记录更改的追溯。

当医疗器械法规有要求时，公司应对记录中包含的机密健康信息加以规定，并制定实施保护方法，以防止机密健康信息的泄漏。

与产品有关的文件和资料的保存期限必须至少等于公司所宣告的产品寿命，但不可少于产品出厂日起2年，或按相关的法规要求的规定。

5 管理职责

5.1 管理承诺

总经理通过下列活动，对质量管理体系的建立、实施和保持其有效性的承诺提供证据。

a) 以文件、会议、网络等多种形式向公司各部门及全体员工传达满足顾客要求、法律法规要求和其他相关方要求的重要性：

　　1) 应树立质量意识，清楚了解医疗器械安全有效是最基本的要求；

　　2) 应清楚了解产品质量与公司每一个成员对质量的认识紧密相关；

　　3) 应采取培训、内部刊物、部门例会等各种方式使全体员工都能树立质量意识，都能认识到满足顾客的要求和法律法规的要求对公司的重要性；并能经常持续地加强员工对质量的意识，使他们积极参加与提高质量有关的活动。

b) 负责制定和批准公司的质量方针和质量目标。

c) 主持对质量管理体系的有效性、适宜性、充分性进行评审，每年不少于一次（间隔不超过12个月）。通过管理评审提出对质量管理体系的进一步要求，从而保持质量管理体系的有效性。

d) 应确保质量管理体系运行所需资源的提供，配备适宜的人员、装置、设施、工作环境，以保证体系有效运行。

e) 按医疗器械法规管理的规定，确保产品的实现过程符合和使用的安全性。

5.2 以顾客为关注焦点

公司的成功取决于理解并满足顾客及其他相关方当前和未来的需求及期望，并争取超越这些需要和期望。为此应做到：

a) 确定顾客的需求和期望。公司通过市场调研、预测、信息反馈或与顾客直接接触来了解顾客的需求和期望。

b) 将顾客的需求和期望转化为对公司产品要求、过程要求和质量管理体系的要求，如对产品的质量要求、各种产品规范等。只有当要求实现或满足顾客的需求和期望，顾客才会感到满意。

c) 使转化成的要求得到满足：

1) 公司必须满足法律法规及强制性国家和行业标准的规定；

2) 顾客的期望和需求、法律和法规及强制性国家和行业标准的要求也会随着时间的推移而修订，因此公司转化的要求及已建立起来的质量管理体系也应随之更新、改进，质量管理体系的变更执行《管理评审控制程序》和《文件控制程序》的规定。

5.3 质量方针

5.3.1 公司制定并由最高管理者发布的质量方针：

设计制造安全有效的产品，满足顾客要求和法规要求。

释义：

按照 GB/T 42061—2022/ISO 13485：2016 的要求，建立和实施文件化的质量管理体系，公司确保提供给顾客的产品是安全有效的，确保公司的经营活动符合医疗器械相关的法规要求，公司始终把顾客要求放在第一位，满足顾客要求是公司的目标和努力方向。

5.3.2 质量方针是公司的宗旨，用以规范、协调全公司质量管理活动，是正式发布的本公司在质量管理方面的总的意图和方向，体现了本公司对满足顾客要求、遵守法律法规和其他要求以及对保持质量管理体系持续有效性的承诺。

总经理应确保质量方针：

a) 与公司的宗旨和活动、产品或服务的性质、规模相适应；

b) 包括对满足要求、有关法律法规和其他要求以及保持质量管理体系持续有效性的承诺；

c) 提供制定和评审质量目标的框架；质量方针为质量目标的建立、评审提供方向、途径，具有较强的指导作用；

d) 在公司内得到沟通和理解，通过会议、网络、发布公告等方式，将本公司的质量方针传达到各部门、各班组，让公司员工学习、理解，使每个员工都认识到自己在提高产品质量方面应尽的职责和义务，努力为实现本公司的质量方针做贡献；

e) 通过管理评审方式，对本公司质量方针和目标的持续适宜性进行评审，必要时予以修订，以适应企业内、外部条件和要求的变化，保持体系的有效性；

f) 质量方针是本公司的最高承诺，是公开性文件，如相关方和公众需要时可以获取。

5.4 策划

5.4.1 质量目标

总经理和各部门负责人负责确保建立和评审质量目标，包括满足适用的法规要求和产品要求所需的内容。质量目标应是可测量的，并与质量方针保持一致。具体目标如下：

a) 装配产品一次交验合格率≥90％；

b) 合同履约率100％；

c) 订单及时交付率100％；

d) 顾客投诉处理率100％。

公司应在相关职能和层次上围绕总目标建立分目标，形成细化的部门质量目标，并且尽可能地量化。各部门的年度分解目标如表2所示。

表2 各部门年度分解目标

序号	目标	责任部门	协作部门
1	1. 公司计划实施内审1次； 2. 年度培训计划完成率达95％； 3. 有效文件到位率100％	人事行政部	各部门
2	1. 生产计划完成率98％； 2. 产品一次交验合格率达92％； 3. 在用生产设备维护率100％	生产部	销售部、品质部
3	1. 合同履约率100％； 2. 订单及时交付率100％； 3. 顾客投诉处理率100％	销售部	生产部、品质部
4	1. 采购物资准时到位率≥95％； 2. 关键供方评定率100％	采购部	品质部、生产部
5	1. 检验及时率98％以上； 2. A类计量器具周期受检率100％	品质部	生产部、采购部
6	1. 年度新产品开发至少2个规格； 2. 年度完成老产品设计技术改进和工艺改进项目3项以上	技术部	生产部、品质部

5.4.2 质量管理体系策划

5.4.2.1 总经理为满足质量目标以及4.1的总要求，对质量管理体系进行策划。

5.4.2.2 为保持质量管理体系的适宜性、充分性及完整性，在下列情况下需进行策划：

    a) 在建立质量管理体系时；

    b) 当质量管理体系不能适应有关标准和法律法规的要求时；

    c) 公司的质量方针、组织机构、资源及市场等情况发生重大变化时；

    d) 通过管理评审发现改进机会时。

5.4.2.3 对质量管理体系进行变更、策划和实施时，总经理应确保质量管理体系的完整性，尤其注意职责的规定与接口。

5.4.2.4 策划发生的文件更改执行《文件控制程序》。

5.5 职责、权限与沟通

5.5.1 职责和权限

5.5.1.1 总则

总经理应确保各部门和岗位的职责、权限和相互关系得到规定、形成文件和沟通，同时应确定所有从事对质量有影响的管理、执行和评价验证工作的人员（车间主任、质量部门负责人、检验员、实验员等），应确定其相互关系，为其完成工作任务提供必要的独立性和权限。公司采用以下方式规定公司各部门职责和权限：

    a) 公司质量管理体系结构图（见0.5）；

    b) 质量管理体系职能分配表（见0.6）；

    c) 各部门职责权限的文字描述（见5.5.1.2）。

5.5.1.2 主要领导和职能部门的职责权限描述

5.5.1.2.1 总经理

总经理对本公司质量管理体系的正常、有效运行负责，并行使以下职责和权限：

    a) 负责向公司传达满足顾客和法律法规要求的重要性，确保产品质量满足顾客需要和有关法律法规，对公司的产品质量全面负责；

    b) 批准和颁布公司的质量管理手册，制定质量方针和质量目标，并保证公司质量方针与其他方针的协调性，同时采取必要的措施，保证质量方针的贯彻实施；

    c) 任命和授权管理者代表，负责质量管理体系的建立、完善和运行；

    d) 按生产的发展和实际的需要，设置公司的组织机构、职能分配和人力资源配备，规定与质量有关的工作人员的职责、权限和相互关系；

    e) 负责质量管理体系运行所必要的资源配置；

    f) 主持公司的管理评审，批准管理评审报告；

    g) 对质量管理体系运行和质量改进中的重大问题，进行决策；

h) 对未严格执行或违反医疗器械法律法规而造成严重后果的员工有权进行处理或处分；

i) 对产品质量或质量管理工作有突出贡献的员工，有权给予表彰和奖励。

5.5.1.2.2 人事行政部经理

人事行政部经理对本部门质量管理体系的正常、有效运行负责，并行使以下职责和权限：

a) 全面负责日常的人事行政管理工作，确保质量管理体系在本部门正常运行；

b) 对质量管理体系文件和管理性文件进行管理，汇总保存期一年以上的质量记录；

c) 负责对外公共关系、宣传等工作，为企业树立良好形象；

d) 负责按照业务要求管理人力资源，满足生产和发展的需要；

e) 负责公司财产安全，安全保卫，消防工作的管理；

f) 负责公用设施、办公用具等固定资产管理及低值易耗品的管理；

g) 负责基本建筑设施的建设、维护工作，保障设施的正常使用；

h) 负责公司员工培训，制定员工培训计划表并组织实施；

i) 负责协调内部质量活动和企业外部质量活动的联络，沟通，协调；

j) 有权监督检查各部门体系文件执行情况，对工作不得力的部门或个人有查明原因的权力，并提出处理意见。

5.5.1.2.3 采购部经理

采购部经理对本部门质量管理体系的正常、有效运行负责，并行使以下职责和权限：

a) 贯彻执行公司质量方针，建立本部门目标，按质量管理体系文件规定的职责和权限实施和保持质量管理体系的有效性；

b) 全面负责产品原辅料的采购；

c) 负责公司相关部门对供方的选择和评价，确定合格供方，签订技术协议，建立合格供方档案；

d) 负责市场调查，降低采购成本，低价高质，按时、按量采购物料；

e) 负责对供方的周期性评审，建立并保存供方的质量记录；

f) 负责采购物资防护的控制和管理，确保采购物资产品质量不受影响；

g) 对不符合采购技术标准的供方有权拒绝采购。

5.5.1.2.4 销售部经理

销售部经理对本部门质量管理体系的正常、有效运行负责，并行使以下职责和权限：

a) 贯彻执行公司质量方针，建立本部门目标，按质量管理体系文件规定的职责和权限实施和保持管理体系的有效性；

b) 负责公司产品销售合同/订单评审，抓好产品的营销工作；

c) 公司市场调研、预测和分析，制定营销计划，并为产品开发和质量改进提供可靠的信息和依据；

d) 建立所有顾客信息数据库，定期调查顾客对公司产品质量及服务的评价、要求与期望，做好顾客信息反馈工作；

e) 负责售后服务的管理工作，负责销售货款的回收工作；

f) 跟踪客户投诉的内部处理情况；

g) 负责不良事件的处理和忠告性通知的发布和实施；

h) 有权在任何时间审查关于医疗器械任何书面的或口头的顾客抱怨，特别是立刻审查那些与伤亡或任何危害有关的投诉。

5.5.1.2.5 生产部经理

生产部经理对本部门质量管理体系的正常、有效运行负责，并行使以下职责和权限：

a) 贯彻执行公司质量方针，建立本部门目标，按质量管理体系文件规定的职责和权限实施和保持质量管理体系的有效性；

b) 负责对生产过程实施控制，公司制定、实施生产计划，确保按质、按量、按期及按品种完成生产计划；

c) 负责生产调度，平衡生产作业，对生产安排不妥和计划调度失控所造成的质量事故负责；

d) 负责生产过程中原材料、半成品的控制以及不合格品的管理；

e) 按"5S"要求，保持生产车间环境清洁；

f) 参与不合格品评审，实施不合格采取的纠正和预防措施；

g) 负责公司设备、工装器具的管理和维护保养，建立健全设备台账，做好各项记录，确保生产正常进行；

h) 负责产品生产设施的配置、监督生产设施的使用、维护，编制设备更新、改造及保养计划；

i) 对各车间生产管理人员的工作质量，有指导和督促检查权；

j) 对违反工艺纪律，不重视产品质量情况有权制止或进行经济处罚。

5.5.1.2.6 技术部经理

技术部经理对本部门质量管理体系的正常、有效运行负责，并行使以下职责和权限：

a) 贯彻执行公司质量方针，建立本部门目标，按质量管理体系文件规定的职责和权限实施和保持质量管理体系的有效性；

b) 负责科研开发，新技术、新产品研究、实验与试制工作；

c) 负责新产品的设计开发以及老产品的改进工作，注重环保型产品的开发；

d) 负责收集公司内外的科技信息、行业动态及新产品发展动态；

e) 负责产品图纸、技术文件的保管工作；

f) 负责进行市场调研，了解行业最新的产品的技术动态；

g) 参与设计评审、验证和确认；

h) 确认新产品适用的国际标准、国家标准、法规要求；

i) 负责编制新产品企业标准、技术文件和工艺文件；

j) 对违反工艺纪律，不重视产品质量情况有权制止或进行经济处罚。

5.5.1.2.7 品质部经理

品质部经理对本部门质量管理体系的正常、有效运行负责，并行使以下职责和权限：

a) 贯彻执行公司质量方针，建立本部门目标，按质量管理体系文件规定的职责和权限实施和保持质量管理体系的有效性；

b) 确保所制定的各种技术文件均有明确的保证措施，既满足顾客的要求，又使公司获得利益；

c) 负责对特定的产品、项目或合同进行质量策划活动，并得以实施和落实；

d) 负责产品、原材料的监视和测量的控制，负责对不合格品的控制，并负责评审和跟踪不合格品的处置；负责标识和可追溯性的监督和管理；

e) 运用统计技术进行质量数据分析，了解原材料合理利用，提高原材料利用率，减少浪费；

f) 负责建立和管理各类测量设备台账，负责计量标准器的建立和维护，制定测量设备配备方案和需求计划；

g) 负责监视和测量装置的控制，编制监视和测量装置（计量器具）周期检定计划和实施校准；

h) 负责持续改进的策划，不符合、纠正和预防措施的控制，以及负责措施实施效果的评审；

i) 有权批准或拒绝物料及中间产品的使用或产品出厂；

j) 有权在任何时间审查关于医疗器械任何书面的或口头的顾客抱怨，特别是立刻审查那些与伤亡或任何危害有关的投诉。

5.5.1.2.8 车间主管

车间主管对本车间质量管理体系的正常、有效运行负责，并行使以下职责和权限：

a) 负责生产车间的日常生产实施，确保质量管理体系正常运行；

b) 负责指导督促员工按工艺、按生产任务对过程的控制；

c) 指导和监督正确使用生产设施，并进行维护保养；

d) 负责各机台的工作质量考核工作和各机台的工时核算工作；

e) 负责对质量、设备、工伤等事故的调查，配合有关部门做好处理工作；

f) 严格执行公司的各项管理制度，保证工艺纪律的贯彻实施，做好本车间生产过程的质量记录；

g) 对违反工艺纪律，不重视产品质量，使用不合格零部件等现象有权制止，对直接责任人有权进行处理；

h) 对不胜任本岗位工作的员工有权提出调离其生产岗位。

5.5.1.2.9 其他各岗位人员的职责和权限见程序文件、管理制度、操作规程等。

5.5.1.2.10 各部门和岗位之间可通过质量管理体系文件、网络等途径和会议、培训等方式相互了解有关职责和权限，并通过沟通和协调，使各自的职责和权限规定得更合理，从而保持本公司质量管理体系的有效性。

5.5.2 管理者代表

由总经理任命的管理者代表对质量管理体系的正常、有效运作负责，并行使以下职责和权限：

a) 负责主持公司质量管理体系的建立，并组织、协调和监督质量管理体系的实施；

b) 掌握并向总经理汇报质量管理体系的业绩和任何改进的需求，负责公司管理评审结果的跟踪；

c) 确保在企业内提高满足法律法规要求和顾客要求的意识；

d) 负责就质量管理体系有关事宜进行外部联络；

e) 公司有关人员定期分析各种反馈质量趋势的信息，认定采取预防措施的需求；

f) 公司内部质量管理体系审核，审批内部质量管理体系审核计划、任命内审小组组长和成员、安排具体审核分工，为保证内部质量管理体系审核的正常进行而提供相应的资源并审批内部质量管理体系审核报告；

g) 对未严格执行或违反医疗器械法律法规而造成严重后果的员工有权进行处理或处分；

h) 对产品质量或质量管理工作有突出贡献的员工，有权给予表彰和奖励。

5.5.3 内部沟通

5.5.3.1 本公司制定并实施《信息沟通控制程序》，确保组织内部各层次和职能部门间的信息交流，有助于业绩改进，有助于公司全体员工直接参与质量目标的实现。

5.5.3.2 总经理确保在企业内部建立适当的沟通过程，并确保对质量管理体系的有效性进行沟通。

5.5.3.3 内部沟通的方式有开会、文件、邮件、提案、电话、谈话、通知、建议书、公告、声像、电子媒体、成绩表彰会等。

5.5.3.4 内部沟通的信息包括：

a) 质量管理体系文件以及贯彻实施的反馈信息；

b) 体系正常运行产生的信息，如方针、目标、检验监测记录等；

c) 不合格信息，如内审不合格报告、质量事故信息等；

d) 本公司生产过程中产生的信息，如设备检修信息、产品质量信息等；

e) 其他内部信息，如员工的意见和合理化建议等。

5.5.3.5 各职能部门的沟通遇到问题时，由人事行政部负责协调。

5.6 管理评审

5.6.1 总则

公司制定并实施《管理评审控制程序》，以规范管理评审的执行。

总经理按计划（通常不超过12个月）的时间间隔，通过召开管理评审会议的形式评审公司的质量管理体系，以确保其持续的适宜性、充分性和有效性。

a) 评审质量管理体系的适宜性，应根据公司内、外部情况的变化，评价质量管理体系改进的机会和变更的需求，包括质量方针和质量目标；

b) 评审质量管理体系的充分性，应评价质量管理体系满足顾客需求和期望的足够的能力，以及质量管理体系各过程的充分展开；

c) 评审质量管理体系的有效性，应评价质量管理体系运行的结果达到所设定质量目标的程度，同时也要考虑运行的结果与所利用资源之间的关系，确保质量管理体系的经济性。

5.6.2 评审输入

管理评审的输入应基于事实，要有数据支持，输入的信息应完整、真实、准确。评审的输入包括：

a) 市场信息及顾客信息反馈，由销售部提供；

b) 投诉处理，由销售部提供；

c) 给监管机构的报告，由销售部提供；

d) 审核结果，包括内部的和外部的审核结果，由管理者代表提供；

e) 产品符合性及产品测量和监控的结果，由生产部、品质部等各有关部门提供；

f) 纠正和预防措施的有效性，由品质部提供；

g) 以往管理评审的跟踪措施的实施情况，由管理者代表提供；

h) 可能影响质量管理体系的变更，包括公司内外部环境的变化，如法律法规的变化，新技术、新工艺、新设备的开发或使用等，由技术部提供；

i) 改进的建议，包括对改善产品的特性、过程的效率和质量体系有效性的建议，由管理者代表向全公司征集、汇总、提供；

j) 适用的新的或修订的法规要求，由人事行政部和技术部提供。

5.6.3 评审输出

管理评审的输出为管理评审报告，由管理者代表起草、总经理批准，管理评审报告应包括与以下方面有关的决定和措施：

    a) 对公司质量管理体系及其过程有效性的总体评价结论，质量管理体系变更的需要、改进的机会，质量方针、质量目标改进的需求和体系运行情况说明，以及保持质量管理体系及其过程有效性所需的改进的决定的措施；

    b) 与顾客要求有关的产品的改进措施，包括针对顾客规定的明示和隐含的要求及法律法规的要求，如对整机或零部件的特性的改进；

    c) 根据变化的法律法规要求和标准要求，公司质量管理体系需要相应进行的变更内容；

    d) 体系运行和改进中必要的资源需求。通过评审，确定人力资源、基础设施、财务资源及信息资源投入的措施，如对人力资源的补充调整，购置新的设备、设施，对工作环境的改造方案等。

管理评审的记录依据《记录控制程序》予以保持。

6 资源管理

6.1 资源提供

公司应确定并提供以下方面所需的资源（包括信息、设施设备、工作环境、人力资源等）：

    a) 建立、实施、保持质量管理体系，并保持其有效性；

    b) 满足产品要求、满足顾客和法规要求。

6.2 人力资源

6.2.1 人事行政部负责从教育、培训、技能和经验方面考虑，通过制定各部门及人员的岗位职责，来规定岗位能力的要求；通过培训或其他途径，提高公司员工的技能、经验和素质，使从事影响产品要求符合性工作的人员是能够胜任的。

6.2.2 人事行政部负责制定《人力资源控制程序》，编制年度培训计划，按计划提供培训，或采取其他措施（如招聘等方式）以满足岗位需求。

6.2.3 各有关部门通过培训报告、理论考核、操作考核等方法评价所采取培训措施的有效性。

6.2.4 人事行政部督促各部门开展意识教育，确保员工意识到所从事的活动与公司发展的相关性、满足顾客和法规标准要求的重要性，以及如何为实现质量目标做出贡献。

6.2.5 人事行政部负责建立、保持教育、培训、技能和经验的适当记录。

6.3 基础设施

6.3.1 公司和各部门应根据《基础设施控制程序》确定、提供并维护为达到产品符合要求所需的基础设施。适用时，基础设施包括：

a) 与所生产的无菌医疗器械的生产能力、产品质量管理和风险管理的要求相适应的厂房规模；

b) 满足能力（包括生产能力、运行参数范围、运行精度和设备完好状态）要求的生产设备（包括灭菌设备、工艺装备）；

c) 符合要求的原料库、中间产品存放区（仓库）和成品库的储存环境；

d) 检验室和产品留样室，检验场地应与生产规模相适应；

e) 满足产品生产质量控制和质量管理体系运行监视和测量的需要的检验和试验仪器设备及过程监视设备，这些仪器或设备的数量应与生产规模相适应；

f) 配备工艺用水的制备设备，确定整个生产和辅助过程中所用工艺用水的种类和用量，工艺用水的输送或传递应能防止污染，若产品的加工过程需要工艺用水时，并且当用量较大时通过管道输送到洁净区的用水点，生产部制定工艺用水管理规程，生产车间对工艺用水的储罐定期清洗、消毒并进行记录，品质部按规定对工艺用水进行检测并做好相关记录；

g) 支持性服务设施，如电话、电视、传真、网络、运输车辆等。

6.3.2 各部门在购置、维修、封存和报废设施时，都要及时建立并执行《基础设施控制程序》和相应的运行程序和准则。

6.3.3 制造设备的安装和布置应考虑便于维护保养、调试，并有足够的空间以便于进行清洁、维护和其他必要的操作活动。

6.4 工作环境和污染控制

6.4.1 工作环境

6.4.1.1 公司为达到产品符合要求，制定并实施《工作环境控制程序》《5S管理规定》，以营造适宜的工作环境，包括物理的、环境的和其他因素，如噪声、温度、湿度、照明和天气等，以确定和管理为达到产品符合要求所需的工作环境，主要从以下几个方面考虑：

a) 厂区的地面、路面周围环境及运输等不应对无菌医疗器械的生产造成污染。确保行政区、生活区和辅助区的总体布局合理，不得对生产区有不良影响。

b) 确定产品生产中避免污染、在相应级别洁净室（区）内进行生产的过程。空气洁净级别不同的洁净室（区）之间的静压差应大于5Pa，洁净室（区）与室外大气的静压差应大于10Pa，并应有指示压差的装置。相同级别洁净室间的压差梯度要合理。无菌医疗器械生产中洁净室（区）的级别指标应当符合医疗器械相关行业标准的要求。

c) 洁净室（区）应当按照无菌医疗器械的生产工艺流程及所要求的空气洁净度级别进行合理布局。同一洁净室（区）内或相邻洁净室（区）间的生产操作不得互相交叉污染。

d) 洁净室（区）的温度和相对湿度应当与产品生产工艺要求相适应。无特殊要求时，温度应当控制在18℃～28℃，相对湿度控制在45％～65％。

e) 生产厂房应当设置防尘、防止昆虫和其他动物进入的设施。洁净室（区）的门、窗及安全门应当密闭。洁净室（区）的内表面应当便于清洁，能耐受清洗和消毒。

f) 洁净室（区）内使用的压缩空气等工艺用气均应经过净化处理。与产品使用表面直接接触的气体，其对产品的影响程度应当进行验证和控制，以适应所生产产品的要求。

6.4.1.2　人事行政部应当制定洁净室（区）的卫生管理文件，按照规定对洁净室（区）进行清洁、清洗和消毒，并做好记录。所用的消毒剂或消毒方法不得对设备、工艺装备、物料和产品造成污染。消毒剂品种应当定期更换，防止产生耐药菌株。

6.4.1.3　品质部应当对洁净室（区）的尘粒、浮游菌或沉降菌、换气次数或风速、静压差、温度和相对湿度进行定期检（监）测，并对初始污染菌和微粒污染是否影响产品质量进行定期检（监）测和验证，检（监）测结果应当记录存档。

6.4.1.4　人事行政部应当建立对人员健康的要求，并形成文件。公司应有人员健康档案。直接接触物料和产品的操作人员每年至少体检一次。患有传染性和感染性疾病的人员不得从事直接接触产品的工作。

6.4.1.5　人事行政部应当建立对人员服装的要求，并形成文件。生产部应当制定洁净和无菌工作服的管理规定。洁净工作服和无菌工作服不得脱落纤维和颗粒性物质，无菌工作服应能包盖全部头发、胡须及脚部，并能阻留人体脱落物。

6.4.1.6　人事行政部应当建立对人员的清洁要求，并形成文件。生产部应当制定洁净室（区）工作人员卫生守则。人员进入洁净室（区）应当按照程序进行净化，并穿戴洁净工作服、工作帽、口罩、工作鞋。裸手接触产品的操作人员每隔一定时间应对手再进行一次消毒。

6.4.1.7　生产过程中产生粉尘、烟雾、毒害物、射线和紫外线等有害物质的厂房、设备应当安装相应的防护装置，建立对工作环境条件的要求并形成文件，以进行监视和控制。

6.4.1.8　人事行政部确保员工必要的安全与卫生培训，并保存培训记录。对要求在特殊环境条件下或在被控制环境里从事工作的员工，除要适当培训外还要在训练有素的人员监督下工作，否则不允许进入受控环境。

6.4.2　污染控制

6.4.2.1　公司制定并实施《防止污染控制程序》，适当时，防止对工作环境、人员或产品的污染。

6.4.2.2 可能对产品有不利影响的患病人员，在其康复以前，应离开操作岗位，或禁止进入此类区域。

6.4.2.3 公司制定并实施《微生物控制程序》，以保持组装或包装过程要求的洁净度。

6.4.2.4 已使用而返回公司的产品可能会引起环境微生物污染，该产品及其包装物需经灭菌或消毒处理后方可进行返修作业。

7 产品实现

7.1 产品实现的策划

7.1.1 公司制定并实施《产品实现过程策划控制程序》，产品的策划应与质量管理体系其他过程的要求相一致。

7.1.2 技术部在策划产品实现的过程中，应确定以下方面的适用内容：

    a) 确定产品的质量目标和要求，包括识别产品质量特性、建立目标质量要求和约束条件，并应满足顾客和法律法规的全部要求；

    b) 确定实现过程，即识别并确定产品实现所需的过程；确定需建立的过程文件，以确保过程有效运行并得到控制；确定过程所需的资源（人力资源和设施），以确保产品能够实现；

    c) 确定所需的检查活动和接收准则，如产品设计开发和过程开发的评审、验证和确认活动，生产和服务提供活动中的监视和测量活动，产品交付前的检验和试验活动等；

    d) 确定适当的记录，各项记录应证明过程运行和过程的结果（即中间产品和最终产品）符合各项要求。证实产品实现过程均按策划要求完成。

7.1.3 在产品实现全过程中，应建立风险管理的形成文件的要求，执行《风险管理控制程序》，应保持风险管理引起的记录。

7.1.4 当某一具体的产品、合同或项目的质量特性、质量要求与公司的现有产品不同时（符合法律法规要求的前提下），技术部负责编制适合于公司的运作方式的质量计划。

7.1.5 质量计划经管理者代表批准后实施，技术部负责对质量计划执行情况进行检查。

7.1.6 质量计划实施过程中发现有不适用或其他需调整情况时，技术部应及时进行调整或更改。

7.2 与顾客有关的过程

7.2.1 产品要求的确定

    公司制定并保持《与顾客有关的过程控制程序》，销售部负责组织确定与产品有关的要求，包括：

a) 顾客规定的要求（如材料的性能、外观、交货期、运输、标志的要求）以及对交付及交付后的要求（如保证条款规定的措施、合同义务、附加服务等）；

b) 顾客没有明确要求，但规定用途或已知的预期用途所必需的要求，这是一类习惯上隐含的潜在要求，公司为满足顾客要求应做出承诺；

c) 顾客没有规定，但国家强制性标准及适用于产品的法律法规要求；

d) 确保医疗器械的特定性能和安全使用所需的任何用户培训，如提供明确的使用说明书和标签、操作光盘或在公司网站上提供可下载的操作视频，为用户提供现场培训或举办培训班的形式进行培训；

e) 公司认为必要的任何附加条件。

7.2.2 产品要求的评审

7.2.2.1 公司制定并保持《与顾客有关的过程控制程序》，以评审与产品有关的要求。评审应在公司向顾客承诺提供产品之前进行（如：提交标书、接收合同或订单、接受合同或订单的变更），并应确保：

a) 产品要求得到明确和清晰的规定并形成文件；

b) 与以前表述不一致的合同或订单要求（如投标或报价单）已予以解决；

c) 满足适用的法规要求，如美国的 FDA，欧盟 MDR、IVDR，日本 PAL 等；

d) 公司能够提供医疗器械特定性能和安全使用的培训；

e) 公司有能力满足规定的要求。

7.2.2.2 销售部负责记录评审的结果及后续措施。

7.2.2.3 当顾客没有提供形成文件的要求时，公司在接收顾客的要求前应对该要求进行确认。

7.2.2.4 当产品要求变更时，公司应确保相关文件得到修改，确保相关人员知道已变更的要求。

7.2.2.5 销售部应组织有关部门对有关的产品信息，如产品目录、产品广告内容等进行评审。

7.2.3 沟通

7.2.3.1 公司制定并实施《信息沟通控制程序》《不良事件报告控制程序》《忠告性通知发布和实施控制程序》《服务控制程序》，由销售部负责对以下有关方面进行确定并实施与外部各相关方的有效安排：

a) 在实施销售前，通过在适当的媒体进行宣传等方式，向顾客提供有关产品信息，公司应确保与产品有关的信息的真实性，不能误导顾客，也不能提出没有能力的承诺；

b) 在合同履行过程中，及时答复顾客的问询，主动将合同或订单的进度向顾客通报，在顾客有要求或公司不能按原规定提供产品时，与顾客进行沟通，及时处理合同或订单，如对合同进行修改并重新评审以满足顾客的新要求、向顾客提出让步申请、争取顾客的谅解等；

c) 在产品提交后，主动征询顾客对产品的意见，记录顾客的反馈，包括顾客投诉，及时采取措施，处理顾客的投诉，用最短时间答复顾客，争取顾客的满意；

d) 当已售出的医疗器械未能达到预期用途及可能对病人造成伤害或潜在的伤害或违背法规要求，公司应根据问题的严重程度决定是否发布忠告性通知，也包括产品召回并报告当地或国家行政主管部门。

7.2.3.2 为确保符合监管机构的要求，获得相应的上市许可，公司应与监管机构进行沟通，并符合所属国家/地区监管机构的要求。

7.3 设计和开发

7.3.1 总则

为确保设计和开发的成果符合规定的要求，以便为随后的采购、产品加工的测量和监控等工作提供依据，公司制定并实施《设计和开发控制程序》。

7.3.2 设计和开发策划

技术部对产品的设计和开发进行策划和控制，制定《设计开发任务书》，应包括：

a) 设计和开发过程的各个阶段；
b) 在不同设计和开发阶段所要进行的评审的方式；
c) 产品验证、确认的方式和方法，以及设计转换活动；
d) 明确参与设计和开发各个阶段工作的人员的分工、职责、权限和接口，特别是要确定负有批准权限的人员；
e) 输出与输入的一致性，并用适当的方法确保设计输出和输入的可追溯性，包括建立适当的资料表、管理和控制输入要求和输出文档的追溯；
f) 所需的资源，包括人力资源和设备、设施以及检测手段。

策划的输出应形成文件，随设计和开发的进展，在适当时，应予更新。

7.3.3 设计和开发输入

公司在《设计和开发控制程序》中对于产品要求有关的输入进行确认，并保持记录，主要内容包括：

a) 根据预期用途，规定的功能、性能、可用性和安全要求；
b) 适用的法规和标准要求；
c) 风险管理的输出；
d) 适用时，源于以前类似设计的信息；

e) 产品和过程设计和开发所必需的其他要求。

技术部对设计和开发的输入的适宜性与充分性进行评审，以确保输入是充分与适宜的，并经总经理批准后实施。任何不完整的、含糊不清的或互相矛盾的要求均应得到解决。

7.3.4 设计和开发输出

设计和开发的输出方式应适合于对照设计和开发的输入进行验证，并应在放行前得到批准。

设计和开发的输出应注意：

a) 输出文件应对照输入进行验证，内容应满足输入要求；

b) 设计输出应为采购、生产和服务提供适当信息，特别是涉及产品出口时应提供产品特性规范和实现过程规范，产品的防护（如包装、搬运、贮存）的细节，以保证通过规范的采购、生产和服务过程，得到符合规定的产品；

c) 输出还应包含或引用产品接收准则，用以判断后续的各个产品实现过程的输出是否符合产品设计开发要求；

d) 输出文件提供的产品特性中，应指出对产品正常使用至关重要的特性和对产品安全性有影响的安全特性，以保证产品在后续实现过程、产品验收、交付服务乃至使用中实现重点控制。

各设计人员根据《设计开发计划书》及《项目建议书》的要求进行设计活动，编制相应的设计输出文件，经技术部负责人组织评审，总经理批准后予以发放，确保与产品生产、验收、使用、维修、贮存、处置和安全性相关的重大设计特性已经明确或做出标识且满足设计输入的要求。

对设计和开发的输出记录，公司应予以保持。

7.3.5 设计和开发评审

设计和开发评审的目的是确保设计和开发满足规定的要求，评审的范围包括在设计和开发全过程的适当阶段。

新产品设计和开发的评审由总工程师组织各相关部门进行，主要评审服务项目功能及技术要求是否合理、可行等。

在评审过程中如发现问题，可采取相应措施，如在设备方面、生产工艺方面、原材料方面进行修改等。

对设计的评审，一般由技术部、生产部、销售部及有关职能代表和设计人员进行，重大项目由总工程师组织相关部门协助进行评审，评审合格后才可进入下一个环节。

评审结果及任何必要的措施的记录应予保持。

7.3.6 设计和开发验证

设计和开发验证的目的是确保设计和开发输出满足输入的要求，验证的范围包括在设计和开发全过程的适当阶段。

设计验证由技术部组织有关人员进行，主要验证设计文件是否满足输入方面的要求，只有验证通过后才可进入下一个环节。

设计验证的方法有：

a) 变换方法进行计算；

b) 与证实的类似设计比较；

c) 进行试验和证实；

d) 对样机进行自测；

e) 委托第三方检测；

f) 对文件发放前的设计阶段文件进行评审等。

经验证发现设计和开发输出未能满足输入要求时，设计人员应根据验证结果对设计和开发文件进行修改以满足要求（见7.3.9）。验证结果及任何必要的措施的记录应予保持。

7.3.7 设计和开发确认

设计和开发确认的目的是确保产品能满足预期使用的要求，确认的时间应在产品交付或实施之前。

设计和开发确认在设计和开发验证合格后按规定的阶段进行。

确认过程是对设计文件的审核和批准的过程，由总工程师审核、常务副总批准，设计文件经审核批准后才可进入下一个环节。

试产合格的产品由品质部负责联系送交省医疗器械检验所等单位进行验证，出具检测验证报告。合格后送交医疗部门进行临床验证，出具《医疗器械临床试验报告》。符合临床使用的安全性和有效性后才能予以确认。经确认发现产品未能满足预期使用要求时，设计人员应根据确认结果对设计和开发文件进行修改以满足要求。应保留确认结果和结论及必要措施的记录。

7.3.8 设计和开发转换

为保证产品可以复制或者大批量生产，公司在产品上市前，应进行设计转换工作。公司通过设计转换，将产品的设计输出全部正确地转换为生产规范，包括生产作业指导书、产品检验标准、原材料检验标准、测试标准、包装和标签的要求等，确保生产出来的产品与设计开发的产品保持一致性。

设计转换过程中所产生的记录转换的结果和结论，应予以保持。

7.3.9 设计和开发更改的控制

设计和开发更改的控制目的是确保设计更改满足顾客预期的使用要求。

a) 所有设计更改均形成文件，即设计更改通知单（ECN）。

b) 对更改内容应进行评审，应充分分析论证以确定更改部分对产品其他部分及整体功能、性能的影响是否适当。必要时，应对更改的局部或整体进行验证及确认，以证实更改后的产品满足顾客要求和法规要求。

c) 在确定更改合理可行的基础上，在实施前应得到批准。

d) 更改评审的结果和随后的必要的更改措施（包括更改信息传递、更改的实施和相关的更改）必须予以记录。

7.3.10 设计和开发文档

公司应对每一医疗器械类型或医疗器械族保留设计和开发文档，保证设计和开发过程可复现及追溯，并为后续的产品或服务改进建立文档基础。该文档应包括或引用为证明符合设计和开发要求所形成的记录与设计和开发更改的记录。内容包括但不限于：

a) 设计开发文件。主要包括：项目建议书、项目任务书、项目计划书、项目输入清单、项目输出清单、风险管理制度及计划、可行性报告、产品技术报告、设计变更评审表及记录、试产报告、设计各阶段验证记录及报告、设计各阶段评审记录报告、设计开发转换记录、设计开发更改记录、工艺验证记录、工艺纪律检查报告等。

b) 物料、设备清单。

c) 产品技术标准。

d) 技术图纸。

e) 生产工艺指导书、操作规程、检验规程、安装维护程序。

f) 临床评价报告、上市后监督报告等。

7.4 采购

7.4.1 采购过程

7.4.1.1 公司制定并实施《采购控制程序》，确保采购产品的质量符合规定要求。公司对所有的供方（包括外包）确认其满足公司产品质量要求的能力，可通过考查供应材料的检测结果及过程质量保证能力进行。

7.4.1.2 对采购产品及其供方的控制程度，取决于采购产品在本公司产品实现过程中的重要性。公司对采购的产品，按其质量特性分为 A、B、C 三大类。

a) 重要物资（A 类）：构成最终产品的主要部分或关键部分，直接影响最终产品使用或安全性能，可能导致顾客严重投诉的物资；

b) 一般物资（B 类）：构成最终产品非关键部分的批量物资，一般不影响最终产品的质量或即使略有影响，但可采取措施预防或纠正的物资；

c) 辅助物资（C 类）：非直接用于产品本身的起辅助作用的物资，如包装外箱、封胶带等。

7.4.1.3 供方的评价和选择。采购部负责根据供方按公司的要求提供产品的能力评价和选择供方，制定供方选择和评价包括重新评价的准则，评价方式可以采用以下一种或多种：

    a)   对供方的相关经验和能力进行调查和评价；

    b)   对供方产品的质量、价格、交货及对问题的处理情况等业绩进行评审；

    c)   对供方的现场进行审核，并对其按计划提供产品的能力进行评价；

    d)   对供方的样品进行检测和评价。

采购部根据上述评价准则，对供方进行评价，选择合格供方。对同类的重要物资和一般物资，应同时选择几家合格供方。采购部负责建立并保存合格供方的质量记录。根据产品类别明确对供方的控制方式和程度。

评价结果及评价所引起的任何必要措施的记录由采购部负责保存。

7.4.1.4 对选定的合格供方的控制。采购部负责对重要物资和一般物资的供方定期进行复审，以确定是否具备资格。当已被选为合格的供方在提供产品或服务中出现问题时，应有跟踪措施以保证采购产品持续符合要求。这些措施包括与供方沟通，加强采购的验证和检验，限制、警告或停止供方供货。

7.4.1.5 对外包过程产品的控制，应按上述条款中的要求视为采购产品活动进行控制，必要时，也可以按7.5.6的要求采取对过程进行确认的方法进行外包方控制。

7.4.2 采购信息

7.4.2.1 为控制采购产品质量，采购信息应清楚准确地表达对拟采购产品的要求，在采购合同、订单中提供明确的采购信息，适当时包括：

    a)   采购产品名称、规格型号、技术要求、质量要求等；

    b)   明确采购产品交付依据和验收条件的标准，在订货前本公司应获得该产品的标本；必要时对供方的生产过程、生产设备/设施提出要求；

    c)   供方人员资格的要求；

    d)   对供方质量管理体系的要求。

7.4.2.2 在与供方沟通前，公司应确保规定的采购要求是充分和适宜的。

7.4.2.3 与供方签订书面协议，规定供方在采购产品出现变更之前应及时通知公司，以便公司经过评审之后，能及时调整现有的采购策略，避免出现不必要的风险。

7.4.2.4 保持采购文件和记录，以便于追溯。

7.4.3 采购产品的验证

7.4.3.1 同供方就验证方法达成协议，并结合本公司有关规定，验证采购产品质量是否符合规定要求。

7.4.3.2 公司制定并实施《进货检验规程》，确保采购产品满足规定的要求。特别注意无菌产品的初包装材料应当适用于所用的灭菌过程或无菌加工的包装要求，并执行相应法规和标准的规定，确保在包装、运输、贮存和使用时不会对产品造成污染。

7.4.3.3 采购产品经验证不符合要求时，应及时同供方联系，对不符合要求的产品予以更换或退货，执行《不合格品控制程序》。

7.4.3.4 必要时，可到供方处对采购的产品进行验证，如顾客有要求，这种验证可与顾客共同进行，并规定物料的放行方式。当公司需要到采购处进行采购物资验证时，由品质部协助采购人员实施，采购人员应与供方就验证的安排、产品放行的方法达成协议，验证结果应予记录。

7.4.3.5 公司保存采购产品的验证记录。

7.5 生产和服务提供

7.5.1 生产和服务的提供的控制

公司制定并实施《生产过程控制程序》，确保产品质量在产品形成过程中的控制要求。生产部对生产过程实施监督，包括：

a) 文件化的产品生产控制程序和方法，包括产品的总装图、部件图、零件图、包装图、采购规范、产品说明书、产品技术标准、风险管理报告等。

b) 确认基础设施的鉴定。根据生产和服务的需要，选择基础设施，包括生产设备、检测设备、厂房、工装、夹具、模具、辅具等。

c) 过程参数和产品特性的监视和测量的实施。应明确对哪些生产过程的活动需要进行连续监测，规定监视和测量的时机、监视和测量的方法、监视和测量的项目/特性。

d) 监视和测量设备的可用性及其使用。监视和测量设备应满足产品生产质量控制和质量管理体系运行监视测量的需要，其数量应与生产规模相适应。

e) 产品的标签、包装要符合相关的法规要求。公司对标签、包装活动承担责任，对标签、包装操作活动进行策划、实施和控制。

f) 产品放行、交付和交付后的活动的实施。公司根据不同产品和服务的特点，策划并实施适当的交付后活动。

为了满足产品可追溯性的要求，应在生产和服务提供过程中形成一定的记录（DHF、DMR、DHR），并标明生产数量和批准销售的数量。每批的记录应加以验证和批准。

7.5.2 产品的清洁

公司产品的清洁按《一般生产区清洁标准操作规程》《洁净区清洁标准操作规程》及各种生产设备和动力设备清洁标准操作规程等执行；工作环境的清洁按《工作环境控制程序》《6S 管理规定》执行。

7.5.3 安装活动

公司目前生产的医疗器械无使用前的安装活动。

7.5.4 服务活动

7.5.4.1 公司制定并实施《顾客反馈控制程序》《服务控制程序》，以确保产品后续的售后服务符合规定的要求。

7.5.4.2 销售部负责对公司、经销商和使用者之间的服务职责的分工说明进行控制，收集有关产品的改进和服务的信息反馈。

7.5.5 无菌医疗器械的专用要求

公司应保持每一灭菌的过程参数记录（见 4.2.5），灭菌记录应可追溯到医疗器械的每一生产批（见 7.5.1），按《生产过程控制程序》《环氧乙烷灭菌管理规定》执行。

7.5.6 生产和服务提供过程的确认

7.5.6.1 当生产过程的输出产品不能由后续的测量或监控加以验证时，公司预先确定并采用适当的方式实施控制。这包括仅在产品使用或已交付之后，缺陷才可能变得明显的过程。

7.5.6.2 公司生产的关键工序在各产品生产工艺流程中列出，公司生产的特殊过程为灭菌过程。应对这一过程进行确认，证实这些过程实现所策划的结果的能力，执行《灭菌过程确认控制程序》，按下述方法进行确认：

    a) 过程鉴定，证实所使用的过程方法是否符合要求并有效实施。

    b) 对所使用的设备、设施能力（包括技术特性、安全性、可用性等要求）及维护保养有严格要求，并保存维护保养记录，对特殊过程使用的设备及设施进行认可，执行《基础设施控制程序》的有关规定，相关生产人员要进行岗位培训、考核，持证上岗。

    c) 由生产技术部组织相关人员确定最佳的工艺参数，组织编制生产工艺规程，经总经理批准后实施，以确保产品的质量。

    d) 适当时，确定样本量的统计技术说明。在过程确认中可以使用许多统计方法和工具，包括控制图、能力研究、实验设计、允差分析、增强设计的方法、故障模式和失效分析（FMEA）、抽样计划、防呆设计等。

    e) 对这些过程的生产监控应进行记录，填写相应的岗位记录。

    f) 过程的再确认。按规定的时间间隔或当生产条件发生变化时（如材料、设施、人员的变化等），应对上述过程进行再确认，确保对影响过程能力的变化及时作出反应。

    g) 当过程发生重大变更时，如新生产和试验的方法，组织应对过程变更进行评价，确认有效后经批准后实施。

7.5.7 灭菌过程和无菌屏障系统确认的专用要求

公司建立并实施《灭菌过程确认控制程序》和《无菌屏障系统确认控制程序》，灭菌过程和无菌屏障系统应在实施之前进行确认，适当时，还应在后续的产品或过程更改实施之前进行确认。

应保留确认的结果和结论，以及确认所采取的必要措施的记录。

7.5.8 标识

7.5.8.1 品质部负责在生产实现的全过程中使用适宜的方法标识产品，防止用混用错。对原材料、半成品、成品进行标识，标识应符合法规要求。

7.5.8.2 品质部应针对监视和测量要求，对产品状态进行标识。产品的检验状态应包括：待检、合格、不合格、待处理。

7.5.8.3 某一型号的产品批号是唯一性的标识，各相关管理部门应控制并记录，以便在必要时实现可追溯性要求。

7.5.8.4 在产品的生产、贮存和服务的全过程中保持产品状态的标识，以确保只有通过所要求的检验和试验（或在授权让步下放行）的产品才能被发出、交付和使用。

7.5.8.5 公司建立并实施《标识和可追溯性的控制程序》，以确保返回公司的医疗器械均能被识别，标明返回的不合格品，应与合格的产品区分开来。

7.5.9 可追溯性

7.5.9.1 总则

公司建立并实施《标识和可追溯性的控制程序》，该程序应规定产品可追溯性的范围、程度和所要求的记录。在有可追溯性要求的场合，公司应控制和记录产品的唯一性标识，公司以产品批号进行追溯，向前应可追溯到顾客，向后应可追溯到制造过程中使用的原材料、组件和过程。

7.5.9.2 植入性医疗器械的专用要求

公司生产的产品为非植入性医疗器械，植入性医疗器械的专用要求不适用于本公司产品。保留此条款是为与标准条款保持一致性。

7.5.10 顾客财产

公司应爱护在公司控制下或使用的顾客财产，并识别、验证、保护和维护其使用或构成产品一部分的顾客财产。若顾客财产发生丢失、损坏或发现不适用的情况时，应报告顾客，并保存记录。顾客的财产包括：

a) 顾客提供的构成产品的部件或组件；

b) 顾客提供的用于修理、维护或升级的产品；

c) 顾客直接提供的包装材料；

d) 服务作业（如贮存）涉及的顾客的材料；

e) 代表顾客所提供的服务，如将顾客的财产运至第三方；

f) 顾客的知识产权，包括规范、图样、条码、商标和专利方面的信息以及保密的健康信息。

7.5.11　产品防护

公司制定并实施《产品防护控制程序》，确保标识、包装、搬运、贮存和交付过程符合规定动作的要求。

a) 公司应对产品进行标识，包括起吊、堆码标记。

b) 公司应确保产品的包装和运送容器被设计和建造，以防止产品在正常的处理、贮存、搬运和交付过程中发生故障或受损。

c) 公司应建立并维持搬运作业程序，以确保在搬运过程中产品不发生混淆、损坏、变质、污染或其他不利影响。

d) 公司应建立并维持产品的贮存区域和仓库的控制程序，以防止待用或待交付的产品混淆、受损、变质、污染或发生其他不利影响，以及确保没有过时的、不合格或变坏的产品被使用或交付。当产品质量因过期而恶化，应对贮存的条件进行评估，并使用便于库存适当周转的方式进行贮存。

e) 公司应建立成品的控制和交付程序，以确保只有当那些批准放行的产品才可交付，以及订单/合同经评审以确保错误在产品放行交付前被解决；当产品的适用性或质量因过期而恶化，该程序应确保过期的产品或恶化而不能适用的产品不能被放行交付。

f) 产品在内部处理和交付到预定的地点期间，公司应针对产品的符合性提供相应的防护措施，这种防护包括标识、搬运、包装、贮存和防护。同样防护也适用于产品的组成部分（原材料等）。在防护过程时应确定处在产品整个寿命周期，以防止产品损坏、变质或误用，做到先进先出。

7.6　监视和测量设备的控制

7.6.1　公司制定并实施《监视和测量设备控制程序》《计算机软件确认控制程序》，确保监视和测量设备的测量能力与测量要求相一致，品质部为执行本过程的责任部门。

7.6.2　品质部根据生产控制、质量控制的需要，选用配备适用的监视和测量设备。

7.6.3　所有的监视和测量设备应进行统一分类编号，并建立《监视和测量设备一览表》，对监视和测量设备进行控制管理，做到账、卡、物相符。

7.6.4　所有监视和测量设备均应按规定周期或使用前送到有检定资格的部门进行检定、校准，并在使用前确认其检定和校准状态的符合性。这种确认的标志包括：标签、合格证、检定证书。当发生下列情况时，随时进行校准：

    a)   大型监视和测量设备经修理或搬运后；

    b)   新购置的监视和测量设备在投入使用前；

    c)   当对监视和测量设备的精度和准确度发生怀疑时。

7.6.5   实施检定校准的机构应是国家授权的机构，公司校准用的计量标准器具应定期送到指定的检定机构接受再次校准。当不存在国家基准时，用于校准或检定的依据应形成文件。

7.6.6   根据监视和测量设备的操作规程，必要时对其进行调整或再调整。

7.6.7   所有的监视和测量设备应具有明确的标识，其内容包括编号、校准状态标识、完好状态标识。

7.6.8   做好并保存监视和测量设备的检定或校准记录。

7.6.9   发现监视和测量设备偏离校准状态时，应立即评定以往检验、测量结果的有效性，查明原因，对该装置和任何受影响的产品（包括副产品）采取适当措施，并保存校准和验证结果的记录。

7.6.10   使用者应确保监视和测量设备有适宜的环境条件。

7.6.11   监视和测量设备在搬运、防护和贮存期间，应确保其准确度和适用性保持完好。

7.6.12   使用部门应防止监视和测量设备因调整不当而使其校准失效。

7.6.13   用于监视和测量的计算机软件，应在初次使用前确认其满足预期用途的能力，并在必要时重新确认。

8   测量、分析和改进

8.1   总则

公司应策划并实施以下方面所需的监视、测量、分析和改进过程：

    a)   必须符合适用的法律法规及标准的要求，确保产品、质量管理体系的符合性；

    b)   保持质量管理体系的有效性，重点考虑对产品质量影响较大的关键指标、特性；

    c)   包括统计技术在内的适用方法及其应用和程度的确定。

8.2   监视和测量

8.2.1   反馈

8.2.1.1   公司建立并保持《顾客反馈控制程序》，收集分析顾客对公司是否满足其要求的感受信息，以提供质量问题的早期报警，作为对质量管理体系的充分性、适宜性和有效性进行度量的手段和寻找改进的依据。

8.2.1.2　感受信息包括：顾客问卷调查、顾客对交付产品的质量数据、用户意见调查、业务损失分析、顾客赞扬、索赔和经销商报告之类的来源获得的输入。

8.2.1.3　收集的方式可以是口头或书面的。销售部负责监视、收集、分析顾客反馈的信息。与顾客有关的信息来源可包括：

    a)　建立顾客反馈意见登记表，记录顾客的反馈意见和投诉及处理情况；

    b)　向顾客发出问卷调查表，对顾客满足要求的信息进行调查和监控；

    c)　不定期进行顾客的走访，与顾客直接沟通；

    d)　关注媒体报道，掌握顾客反馈信息，便于及时处理；

    e)　委托调研，如委托消费者协会、质量监督协会或行业协会进行市场调研，掌握顾客反馈的第一手资料。

8.2.1.4　销售部负责对收集到的信息进行统计分析，在分析的基础上找出与顾客要求之间的差距，得出定性（形成报告）或定量（如投诉率或满意率）的结果，作为风险管理潜在的输入和产品实现或改进过程的潜在输入。

8.2.1.5　如果国家或地区法规要求公司从生产后阶段获取经验，则公司对这一经验进行评审，并采取相应的纠正和预防措施。

8.2.2　投诉处置

公司建立并保持《顾客投诉处理控制程序》，确保顾客投诉可以及时得以解决。这些程序应包括以下方面的最低要求和职责：

    a)　接收和记录信息。投诉来源于顾客、产品市场抽检、媒体舆论监督，信息出现的形式有书面、电子或口头的，销售部应安排专人及时收集并记录上述信息。

    b)　评价信息是否构成投诉。反馈信息中可能包含服务需求及正面的反馈意见等，销售部需评估哪些信息形成投诉，如反馈产品在标识、质量、耐用性、可靠性、可用性、安全或性能有关的缺陷或影响产品性能的服务方面的不足。

    c)　调查投诉。产品不合格或服务不合格均可能导致顾客投诉，如：

        1)　产品不合格，即没有达到规范要求，这种情况按照8.3.3要求对交付后不合格品进行处置；

        2)　产品合格，但顾客不满意，这可能是设计方面有缺陷；

        3)　顾客使用不合理，可能是使用说明书未讲清楚。

    d)　确定向监管机构报告的需要。公司应根据适用的法律法规要求，将符合不良事件规定上报准则和符合发布忠告性通知的投诉向监管机构进行汇报。

    e)　处理与投诉有关的产品。销售部需及时处理与投诉有关的产品，包括回收、更换、返工或提供其他相关的服务。

    f)　确定启动纠正或纠正措施的必要。公司各相关部门可根据投诉调查的结果和不合格产品的处理方式决定是否实施纠正和纠正措施。

对没有进行调查的投诉，应记录理由，如在可接受范围的偶发事件。

若投诉调查发现公司以外的外部方的活动导致了不合格产生，如原辅料供应商、物流公司等造成产品不合格，则由销售部直接与这些外部方沟通解决。

若反馈的信息关系到产品的安全和性能，还应对相关的产品风险进行重新评价。

保留投诉处理记录，如有关投诉调查、有关投诉产品处理、采取措施等有关投诉处理的过程，投诉处理过程中的任何纠正和纠正措施及效果验证。

8.2.3 向监管机构报告

8.2.3.1 公司建立并保持《不良事件报告控制程序》，规定对符合不良事件报告准则的事件出现时做出报告的职责和程序，公司依据相关法规要求，将符合不良事件规定的报告准则或符合发布忠告性通知要求的投诉向监管机构报告。

8.2.3.2 不良事件的报告。公司一旦出现报告准则列出的不良事件，应在规定时限内做出报告，这是医疗器械系统的一项法令。公司需及时跟踪产品销售所在国家和地区的不良事件报告准则的内容和规定，一旦出现涉及报告准则的不良事件，需及时启动程序做出报告。

8.2.3.3 忠告性通知：

　　a) 公司在产品交付后，发现问题需要采取补救措施（纠正或预防措施）或因为要符合国家和地区法规而发布的事项，其目的是在以下方面给出补充信息和/或适宜采取的措施：

　　　　1) 医疗器械在使用时应注意的补充事宜；

　　　　2) 医疗器械的改动，如结构、电路的改动，电源或环境的改动；

　　　　3) 医疗器械退回组织或代理商；

　　　　4) 医疗器械的销毁。

　　b) 国家和地区法规可能要求公司将忠告性通知报告给行政主管部门，说明危害及不合格性质和严重程度以及准备采取的措施，包含：

　　　　1) 出现问题的医疗器械及其型号；

　　　　2) 出现问题的医疗器械的序号、批号及其他标识；

　　　　3) 发布忠告性通知的理由；

　　　　4) 可能产生的危害。

8.2.3.4 公司建立并保存医疗器械不良事件监测记录，以及不良事件报告、评价和控制过程中有关的文件记录。记录应当保存至医疗器械标明的使用期后2年，但是记录保存期限应当不少于5年。

8.2.4 内部审核

8.2.4.1 公司制定并执行《内部审核控制程序》，以人事行政部按所策划的时间间隔进行内部审核，以确定公司管理体系是否符合以下要求：

a) 符合 GB/T 42061—2022/ISO 13485：2016 以及公司所确定的质量管理体系要求和适用的法规要求；

b) 公司所建立的质量管理体系得到有效实施与保持。

8.2.4.2 人事行政部依据所审核的过程和区域的状态和重要性以及以往的审核结果，对审核方案进行策划，规定审核的准则、范围、频次和方法。一般情况下内部管理体系审核至少每年一次，并覆盖公司质量管理体系涉及的所有部门和条款，两次内审的时间间隔不得超过 12 个月。

8.2.4.3 管理者代表负责任命审核组长并指派审核员，组成审核小组。审核员由经过培训并具备内审员资格的人员担当，审核时内审员不得参加与自己有直接责任的部门/条款的审核，以保持审核的独立性。

8.2.4.4 人事行政部负责编制年度内审计划，报管理者代表审批，并在管理者代表的领导下做好内部审核的有关工作，保存有关记录，执行《记录控制程序》。

8.2.4.5 由内部审核所引起的文件修改，执行《文件控制程序》。

8.2.4.6 各责任部门负责人积极配合审核组的工作，针对不符合项制定并实施相应的纠正措施，人事行政部有关人员对纠正措施效果进行验证，具体按《改进、纠正及预防措施控制程序》执行。

8.2.5 过程的监视和测量

8.2.5.1 公司通过对质量管理体系过程进行监视和测量，发现并解决体系运行中存在的问题，以保持预期的过程能力，最终确保体系的符合性和产品的符合性。

8.2.5.2 各部门按分管的职责范围，依据质量手册、程序文件、三级文件等规定，定期对体系运行过程进行检查，证实过程实现能力，发现不符合填写《不符合报告》，责任部门采取适当的纠正措施，人事行政部对纠正措施的实施情况进行跟踪验证。

8.2.5.3 人事行政部依据《内审年度计划》定期对管理体系进行审核，执行《内部审核控制程序》。

8.2.5.4 管理者代表依据《管理评审计划》协助总经理对管理体系进行评审，执行《管理评审控制程序》。

8.2.5.5 公司编制并实施《过程的监视和测量控制程序》和《生产过程控制程序》。应采用适宜的方法对工序过程进行监视，并在适用时进行测量。监视测量的方面包括人、机、料、法、环、检测手段等方面。

8.2.5.6 当发现过程未能达到所策划的结果时，管理者代表应责令相关部门采取必要的纠正和纠正措施，以确保产品的符合性。

8.2.6 产品的监视和测量

8.2.6.1 在产品实现过程的适当阶段，对产品的特性进行监视和测量控制，以验证产品要求是否得到满足。为此，公司制定并实施《产品的监视和测量控制程序》。

8.2.6.2 公司监视和测量的产品主要有：采购品、半成品和最终产品。

8.2.6.3 对产品的监视和测量进行策划，包括考虑监视和测量的监控点、特性、监控用的文件，对设备、工具和人员的要求以及验收准则。同时，还要考虑顾客的要求、强制性标准和法律法规要求的检验和试验。根据策划结果，品质部制定检验和试验规程。

8.2.6.4 公司产品均在完成所规定的各个阶段的监视和测量，且结果符合规定的要求才可放行或交付服务。顾客批准的情况除外，但此种放行应符合法律法规要求，此外这并不意味着可以不满足顾客的要求。如果交付时发生不满足要求是否需顾客让步接收，由生产部经理批准。是否应得到顾客的批准，由销售部经理决定。

8.2.6.5 对测量后判定为不合格的产品，按《不合格品控制程序》执行。

8.2.6.6 各部门负责保存相关的监视、测量记录，记录中应指明有权放行产品以交付给顾客的人员。

8.2.6.7 公司产品系非植入性医疗器械，植入性医疗器械的专用要求不适用于公司产品。

8.3 不合格品控制

8.3.1 总则

8.3.1.1 公司制定并实施《不合格品控制程序》，确保质量管理体系运行中的不合格品得到识别和控制，以防止不合格品的非预期使用或交付，避免和减少安全事故的发生。不合格品控制的方法可以包括：

　　a) 标识：对发现的不合格品进行标识，防止非预期的使用或交付；
　　b) 记录：对发现的不合格品的性质及任何随后采取的措施予以记录；
　　c) 隔离：可行时，对发现的不合格品进行隔离；
　　d) 评审：按规定的权限，对不合格品进行评审，以确定应采取的措施；
　　e) 纠正：根据评审的结果，对不合格品采取适当的措施。

8.3.1.2 品质部部负责公司不合格品的评审和处置，负责公司日常不符合项的调查和评审。

8.3.2 交付前发现不合格品的响应措施

8.3.2.1 品质部负责组织开展对不合格品进行评审，包括：

　　a) 根据不合格的严重程度，规定对不合格品进行评审和解决的权限；
　　b) 评审的结果应针对不合格采取以下一项或几项措施：
　　　　1) 返工以消除发现的不合格；
　　　　2) 对不合格品提出让步处理；
　　　　3) 降级或报废，防止其用于非预期的用途或应用。

8.3.2.2 让步条件下的使用、放行或接收，在符合法规的情况下，应经管理者代表审核、总经理批准授权，并应记录让步接受的人员身份，合同有规定时，由顾客进行认可。

8.3.2.3 品质部负责对不合格品的性质和任何随后采取的措施，包括批准的让步处理予以记录。

8.3.2.4 品质部负责对纠正后的产品进行再次验证以证实其符合性。

8.3.3 交付后发现不合格品的响应措施

8.3.3.1 公司制定并实施《忠告性通知发布和实施控制程序》，以确保产品交付后发现任何问题时，采取适当的纠正和预防措施。当在交付或开始使用后发现产品不合格时，销售部依据《不合格品控制程序》，负责针对不合格所造成的后果采取适当的措施，消除不合格的影响或潜在影响，如三包、发布忠告性通知、调换、赔偿损失等。

8.3.3.2 任何退回公司的产品，都应当按不合格品产品对待。有关不合格产品的信息应当提供给有关人员，以便采取措施纠正和识别不合格的原因，防止不合格品再次发生。对于有污染风险返回的产品（如微生物污染、病毒污染、化学污染、辐射污染），公司应当考虑有害物质的法规要求。

8.3.4 返工

公司制定并实施《器械返工作业控制程序》，确保公司返工作业有章可循，返工产品符合要求。若产品需要返工（一次或多次），由生产部提出返工处置作业方案，并在作业方案中明确返工对产品的不利影响。经管理者代表审核，总经理批准后，组织实施完成后重新提交品质部进行重新检验，合格后方可转序。

8.4 数据分析

8.4.1 公司制定并实施《数据分析控制程序》，以确定、收集和分析适当的数据，来证实公司质量管理体系的适宜性和有效性，以及识别可以实施的改进，包括：

    a) 公司质量方针和目标的改进；

    b) 产品、合同、项目质量目标的改进；

    c) 质量管理体系中某一过程的改进。

8.4.2 数据的来源，主要是监视和测量（即顾客反馈、内外部审核、过程的监视和测量、产品的监视和测量）的结果，以及其他有关来源（如售后服务、采购、设计和开发、工艺分析、法律法规）的数据。

8.4.3 数据的收集由各有关部门根据已有的记录（包括外来信息与记录）进行整理汇总；也可以采用其他的方式，如市场、相关方调查、月度总结等，在相关报告、总结中体现有关数据。

8.4.4 数据分析方法：

    a) 对于顾客反馈信息、产品的监视和测量、供方的数据等采用表格统计、分析报告等方式进行分析；

    b) 对内外部审核、售后服务、采购、设计和开发、工艺分析、法律法规实施情况等方面的数据，采用总结、报告的等方式进行分析；

    c) 对过程的监视和测量、工序能力等数据可采用统计技术进行分析。

8.4.5 品质部根据上述方法对数据进行分析，其结果可提供以下信息：

    a) 顾客反馈；

    b) 与产品要求的符合性；

    c) 过程和产品的特性及趋势，包括采取预防措施的机会；

    d) 供方；

    e) 审核；

    f) 适当时，服务报告。

8.4.6 品质部、生产部根据分析结果，识别质量管理体系改进的机会，按《改进、纠正及预防措施控制程序》的要求采取相应的措施并组织实施，或者与目标进行比较，以确定质量管理体系的适宜性和有效性，并确定改进方向。

8.5 改进

8.5.1 总则

8.5.1.1 公司应利用质量方针、质量目标、内部审核结果、上市后监督、数据分析、纠正和预防措施以及管理评审的结果，对发现的问题采取措施以提升产品特性和增进过程绩效与效率，这些措施包括：

    a) 分析和评价现状，以识别改进区域；

    b) 确定改进的目标；

    c) 寻求可能的解决方案，以实现这些目标；

    d) 评价这些解决方案并做出选择；

    e) 执行所选定的解决方案；

    f) 测量、验证、分析和评价实施的结果，以确定改进目标已经实现，正式采纳更改，必要时，对结果进行评审，以确定进一步改进的机会；

    g) 文件化。

8.5.1.2 公司每年制定质量管理体系年度改进计划，并按计划组织实施，以确保改进活动落实、有效。

8.5.2 纠正措施

8.5.2.1 公司制定并实施《改进、纠正和预防措施控制程序》，采取适宜、有效的纠正措施，以消除存在的不符合原因，防止不合格的再发生。

8.5.2.2 旨在消除实际存在的不合格原因的纠正措施，应与所遇到不合格的影响程度相适应。

8.5.2.3　实施纠正措施的一般程序：

a)　评审不合格（包括投诉）；

b)　分析、确定不合格的产生原因；

c)　确定采取纠正措施的需求，特别应注意顾客投诉，在权衡风险、利益和成本的基础上，确定适宜的纠正措施；

d)　制定纠正措施；

e)　批准纠正措施；

f)　实施纠正措施；

g)　评审所采取的纠正措施的有效性。

8.5.2.4　对纠正措施的全过程建立并保持记录。

8.5.2.5　由纠正措施而引起的文件更改，执行《文件控制程序》。

8.5.3　预防措施

8.5.3.1　公司制定并实施《改进、纠正和预防措施控制程序》，采取适宜、有效的预防措施，以消除潜在的不合格原因，防止不合格的发生。

8.5.3.2　旨在消除潜在的不合格原因的预防措施，应与潜在问题的影响程度相适应。

8.5.3.3　实施预防措施的一般程序：

a)　识别、发现潜在不合格的存在及事实；

b)　分析、确定潜在不合格的原因；

c)　确定采取预防措施的需求，特别应注意顾客投诉，在权衡风险、利益和成本的基础上，确定适宜的预防措施；

d)　制定预防措施；

e)　批准预防措施；

f)　实施预防措施；

g)　评审所采取的预防措施的有效性。

8.5.3.4　对预防措施的全过程建立并保持记录。

8.5.3.5　由预防措施而引起的文件更改，执行《文件控制程序》。

附录 A

（资料性）

程序文件清单

表 A.1 给出了程序文件清单。

表 A.1 程序文件清单

序号	文件编号	程序名称
1	Q/TZ G21504—2023	文件控制程序
2	Q/TZ G21505—2023	记录控制程序
3	Q/TZ G20501—2023	质量策划控制程序
4	Q/ TZ G21511—2023	信息沟通控制程序
5	Q/TZ G21602—2023	管理评审控制程序
6	Q/TZ G201723—2023	人力资源控制程序
7	Q/TZ G20607—2023	基础设施控制程序
8	Q/TZ G21406—2023	工作环境控制程序
9	Q/TZ G21416—2023	防止污染控制程序
10	Q/TZ G21417—2023	微生物控制程序
11	Q/TZ G20503—2023	产品实现过程策划控制程序
12	Q/TZ G21229—2023	风险管理控制程序
13	Q/TZ G201301—2023	与顾客有关的过程控制程序
14	Q/TZ G20203—2023	设计和开发控制程序
15	Q/TZ G20301—2023	采购控制程序
16	Q/TZ G20411—2023	生产过程控制程序
17	Q/TZ G21004—2023	服务控制程序
18	Q/TZ G20502—2023	灭菌过程确认控制程序
19	Q/TZ G21512—2023	灭菌屏障系统确认控制程序
20	Q/TZ G20509—2023	标识和可追溯性控制程序
21	Q/TZ G20802—2023	产品防护控制程序
22	Q/TZ G20713—2023	监视和测量设备控制程序
23	Q/TZ G21513—2023	计算机软件确认控制程序
24	Q/TZ G21512—2023	顾客反馈控制程序

表 A. 1 （续）

序号	文件编号	程序名称
25	Q/TZ G21001—2023	顾客投诉处理程序
26	Q/TZ G21516—2023	不良事件报告控制程序
27	Q/TZ G21603—2023	内部审核控制程序
28	Q/TZ G20714—2023	过程的监视和测量控制程序
29	Q/TZ G20715—2023	产品的监视和测量控制程序
30	Q/TZ G20504—2023	不合格品控制程序
31	Q/TZ G20410—2023	器械返工作业控制程序
32	Q/TZ G21515—2023	忠告性通知发布和实施控制程序
33	Q/TZ G20505—2023	数据分析控制程序
34	Q/TZ G20506—2023	改进、纠正和预防措施控制程序

附录 B

（资料性）

三级文件清单

表 B.1 给出了三级文件清单。

表 B.1 三级文件清单

序号	文件编号	文件名称	备注
1	Q/TZ G201406—2023	计算机系统及计算机文档管理办法	
2	Q/TZ J101407—2023	产品图样及技术文件编号办法	
3	Q/TZ J101408—2023	图样及技术文件更改办法	
4	Q/TZ G20207—2023	图样及技术资料管理办法	
5	Q/TZ G20902—2023	安装维修管理规定	
6	Q/TZ G201725—2023	质量目标分解考核管理办法	
7	Q/TZ G20601—2023	设备管理规定	
8	Q/TZ G20604—2023	设备维护和保养规定	
9	Q/TZ G20408—2023	6S管理规定	
10	Q/TZ G20808—2023	材料仓库管理规定	
11	Q/TZ G20809—2023	半成品仓库管理规定	
12	Q/TZ G20810—2023	成品仓库管理规定	
13	Q/TZ J107105—2023	制程检验规程	
14	Q/TZ J107106—2023	成品检验规程	
15	Q/TZ J107104—2023	来料检验规程	
16	Q/TZ J104223—2023	无菌检验操作规程	
17	Q/TZ G201709—2023	岗位任职资格条件	
18	Q/TZ J104212—2023	包装验证作业指导书	
19	Q/TZ J104224—2023	一般生产区清洁标准操作规程	
20	Q/TZ J104225—2023	洁净区清洁标准操作规程	
21	Q/TZ G20514—2023	环氧乙烷灭菌管理规定	
22	Q/TZ G20515—2023	环氧乙烷灭菌工艺守则	
23	……	……	

参考文献

［1］YY/T 0595—2006 医疗器械　质量管理体系　YY/T 0287—2003　应用指南［S］. 北京：中国标准出版社，2006.

［2］YY/T 0595—2020 医疗器械　质量管理体系　YY/T 0287—2017 应用指南［S］. 北京：中国标准出版社，2020.

［3］GB/T 42061—2022 医疗器械　质量管理体系　用于法规的要求［S］. 北京：中国标准出版社，2022.

［4］YY/T 0287—2017 医疗器械　质量管理体系　用于法规的要求［S］. 北京：中国标准出版社，2017.

［5］YY/T 0287—2003 医疗器械　质量管理体系　用于法规的要求［S］. 北京：中国标准出版社，2003.

［6］YY/T 1406.1—2016 医疗器械软件　第 1 部分：YY/T 0316 应用于医疗器械软件的指南［S］. 北京：中国标准出版社，2017.

［7］YY/T 0316—2016 医疗器械　风险管理对医疗器械的应用［S］. 北京：中国标准出版社，2017.

［8］GB/T 42062—2022 医疗器械　风险管理对医疗器械的应用［S］. 北京：中国标准出版社，2022.

［9］YY/T 1437—2016 医疗器械　YY/T 0316 应用指南［S］. 北京：中国标准出版社，2017.

［10］YY/T 1474—2016 医疗器械　可用性工程对医疗器械的应用［S］. 北京：中国标准出版社，2017.

［11］GB/T 19001—2016 质量管理体系　要求［S］. 北京：中国标准出版社，2017.

［12］GB/T 19001—2008 质量管理体系　要求［S］. 北京：中国标准出版社，2009.

［13］GB/T 19000—2016 质量管理体系　基础和术语［S］. 北京：中国标准出版社，2017.

［14］GB/T 19000—2008 质量管理体系　基础和术语［S］. 北京：中国标准出版社，2009.

［15］GB/T 1.1—2020 标准化工作导则　第 1 部分：标准化文件的结构和起草规

则［S］. 北京：中国标准出版社，2020.

［16］GB/T 19022—2003 测量管理体系　测量过程和测量设备的要求［S］，北京：中国标准出版社，2003.

［17］CNAS‐CC01：2015 管理体系认证机构要求（ISO/IEC 17021‐1：2015，IDT）［S/OL］.

https：//www. cnas. org. cn/rkgf/rzjgrk/jbzz/2015/07/870091. shtml.

［18］岳伟.《医疗器械生产质量管理规范》的解析与应用［M］. 上海：上海社会科学院出版社，2015.

［19］蒋海洪. 最新《医疗器械质量监督管理条例》研究与解读［M］. 北京：中国法制出版社，2014.

［20］蒋海洪. 医疗器械法规汇编与案例精析［M］. 北京：中国法制出版社，2016.

［21］黄嘉华，孙皎，莫国民，等. 医疗器械注册与管理［M］. 北京：科学出版社，2008.

［22］丁勇，阎华国，等. 医疗器械监督管理［M］. 北京：人民卫生出版社，2011.

［23］北京国英卓越技术培训中心. 2008 版质量管理体系内审员实用教程［M］. 北京：中国铁道出版社，2009.

［24］唐苏亚. GB/T 29490—2013 企业知识产权管理体系认证实用教程［M］. 北京：中国标准出版社，2015.

［25］唐苏亚. YY/T 0287—2017/ISO 13485：2016 医疗器械质量管理体系内审员培训教程［M］. 北京：中国标准出版社，2017.

［26］全国质量管理和质量保证标准化技术委员会，等. 2008 版质量管理体系国家标准理解与实施［M］. 北京：中国标准出版社，2009.

［27］中国认证认可协会. 质量管理体系审核员 2015 版标准转换培训教材［M］. 北京：中国标准出版社，2015.

［28］方圆标志认证集团有限公司. 2015 版 ISO 9001 质量管理体系内审员培训教程［M］. 北京：中国标准出版社，2016.

［29］白殿一. 标准的编写［M］. 北京：中国标准出版社，2009.

［30］聂微. ISO/TS 16949：2009 标准理解及过程方法实施指南［M］. 北京：中国标准出版社，2010.

［31］伊健明，杨德生. ISO 9001　ISO 14001　OHSAS 18001 电力企业安全健康环境质量管理体系导编［M］. 北京：中国标准出版社，2005.

［32］张峰，郭新海. ISO 13485：2016《医疗器械　质量管理体系　用于法规的要求》实战应用［M］. 广州：华南理工大学出版社，2016.

［33］中军联合（北京）认证有限公司. GJB 9001C—2017 装备质量管理体系内审

员培训教程［M］. 北京：中国标准出版社，2017.

　　［34］贝毅君，干红华，程学林，赵斌. RFID 技术在物联网中的应用［M］. 北京：人民邮电出版社，2013.

　　［35］国家药品监督管理局高级研修学院. 医疗器械标准知识［M］. 北京：中国医药科技出版社，2020.

　　［36］李非，魏晶，马艳彬，李竹. 中美医疗器械说明书和标签法规管理的比较研究［J］. 中国医疗器械杂志，2010，34（5）：374 - 377.

　　［37］王红漫，陈小红，陈刚. 基于 ISO 13485：2016 构建医疗器械生产企业上市后监督体系［J/OL］.

　　http：//www. cnki. com. cn/Article/CJFDTotal - ZGQX201608002.

　　［38］北京国医械华光认证有限公司. YY/T 0287—2003 idt ISO 13485：2003《医疗器械　质量管理体系　用于法规的要求》标准导读［EB/OL］.

　　http：//www. docin. com/p - 43404725. html.

　　［39］陈志刚，米兰英，李欣，常佳. 新版 ISO 13485 标准解读与探讨（上）［EB/OL］.

　　https：//wenku. baidu. com/view/1514b0c7b7360b4c2f3f64bc. html.

　　［40］陈以桢，高惠君. 美国、欧盟医疗器械法规概况与我国法规的对比［EB/OL］.

　　http：//www. doc88. com/p - 598933844392. html.

　　［41］CFDA. YY/T 0287—2017 idt ISO 13485：2016《医疗器械　质量管理体系　用于法规的要求》标准解读［EB/OL］.

　　http：//www. sda. gov. cn/WS01/CL1724/169317. html.

　　［42］CMD 技术标准部. 新版 ISO 13485 标准解读与探讨（上）［J］. CMD 认证通讯，2016，72（1）：22 - 27.

　　［43］常佳. YY/T 0287/ISO 13485 应用发展报告及 GB/T 42061—2020 介绍［J］. CMD 认证通讯，2022，99（4）：13 - 19.

　　［44］日本薬事法［EB/OL］.

　　http：//d. dxy. cn/preview/12956023.

　　［45］厚生労働省令第 169 号. 医療機器及び体外診断用医薬品の製造管理及び品質管理の基準に関する省令［EB/OL］.

　　http：//www. hapi. or. jp/documentation/yakuji/pdf/koroshorei＿169. pdf ♯ search ＝ ％27％E5％B9％B3％E6％88％9016＋％E5％B9％B4％E5％8E％9A％E7％94％9F％E5％8A％B4＋％E5％83％8D％E7％9C％81％E4％BB％A4％E7％AC％AC169＋％E5％8F％B7％27.

　　［46］厚生労働省令第 87 号. 医療機器及び体外診断用医薬品の製造管理及び品質管理の基準に関する省令（QMS省令）［EB/OL］.

http：//certificationservices. jp/sgs － medical/notice/file/SGS － MEDICAL －
02 － 02. pdf.

［47］欧洲议会和理事会 . MDR EU 2017 － 745 欧盟医疗器械法规［EB/OL］.

http：//www. docin. com/p － 2125684106. html.

［48］欧洲议会和理事会 . IVDR EU 2017 － 746 体外诊断医疗器械法规［EB/OL］.

http：//www. doc88. com/p － 2488689498578. html.

［49］唐苏亚 . 医疗器械 RoHS 符合性实践探讨［C］. 2022 年医疗器械质量管理论
坛论文集，珠海：2022.

案例索引

后记

欢迎您阅读本书。作者曾于 2017 年 9 月编著了《YY/T 0287—2017/ISO 13485：2016 医疗器械质量管理体系内审员培训教程》一书，承蒙读者的厚爱和中国标准出版社的努力，期间重印了四次，受到了医疗器械行业广大读者的充分肯定，不少读者朋友来信，分享他们阅读本书时的感想和心得，并提出一些有益的建议，使作者感到十分的欣慰。借此机会，向所有阅读和使用该书的广大读者朋友表示诚挚的谢意。

2022 年 10 月 12 日，国家市场监督管理总局、国家标准化管理委员会批准发布了 GB/T 42061—2022/ISO 13485：2016《医疗器械　质量管理体系　用于法规的要求》，并于 2023 年 11 月 1 日开始实施。该标准基于 YY/T 0287—2017/ISO 13485：2016 标准文本，依据 GB/T 1.1—2020 的规定，对标准文本进行了修改，至此医疗器械推荐性行业标准 YY/T 0287—2017 升级为医疗器械推荐性国家标准。GB/T 42061—2022 的发布，对进一步推动我国医疗器械监管及产业健康持续的发展具有重要的里程碑意义。

本书在 2017 年出版的《YY/T 0287—2017/ISO 13485：2016 医疗器械质量管理体系内审员培训教程》基础上进行了增补，除书名略有变化外，全书由原来的四部分共八章增加为四部分共十章，重点修改的部分为第四章（由于欧盟新的医疗器械法规实施，原有的指令已废止），第七章（原第五章）根据新发布的国家标准对标准解读进行了补充和完善。新增部分为第五章和第六章，其他章节也进行了适当的补充和修改。此外，由于科技的不断发展，本书中引用的一些法规、标准发生了新的变化，本次亦进行了相应的修改，从而使本书以最新的面貌与读者见面。

ISO 13485：2016 是以医疗器械法规为主线，强调实施医疗器械法规的重要性，提出相关的医疗器械法规要求，通过满足医疗器械法规的要求，来确保医疗器械的安全有效。建立医疗器械生产企业质量管理体系，必须同时执行相关法规，这就是推行医疗器械质量管理体系认证与其他行业的根本差别。鉴于此，本书对医疗器械法规落墨较多，除了在结合标准解读过程中穿插和链接了一些法律法规的要求之外，书中还用专门篇幅，对主要国家和地区的医疗器械法规进行了系统的介绍。

在本书资料收集和出版过程中，中国标准出版社编辑给予了大力的帮助和支持，为本书顺利出版付出了艰辛的劳动，对此表示衷心的感谢。

作者虽然抱有良好的愿望投入编写工作，但由于个人能力的局限，虽已竭尽全力，但书中难免存有疏漏和不当之处，敬请读者海涵，并希望读者朋友不吝指教，一起探讨学习。

唐苏亚
2023 年 7 月于上海·浦东